老年健康
与疾病100问

张玉 ◎ 主编

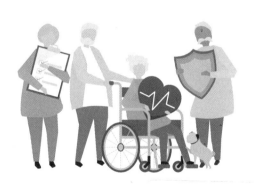

U0271445

上海科学技术文献出版社
Shanghai Scientific and Technological Literature Press

图书在版编目（CIP）数据

老年健康与疾病100问 / 张玉主编 . —上海：上海科学技术文献出版社，2021
ISBN 978-7-5439-8273-4

Ⅰ.① 老… Ⅱ.①张… Ⅲ.①老年病—问题解答 Ⅳ.
① R592-44

中国版本图书馆 CIP 数据核字（2021）第 046213 号

责任编辑：付婷婷　张亚妮
封面设计：留白文化

老年健康与疾病 100 问
LAONIAN JIANKANG YU JIBING 100 WEN
张　玉　主编
出版发行　上海科学技术文献出版社
地　　址　上海市长乐路 746 号
邮政编码　200040
经　　销　全国新华书店
印　　刷　常熟市人民印刷有限公司
开　　本　650mm×900mm　1/16
印　　张　25
字　　数　324 000
版　　次　2021 年 4 月第 1 版　2021 年 4 月第 1 次印刷
书　　号　ISBN 978-7-5439-8273-4
定　　价　68.00 元
http://www.sstlp.com

编委会名单

主　编

张　玉

副主编

赵　超　黄延焱　周厚广

朱　敏　张佳明　夏燕萍

编　委

（按姓氏笔画排序）

王　赟　王春瑞　王昳丽　王悦之

王雅萍　卢晓喆　刘　强　刘亮亮

杨海静　杨慧颖　吴晓琰　邱　晓

汪慧菁　沈敏鎏　张　敏　陆　阳

陈　蔚　陈雯洁　林佳瑶　周市委

赵雪兰　施小梅　姜从玉　顾　洁

顾　磊　倪　英　徐　兰　徐　俊

章云枫　尉　晨　蒋　超　蔡伟强

主编简介

张玉,教授,复旦大学附属华山医院老年医学科主任,学科带头人,国家老年疾病临床医学研究中心(华山)项目负责人,复旦大学医学院全科医学系副主任,华山医院全科医学教研室主任。

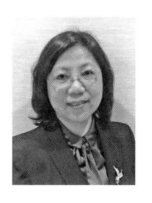

现任上海市医师协会老年医学分会副会长,中国医师协会老年医学分会委员,中国老年学会老年医学委员会常务委员,中国女医师协会老年医学专业委员会常务委员,中华医学会老年医学分会老年消化病学组委员,华东老年医学中心联盟常务委员,中华医学会肠内肠外营养学分会老年营养支持学组委员,上海市医学会老年医学分会营养管理学组副组长,中华医学会全科医学分会委员,中国医师协会全科医师分会常务委员,上海市医学会全科医学分会副主任委员,上海市医学会全科医学分会社区慢病管理学组组长,中华全科医学教育学院专家委员会常务委员,海峡两岸医药卫生交流协会全科医学分会常务委员等。

长期从事老年医学临床工作,担任上海市临床重点专科(老年医学腾飞计划强主体项目)负责人,承担或参加多项国家自然科学基金,上海市科委课题,上海市卫计委重要疾病联合攻关项目,科技部国家重点研发计划,以及"主动健康和老龄化科技应对"、"我国人群健康生物学年龄评价体系研究"等课题研究,先后发表论文 50 余篇,其中 SCI 论文 10 余篇。参加编写著作和老年医学全国教材 20 余本,参加编写国家级老年医学专家共识 5 项。曾荣获教育部科技进步奖二等奖,华夏医学科技奖二等奖,上海市教学成果奖二等奖,上海医学科技奖三等奖,中国老年保健医学科技一等奖,上海市科技进步奖三等奖。荣获上海市"仁心医者"杰出专科医师奖。

前　言

随着我国人口老龄化进程的逐渐加剧，老年医疗保健等诸多社会难题日益凸显。老年医学作为一门独立的学科日趋受到重视，近年来，国内外对老年医学的研究有了深入的发展，从疾病诊断到药物治疗，从健康保健到康复、护理，以及对饮食、生活方式的干预指导等，为了提高老年人群对健康和相关疾病的认识，做到早发现、早诊断、早治疗，防患于未然，加强老年疾病及健康知识的普及教育工作已成为当务之急。

华山医院老年医学科组织从事老年医学相关专业的专家、学者编撰《老年健康与疾病100问》。本书涵盖了老年常见疾病，包括心脑血管、呼吸、消化、内分泌代谢、泌尿、神经精神、肿瘤、退行性骨关节、骨质疏松与骨折等各系统疾病。同时，还包括了老年常见健康及预防保健、护理康复等相关问题，聚焦了老年人常见健康问题的疑点和困惑，进行针对性的解答。科学性强，实用性强，专业性强，力求通俗易懂、深入浅出、简明扼要、权威规范，本书不仅适合广大老年人群阅读、增加医学知识，也可作为基层医务人员临床业务水平提高的参考书。

衷心希望本书能够给广大读者带来老年医学知识的提升和全面的健康呵护！

本书由上海市临床重点专科（老年医学腾飞计划强主体项目）（华山医院）支持完成。

张玉

复旦大学附属华山医院老年医学科主任

2021 年 2 月

目　录

第五章　老年人内分泌系统疾病

第六章　老年人呼吸系统疾病

第一章

老年人健康与急救

什么是健康老龄化

众所周知,中国是世界上老年人口最多的国家,同时,也是人口快速老龄化的国家之一。根据中国人口统计数据:截至 2019 年底,60 周岁及以上人口达 25 388 万人,占总人口的 18.1%,其中 65 周岁及以上人口为 17 603 万人,占总人口的 12.6%。上海市老年人口和老龄事业监测统计调查结果显示:上海市全市户籍人口 1 471.16 万人,60 岁及以上老年人口 518.12 万人,占总人口的 35.2%,80 岁及以上老年人口 81.98 万人,占总人口的 5.6%,上海市户籍人口预期寿命为 83.66 岁,其中男性 81.27 岁,女性 86.14 岁,可见我国老龄化形势相当严峻,上海、北京等地区尤为突出。老年人随着年龄不断增长,会出现各系统的老化改变,同时发生多种疾病。如何才能保持健康的生理和心理状态,成为具有较高生活质量的健康老年人,是所有老人努力的方向和目标。

一、什么叫健康老龄化

1961 年美国老年学家 Havighurst 从社会学、健康心理学角度提出健康老龄化的概念。他认为健康老龄化指的是在个体和社会生活中,能够取得最大满意度和幸福感的部分老年个体。

二、健康老龄化的三条标准

1988 年 Rowe 和 Kahn 扩充了"健康老龄化"的概念,并明确提出了三条标准。

（1）在生物医学方面没有慢性病症状及其所致的功能障碍，以及引起重要疾病的危险因素（如吸烟、肥胖等）。

（2）在社会心理方面则包括有较高的生活满意度（对生活热情、快乐），积极的社会参与能力（高水平的社会角色功能、社会整体感与社会参与度）。

（3）良好的心理状态（正向的世界观和自我价值观）。

三、健康老龄化的六个要点

目前认为健康老龄化至少应从疾病和健康、躯体和认知功能、精神心理、社会参与度以及自我感受等多个方面予以评价。全面、科学地理解健康老龄化的六个要点，具体如下。

（1）健康老龄化的目标是老年群体的大多数人健康长寿，体现在健康预期寿命的提高。

（2）健康老龄化不仅体现为寿命长度，更重要的是寿命质量的提高。

（3）人类年龄结构向老龄化转变，一方面要求有相应的"健康转变"来适应；另一方面要求把健康的概念引申到社会、经济和文化诸方面。

（4）人口老龄化是一个过程，要在个体和群体增龄的过程中认识老年人群健康状况的前因后果、来龙去脉及发展趋势。

（5）健康老龄化是人类面对人口老龄化挑战提出的一项战略目标和对策。

（6）健康老龄化是同各个年龄段的人口、同各行各业都有关系的一项全民性保健的社会系统工程，需要全民长期不懈的努力才能逐步实现。

四、积极老龄化的概念

1999 年 WHO 提出了积极老龄化（active aging）的概念，指老年人为了提高生活质量，使健康、参与和保障的机会尽可能达到最佳的过程。这个概念基于联合国提出的"独立、参与、尊严、照料和自我实现"原则,延伸了成功老化的概念,强调了老年人应持续地参与社会、经济、文化、宗教与公众事务乃至国家的活动。与成功老龄化比较,积极老龄化代表了一种更注重主动参与的老年生活,其层次较成功老龄化更高,更需要社会的支持。

五、我国健康老年人的标准

2013 年,中华医学会老年医学分会和《中华老年医学杂志》编辑部对国内外制定的健康老年人标准进行了充分调研,拟定了我国健康老年人标准。

(1)重要脏器的增龄性改变未导致功能异常,无重大疾病,相关高危因素控制在与其年龄相适应的达标范围内,具有一定的抗病能力。

(2)认知功能基本正常,能适应环境,处事乐观积极,自我满意或自我评价好。

(3)能恰当处理家庭和社会人际关系,积极参与家庭和社会活动。

(4)日常生活活动正常,生活自理和基本自理。

(5)营养状况良好,体重适中,保持良好生活方式。

对照以上标准,您是否属于健康老年人?

（张　玉）

老年人如何合理用药

由于老化或伴有多种疾病,老年人服用多种药物非常普遍。不合理用药现象相当严重,老年人常伴肝肾功能减退及药物敏感性改变,因此,导致老年人药物不良反应(adverse reaction,ADR)发生率明显增加。《国家药品不良反应监测年度报告》显示,≥65 岁老年人的药物不良反应报告占 19.9%。WHO 统计，全球有 1/7 的老年人不是死于自然衰老或疾病，而是死于不合理用药，所以临床上必须高度重视老年人的合理用药问题。

一、老年人用药六大原则

1. 受益原则

老年人用药必须权衡利弊，遵守受益原则，以确保用药对老年人利大于弊。首先，要有明确的适应证，严格掌握用药指征。其次，用药的受益要大于风险，即用药受益/风险比值＞1，药物治疗不仅要考虑药物疗效，还要重视其可能的不良反应，只有当药物治疗受益大于风险时，患者才值得承担一定的风险。例如：①由于使用阿司匹林有可能会导致胃肠黏膜损伤，并且存在出血风险，临床研究证实 75 岁以上的老年人应用阿司匹林作为一级用药预防心脑血管疾病，风险大于受益，因此不推荐使用。②老年人心律失常，如果没有器质性心脏病，并且无血流动力学障碍，则发生心源性猝死的可能性很小，相反，长期使用不良反应较大的抗心律失常药物，有可能会发生药源性心律失常，反而增加病死率，因此，对于此类患者应尽可能不用或少用抗心律失常药物。③对于重症老年患者，例如急性心肌梗死、恶性肿瘤、器官移植排斥反应等，即使药物有许多不良反应，也应该给予必要的合理用药。当然，要选择疗效确切，不良反应较小的药物。

2. 少用药物的原则

重视非药物的基础治疗，尽可能少用药物，要充分了解药物的局限性和可能的不良反应，由于老年人常多病共存，治疗中需抓主要矛盾，选择主要的药物治疗，用药时，尽量选用可以一举两得的药物。

3. 小剂量原则

老年人用药一般应该采用能达到足够疗效的最小剂量。

4. 择时原则

根据疾病昼夜节律变化、药物动力学昼夜节律变化及药效学昼夜节律变化,确定给药的最佳时间。

5. 暂停用药原则

由于老年人药物不良反应发生率高,危害大,在用药期间要随时警惕药物不良反应的发生,一旦发生,暂停用药是最简单、最有效的处理措施。

6. 及时停药原则

不同疾病需要用药的时间不尽相同。例如感染性疾病、疼痛等用药有效后可立即停药。抑郁症、甲亢、癫痫等需要用药时间较长,当疗程结束时应及时停药;长期使用糖皮质激素者要逐渐缓慢停药;高血压、慢性心功能衰竭、糖尿病等需长期服药;对于疗效不确切或患者不能耐受的药物应及时停药(图1-1)。

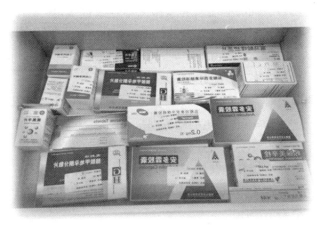

图1-1　老年人常用药

二、老年人服药五点注意事项

(1)老年人药物代谢缓慢,需密切观察药物不良反应。

(2)老年人服药种类多,选择药物需考虑药物间相互作用。

(3)选用药物应尽量避免使用对老年人危害较大的药物。

（4）老年人记忆减退，尤其对于认知障碍的老年人，需列出服药清单有助于防止漏服或误服。

（5）长期服药的老年患者，应定期检查，必要时调整用药。

总之，是药三分毒，没有绝对安全的药物，必须严格掌握用药指征和用药原则，高度重视老年人的用药安全！

（张　玉）

为什么老年人容易发生营养不良

随着年龄的增长，老年人易伴发器官机能减退、基础代谢降低和机体成分改变等，在各种急慢性疾病的影响下，老年人群易出现食欲减退、能量摄入降低、必需营养素摄入不足或过多，导致营养素失衡而造成老年营养不良。随着老龄化进程加快及老年慢性病发病率的上升，老年营养不良已经成为一个越来越重要的老年健康问题。

一、老年营养不良的分类

近期国内对新入院老年患者进行的两次营养状态评估结果表明，老年患者营养不良的患病率分别达 56.5％和 46.6％。以上结果表明老年营养不良必须在临床工作中得到足够的重视。

老年营养不良分为营养不足和营养过剩两大类。有研究表明在老年入院患者中，营养不足的发病率为 19.1％，肥胖和超重等营养过剩的发病率为 16.9％。

（一）营养不足

1. 生理功能减退

随着年龄增长与生理功能退化，老年人在咀嚼、吞咽、消化和胃肠蠕动等消化功能方面均出现了下降，这就逐渐导致了营养素的摄入与吸收不足。

2. 合并多种慢性疾病

高达44.2%的老年患者合并三种或三种以上疾病。脑卒中、帕金森病、老年性痴呆等均会导致老年人出现吞咽困难、误吸等并发症。慢性消耗性疾病容易导致各种营养素消耗过多，从而导致营养不良。此外，合并多种慢性病的老年人往往服用多种药物，很容易造成食欲不振和消化不良，从而影响营养素的正常摄入。

3. 感觉器官反应迟钝

多数老年人感官功能下降或反应迟钝，饥饿与口渴的感觉常无法及时准确地反应机体对水和食物的真实要求。

（二）营养过剩

由于老年人多数伴有肢体运动功能的退行性改变，同时合并心肺疾病等多种慢性疾病，因此常常无法保证正常的户外运动和足够的运动量。部分老年人饮食结构和营养素比例欠佳，喜食高脂、高糖食物。以上因素均易导致老年人营养过剩。

二、老年营养不良的原因

以下是老年人营养不良的主要原因和高危因素，有以下情况的老年人容易发生营养不良，应当予以重点关注。

（一）膳食种类与饮食方式不合理

由于老年人胃肠吸收能力逐渐下降，其对食物多样性的要求也在不断提高。但老年人常由于自身活动能力和生活自理能力的下降，又不愿麻烦别人，故饮食种类一般较为单调。甚至部分老年人还存在吞咽困难或者认知障碍，但本人和家属又不愿意接受鼻饲饮食或胃部造瘘等其他饮食方式，故每天的食物摄入量不足。长此以往容易导致营养摄入不足或不均衡，造成慢性营养不良。

（二）运动量减少

活动能力减退导致老年人喜坐、卧，缺乏足够的户外锻炼，导致摄入的营养物质消耗减少，体内脂肪含量增加。此外，活动减少也会导致胃肠蠕动功能减弱，造成消化不良，食欲下降等，也增加了营养不良的发生率。

（三）社会心理问题

由于与老年人共同生活的家庭成员减少，空巢老人增多，导致老年人采购食材、烹饪食物的兴趣下降，而且情绪因素也影响进餐时的心理状态，最新研究发现，抑郁焦虑情绪与营养不良有着显著的相关性。此外，部分老年人缺乏收入来源，没有足够的食物购买能力，也是导致营养不良的间接因素之一。

三、老年营养不良的预防

营养不良会对老年人身心健康产生严重的不良影响，导致一系列慢性疾病的发生，及时发现导致营养不良的高危因素，并进行针对性处理，积极开展《中国居民膳食指南》健康宣教，是预防老年营养不良的有效策略。

（一）开展营养不良风险评估

针对可能存在营养不良风险的老年患者，尤其是患有神经系统疾病、口腔或消化道疾病及慢性消耗性疾病等多种疾病的老年患者，推荐采用微型营养评分（Mini-nutrition assessment，MNA）和 NRS 2002 进行定期营养不良风险评估，以便及时发现高危因素并进行针对性处理。

（二）健康饮食宣教

积极宣传并大力推广中国膳食指南所推荐的健康饮食方式。健康教育有助于提高老年人群对合理膳食和营养不良的知晓率，对降低老年人营养不良的发生有着积极的帮助。

（三）适当体力活动

适当的体力活动可以促进脂肪代谢，同时增加肌肉含量，提高肌力和运动能力。老年人可以在身体状况允许的条件下选择散步、游泳、健身操等运动方式，每日 30 分钟以上，有助于增加食欲和促进消化，并改善全身营养和健康状况。

（四）适当增加饮水

老年人对缺水常常不够敏感，故应做到每日有规律地主动饮水，每日饮水量最好能达到1 200 ml以上。尤其是呕吐、腹泻和大量出汗后应注意及时补充水分。但是在合并肾脏、心脏、肝脏等病变时应注意在医生指导下安排饮水量。

四、老年营养不良的处理

老年人一旦发生营养不良,应立即前往正规医疗机构,接受医生或营养师的评估和测试,并进行必要且详细的相关检查。老年营养不良的治疗应从两方面入手,即对症治疗和对因治疗。

(一)对症治疗

根据评估结果和实验室检查结果,对老年人缺乏的营养素进行针对性补充。补充营养制剂的同时对老年人全身状况进行检测,避免营养不良的相关并发症。

(二)对因治疗

在纠正营养素缺乏的同时,应积极寻找内在病因并针对性处理,这是纠正营养不良的关键所在,只有积极治疗原发病,才能从根本上解决老年人的营养不良问题。

（周厚广）

什么是老年综合征

"最美不过夕阳红,温馨又从容",这句歌词唱出了许多老年朋友对晚年生活的美好憧憬。随着物质条件和医疗技术的提高,人们从过去只要求寿命的延长,到如今追求更高更好的生活品质,而健康的身体状况就是良好生活品质最重要的保证。我们都知道,年龄的增长,衰老的发生是遵循一定自然规律的,不可避免也不可逆转。老年人的生理特征主要是衰老和老化。从外貌上来说,头发转白、脱落,皮肤弹性减退、皱纹增加,出现老年性色素斑。体内水分减少,脂肪增多,体态臃肿。椎间盘萎缩和骨质疏松引起身高下降、脊柱弯曲度增加而驼背。50 岁左右出现"老花眼",听力逐渐衰退,内脏器官和组织出现萎缩,细胞数量减少,再生能力降低,免疫功能下降,多种生理功能障碍等。但老年人的老化程度存在明显的个体差异,有些老人虽耄耋高龄仍精神矍铄,能从事一定的体力劳动,可以运动、外出旅行;而另一些老人身体机能明显下降,日常生活需要别人照料护理。因此,对老年人的综合评估是老年医学的核心内容,注重全面功能状况和生命体质量,包括躯体功能、认知功能、情感和社会支持系统等进行全面详细的评估,而不是仅仅根据年龄或者疾病简单地划分。

除了生理性退化以外,有一组疾病症状会严重损害老年人的生活能力、导致功能的降低、显著缩短预期寿命。这种由多种疾病或原因造成的非特异性的同一临床表现症候群称为老年综合征,常见的症状包括易跌倒、听力受损、视力受损、痴呆、尿失禁、谵妄、肌少症、营养不良、衰弱、卧床、步态不平衡和压力性溃疡 12 个种类,有些专家认为还应该包括多重用药、疼痛、抑郁症、睡眠障碍、药物滥用和老年帕金森综合征等症状。

研究表明,在 65 岁以上老年人中,跌倒发生率约为 30%,在跌倒老人中 10%～11% 导致重伤,5% 发生骨折;老年痴呆患病率为 5%,且每增加 5 岁,患病率会增加 1 倍,到 85 岁以上,发病率超过 40%;尿失禁发生率男性、女性分别为 18.9% 和 37.7%;老年抑郁症患病率为 10%～20%,其中只有 10%～15% 的病例得到确诊,1%～4% 为重症,极重者会导致自残或自杀;80%～85% 的老人有程度不同的疼痛,其中 45% 为慢性;失眠患病率为 50%,平均失眠 4 年以上者占 23.3%;多重用药问题也比较严重,同时使用 3 种以上药物者占 50% 以上,同时使用 4～6 种药物者高于 25%,药物不良反应的发生率比年轻者高 2～7 倍。

举例来说,跌倒是老年人慢性致残的第三大原因,是意外伤害死亡的首要原因。老年人跌倒的多发,并不都是意外,而是机体功能下降和机体老化过程的一种反映，包括中枢外周神经、平衡运动感觉、骨骼肌肉韧带、步态协调能力的下降，以及一些急慢性疾病的非特异性表现。

比如老年性痴呆，是由于慢性或进行性大脑结构的器质性损害引起高级大脑功能障碍的一组症候群，是患者在意识清醒的状态下出现的持久全面的智能减退。早期表现为性格改变、记忆障碍，后期可出现生活能力下降、失认、语言功能减退、精神行为异常等。痴呆的发生率随年龄上升明显增加。引起痴呆的病因主要有阿尔茨海默病、血管性痴呆、路易体痴呆、帕金森病伴痴呆，也和所处环境及社会因素有很大的关系。

患有老年综合征的老人，与健康老年人相比，更易表现出"虚弱"的状态，机体各器官功能储备下降，常因外界环境轻微变化或刺激引起急性事件（如疾病和死亡）的发生。通俗一点讲，这部分老人就好比"纸糊的船"，风平浪静的时候看上去没什么问题，但抵御各种风险的能力很差，小风小浪就会翻船。

老年综合征一旦出现会严重影响老年人群的生活质量和自理能力，并显著增加门诊和住院次数，增加医疗费用和死亡风险。近年来，越来越提倡通过老年综合评估尽早发现问题、及早干预、积极改善预后，主动地实施健康管理，防病于未然，老年医学科与相关专业采取多学科协作，能有效预防老年综合征的发生和发展。

（林佳瑶）

老年人滥用药物有什么不良后果

老年人滥用药物的现象很普遍，往往不自知。有些老人会"迷信"某些道听途说"隔壁老王用这个药效果很好的""张阿姨告诉我，那药一吃就好"；另一些经验主义"我过去都是这么吃药，一直蛮好的""上次我咳嗽就吃的这个药",过分信赖某些广告推销"大公司大品牌,电视台里都在放",直到出现了药物的不良反应,才后知后觉出了问题。临床上曾有过同时服用 6 种安眠药致肾功能损害的;擅自服用止痛药剂量过大引起肝功能衰竭的;患病毒性感冒一定要用抗生素的;服用大剂量野生三七粉致消化道大出血的。这样的例子并不少见,给临床医生和老年患者再一次敲响了警钟。滥用药物的后果很严重,老年人群又是重灾区。老年人滥用药物,或者说不合理用药的主要表现为"不遵医嘱"多服药、乱服药、服药时间不当和骤然停药,这些都是不可取的。

一、老年人滥用药物最常见的有哪几类

滥用药物中最常见的一大类就是抗生素。合理选择有效的抗生素治疗很有必要,但是抗生素滥用严重影响人体健康。一方面,抗生素滥用导致越来越多的耐药菌株出现,现有抗生素渐渐无用武之地,而新抗生素远远滞后于细菌耐药性的升高。等到"超级细菌"出现,我们会无药可用、束手无策。另一方面,不同种类的抗生素有可能产生相关的不良反应。接受药物治疗的患者因为不良反应受到的伤害远远超出人们的想象,常见不良反应包括皮疹、耳聋、肝肾功能受损、过敏反应甚至脏器功能衰竭或死亡。老年人缺乏专业的医疗知识,不要擅作主张使用抗菌药物,应该在专业医生的指导下服用抗生素。一些生活中常见的疾病并不需要使用抗生素,如普通感冒、体表肿块切除术后、轻度皮肤软组织挫伤、急性鼻炎、过敏性鼻炎、急性单纯性咽炎、慢性咽炎等。

滥用药物的第二大类就是中药和保健品。老年人服用各种中草药、中成药和保健品的现象非常普遍,有些甚至服用好几种。有些老人生了病也不愿意用西药,反而青睐各种中药和保健品。他们常常坚信错误的观点,认为"只有西药有不良反应,中药是安全的没有不良反应",其实中药本身或者服用不当,不良反应也很大。在国家药典中,除一般无毒副作用的中药外,有毒的中药按级别划分,分别注明"小毒""中毒""大毒",有些中药注明了肝毒性、肾毒性等。还有一些老人相信"保健品也能治病"。市面上保健品名目繁多,不乏滥竽充数、夸大其词,有些声称能治疗某些疾病,实际上是愚弄和欺骗消费者,根本不可信。即使有些正规保健品,也只能对疾病起一定的辅助治疗作用,根本不能替代药物。

二、怎样避免老年人滥用药物

美国食品药品管理局网站推出了一篇文章"老人用药安全小贴士",分享给老年朋友们。

1. 根据医生或药师的指导服用处方药

(1)不要吃医生没开给你的药。

(2)不要忘记服药,没有医生的指示不要自行停药。

(3)如果服药后有什么不舒服,及时告知医生或药师。

(4)慢性病(高血压、糖尿病等)只有按时正确服药,才能起到预期治疗效果,而且需要坚持服药。

(5)不要随意改变服药的剂量。

2. 保留一份用药清单

(1)每个药品依次记录商品名、通用名、用法用量。

(2)清单需要定期更新。

(3)做好备份,最好交给最信任的亲友一份,以备不时之需。

3. 知道潜在的药物相互作用和不良反应(以下情况容易发生药物相互作用)

(1)一种药物影响了另一种药物发挥作用。

(2)自身某种疾病(例如肝病、肾病)导致用药后容易出现问题。

(3)中药或膳食补充剂对其他药物的影响。

(4)食物或饮料、酒精与药物发生相互作用。

4. 请医生或药师(定期)审核自己的用药情况

(1)复诊时能和医生或药师讨论自己的用药(处方药、非处方药、膳食补充剂),以便确定哪些药物还需继续服用,哪些药应该停用。

（2）用药审核可以避免药物相互作用、降低不良反应风险、节约医疗费用。

（林佳瑶）

老年衰弱症如何预防

衰弱在老年人群中很常见，表现为机体的脆弱性增加，维持生理系统如神经肌肉、代谢和免疫系统的储备能力下降，维持身体稳态的能力下降，当面对各种应激和压力时，发生疾病和死亡的风险增加。当人患病时可以伴随衰弱，但也有可能并无躯体疾病，却表现为疲劳、消瘦和沮丧。女性比男性更容易发生衰弱症。有衰弱症的老年人发生跌倒、感染的风险高，住院后恢复的更慢，死亡的风险更大。

一、引起老年衰弱症的原因有哪些

目前的研究认为，可致衰弱症的因素很多，老年人中常见的骨质疏松、肌少症、营养不良、贫血、性激素水平的改变、胰岛素抵抗（可导致糖尿病、代谢综合征）、微量元素缺乏等可以促进机体细胞损伤和衰老、导致脑神经细胞萎缩、动脉粥样硬化、骨骼脆性增加、肌肉力量下降以及动作迟缓等。

二、老年衰弱症有哪些表现

（1）容易疲劳：与以前相比更容易疲劳，容易累。

（2）抵抗力下降：容易生病。

（3）体重下降：出现不明原因的体重下降。

（4）走路缓慢：步伐慢，赶不上同行人的步调。

（5）躯体感觉能力下降：神经系统反应能力降低，对温度、痛觉的敏感性降低。

三、老年衰弱症有何危害

衰弱可致老年人处于脆弱状态，日常生活能力下降，站起或者走路时容易跌倒,甚至发生骨折。气候变化时容易发生呼吸道感染,发生感染时容易产生并发症,造成机体脏器的损伤,增加死亡的风险。

四、老年衰弱症如何自我评定

老年人可以按照下述标准(表1-1)来评估自己是否存在衰弱。评分标准:每项"是"为1分,3分以上要考虑"衰弱";1～2分为衰弱前期;0分表明无衰弱。

表1-1　老年衰弱症自我评定表

项目	是	否
不明原因的体重减轻		
肌力减退(握力下降)		
体能低下		
运动减慢(步速减慢)		
疲劳		

五、老年衰弱症应该如何干预

对老年衰弱症主张及早干预,可明显改善预后,对于衰弱的干预目前主张体育锻炼、营养摄入及减少多重用药。

(一)体育锻炼前评估

运动不分年龄段,有氧训练有助于保持身体健康,降低患糖尿病、高血压、心脏病的概率,同时增加肌肉的力量,改善疲倦无力现象。

无论准备进行哪一项锻炼,都应该对当前的体力和身体状况有个基线的自我评估,这有助根据自身的状况,建立自己的锻炼档案,进行适合自己的锻炼方式。

表1-2至表1-4是简短的心血管功能、力量水平和协调能力自我评估问卷,如果每一个类别中都得到4～6分,证明身体状况就很好,如果表1-2至表1-4中有一个表格的分数高于8分,就需要加

强锻炼。

在表 1-2 至表 1-4 的各项陈述中,选择适合自己的项目:1(从不),2(有时),3(经常)。

表 1-2　心血管功能评估表

心血管状况	从未	有时	经常
我行走 10 分钟后就上气不接下气	1	2	3
我爬两层楼梯就累了	1	2	3
我一般乘电梯而不是走楼梯	1	2	3
散步或爬山时我经常掉队	1	2	3
心血管功能总评分			

表 1-3　力量水平评估表

力量程度	从未	有时	经常
我排队超过 10 分钟就会感到累	1	2	3
我请别人帮我抬重的物品	1	2	3
我很难打开罐头或紧闭的窗户	1	2	3
尝试新运动或身体活动后感觉酸痛	1	2	3
力量水平总评分			

表 1-4　协调能力评估表

协调能力	从未	有时	经常
我走路时常常担心会被绊倒或摔倒		2	3
我单腿站立不能超过 5 秒		2	3
我穿鞋需要坐下	1	2	3
我上楼时需要扶手或辅助	1	2	3
协调能力总评分			

（二）体育锻炼方式

1. 有氧运动

一周三次，每次 45～60 分钟，如果不能保证完整的运动时间或者不能坚持，可以将 45～60 分钟的锻炼分解成几个短的时间段，每次 25 分钟左右。对老年人来说，运动的强度和时间应该逐步缓慢增加。锻炼的目的是提高步行速度，增加平衡能力，减少跌倒次数。锻炼的方式可以是骑自行车（建议健身房骑固定自行车，以保障安全）、游泳（可以使全身肌肉得到锻炼，同时保护关节）、球拍类运动（网球、羽毛球，锻炼手眼协调和身体平衡）、跳舞（运动控制和平衡）、家务活等。

2. 力量训练

增加肌肉力量，增加骨质密度，同时降低糖尿病的风险。虽然哑铃和举重器械对力量训练很有效，但力量训练不局限在健身房的大型负重器械，对老年人来说做一些静力锻炼、借用阻力带、弹力带的锻炼等也可以达到同样的目的。

3. 借用阻力带锻炼

（1）二头肌弯曲

站在阻力带中心，用手握着阻力带的两端，掌心向前。保持手肘固定在身体两侧，屈曲前臂，直到拳头接近肩膀。然后慢慢地将前臂松开回到身体两侧。重复 4～10 次。

（2）上半身下拉

抓住阻力带的两端，双脚分开与肩同宽，脚趾向前。举双手臂过头，然后手臂外拉，形成 V 字，拉紧阻力带。当将其拉到胸前时，阻力带被拉伸的更宽。保持 1 秒，重复 3 次。随着力量更强逐渐增加重复次数。

4. 静力锻炼

训练使用身体的力量来抵抗肌肉收缩。尝试身体不动的姿势来加强上身肌肉力量（肱二头肌、肱三头肌、胸肌等）。将手掌心左右相抵,放于胸前,呈祈祷姿势,双手用力互推。保持 5 秒,休息,然后重复 3 次。

(三)热量摄入和蛋白质营养支持

改善老年人的营养不良状况,补充足够的蛋白质、增加肌肉容量,改善肌力。

(四)维生素 D 摄入

可以减少跌倒和髋关节骨折的发生,改善肌肉功能、减少死亡率。

(五)减少多重用药

安眠药、降血压药物、降糖药物、治疗前列腺肥大药物以及神经内科治疗认知障碍、帕金森病药物,在治疗不当或者多药合用时,可能会产生不良反应,造成乏力跌倒。老年人由于患多种疾病,到各个专科就诊,建议老年人在服用多种药物时,及时和全科医生或者老年病专科医生沟通,避免药物的不良反应。

(黄延焱)

什么是老年多器官功能不全综合征

多器官功能不全综合征(multiple organ dysfunction syndrome, MODS)是指在严重创伤、烧伤、大手术、休克和感染等过程中,同时或相继出现 2 个以上的器官损害以至衰竭,多在上述病因发生后经治疗恢复病情平稳后发生。MODS 是一系列病理过程的总和,包括器官损害由轻到重的各个阶段;轻者仅表现为器官的生理功能异常,重者达到器官、系统衰竭的程度,则称为多器官衰竭(multiple organ failure, MOF)。老年人因已存在多个脏器功能的增龄性减退,较其他人群更易发生 MODS,而且往往很快出现脏器功能失代偿,进入 MOF 阶段,预后较差。

一、如何判断各脏器功能衰竭

（一）循环系统障碍

可因心功能衰竭发生循环衰竭导致低血压。心脏指数<$1.5 L/min/m^2$。对正性肌力药物反应差。

（二）肺衰竭

出现急性呼吸窘迫综合征（acute respiratory distress syndrome，ARDS）。表现为明显呼吸困难，动脉血氧分压（PaO_2）低于 6.65 kPa（50 mmHg），或需要吸入 50% 以上氧气才能维持 PaO_2 在 6.65 kPa 以上，为纠正低氧血症必须借助呼吸机维持通气 5 天以上。

（三）肝衰竭

出现黄疸或肝功能不全。血清总胆红素>34.2 mmol/L（2 mg/100 ml），血清丙氨酸氨基转移酶、天门冬氨酸氨基转移酶、乳酸脱氢酶或碱性磷酸酶在正常值上限的 2 倍以上、伴或不伴肝性脑病。

（四）肾衰竭

出现肾功能不全，血清肌酐浓度>177 μmol/L（2 mg/100 ml）。

（五）胃肠道衰竭

出现胃肠黏膜应激性溃疡。消化道内镜证实胃粘膜有浅表溃疡或出血，通常表现为呕吐血液、黑便。溃疡出血 24 小时内需输血 1 000 ml 以上才能维持心肺功能。

（六）凝血功能障碍

实验室检查通常显示血小板计数<$50×10^9/L$，凝血时间和部分凝血活酶时间延长达对照的 2 倍以上。纤维蛋白原<200 mg/100 ml，有纤维蛋白降解产物存在。可有或无临床出血表现。

二、老年人多器官功能不全综合征的常见原因

（一）感染

感染是老年人最常见的引起多脏器功能衰竭综合征的病因，老年人可同时存在多个脏器感染，或因局灶部位感染控制不佳而导致全身性感染，严重的全身性感染过程中可出现多个器官功能不全甚

至衰竭。MOF 病例中 70% 由全身性感染引起,感染导致的 MOF 病死率约 70%。

(二)创伤

老年人是发生跌倒受伤,接受肿瘤或其他外科手术的高风险人群,严重的组织创伤尤其是多发伤、多处骨折、大面积烧烫伤、大手术、合并大量失血和低血量性休克或延迟复苏等情况下,经过治疗恢复有一段时间病情平稳,而在创伤后 12～36 小时容易发生呼吸功能不全,继而发生肝、肾功能不全和凝血功能障碍。创伤和坏死组织引起炎症介质大量释放,因此虽然临床表现可以如同全身性感染,但血液中往往检测不出细菌和内毒素。

三、多器官功能不全综合征的类型

多器官功能不全综合征分为原发性和继发性。原发性 MODS 是由原始病因直接作用的结果,故出现早。继发性 MODS 是由原始损伤引起过度的全身性炎症反应,造成远隔器官功能不全,出现较晚。

四、多器官功能不全综合征的治疗

(一)治疗原则

去除 MODS 的病因,积极针对病因治疗,老年人应重点防治感染和避免创伤(图 1－2)。

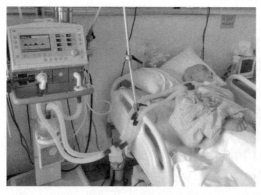
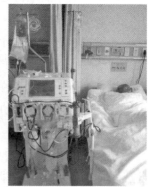

图 1－2 老年人感染防治

（二）治疗措施

（1）防治休克，适当补充血容量。需注意老年人扩容不宜过多，过快，应综合评估患者基础疾病、当前疾病状态、尿量、生命体征等因素，实时调整，并加强观察。

（2）应用抗氧化剂和细胞保护剂防治缺血再灌注损伤。别嘌呤醇、维生素 E 和钙拮抗剂有一定作用。

（3）阻断炎症介质，抑制炎症反应。可以应用大剂量糖皮质激素抗炎；布洛芬、消炎痛（吲哚美辛）等前列腺素环氧合酶抑制剂可抑制血栓素产生；别嘌呤醇、维生素 E 等可以清除氧自由基。

（4）免疫疗法。可应用抗内毒素单抗、抗 TNF 单抗、抗中性粒细胞-内皮细胞黏附蛋白单抗调节免疫应答。

（5）应尽可能由胃肠道进食，保持胃肠功能，可使用调整肠道菌群药物；使用质子泵抑制剂预防应激性消化性溃疡。

（6）氧疗支持，增加组织对氧的摄取。

（7）营养支持治疗。MODS 患者中通常存在分解代谢增加，能量负平衡，因此需保证能量供应，增加蛋白质或氨基酸的摄入量，提高支链氨基酸的比例。同时应考虑具体器官功能实施个体化营养方案。

（8）脏器功能支持治疗，机械通气，血液透析等。

（卢晓喆）

老年人突发意外如何急救

老年人身体日渐衰弱，各种意外也随之发生，掌握一些急救知识，在紧急的情况下能够急救、互救，不但可以减轻病情，延缓疾病发展，甚至能使患者转危为安。

一、急救原则

（1）密切观察患者的呼吸、脉搏、血压变化。

（2）不要随意推摇、搬动患者。

（3）切勿随意进食或饮水。

（4）如发生意外时现场无人，应向周围大声呼救。

（5）施救人员不要单独留下患者无人照管。

（6）正确拨打"120"急救电话。

二、"120"急救电话拨打要点

（1）注意口齿清晰，报告患者最突出的发病表现和患者的姓名、性别、年龄，确切地址、联系电话，便于准确派车。

（2）挂电话后，应有人在住宅门口或交叉路口等候，见到救护车时主动挥手示意接应。

（3）等待救护车时不要先将患者自行搀扶或抬出来。

（4）选择就近医院尽快就诊。

三、老年人常见突发意外急救方法

（一）脑血管意外

1. 常见病因和临床表现

出血性脑血管意外多发生在白天活动或有情绪激动、大量饮酒、过度劳累时。缺血性脑血管意外一般多发生在睡眠或安静状态下，表现有一侧肢体突然麻木、无力或瘫痪、口角歪斜、语言含糊、头痛、呕吐，烦躁、大小便失禁等。

2. 紧急处理

① 保持平卧位，将患者头偏向一侧，及时清除呕吐物。

② 松解衣领和腰带，减少呼吸阻力。

③ 托起下颌，防止舌头咬伤。

④ 立即送医救治。

（二）心肌梗死

1. 常见诱因和临床表现

常发生在过度疲劳、情绪激动、用力排便、饱餐饮酒后。发病前会出现胸闷不适、胸部钝痛，钝痛有时向手臂或颈部放射、有恶心、呕吐、气促及出冷汗等先兆症状。发生时有前胸剧烈而持久的疼痛、面色苍白、心慌气促、出冷汗等症状。

2. 紧急处理

① 禁止活动：是重要措施之一，立即停止一切活动，条件允许的情况下尽可能平卧休息，避免自行去医院，应使用救护车送医。

② 镇静：过度紧张会使血压升高、心跳加快，增加心脏负担，因此，要尽量让患者保持平静。

③ 急救药物：可服用治疗心绞痛的药物，如含服硝酸甘油、消心痛（异山梨酯）、速效救心丸、阿司匹林等。

④ 心肺复苏：当发生突然不明原因晕厥、意识不清或四肢抽搐、摸不到动脉搏动、呼吸停止时，应首先想到猝死，切不可抱起患者晃动呼叫，应立即进行心肺复苏。

（三）气道梗阻

1. 病因和临床表现

老年人因吞咽能力降低，进食饭菜误吸入气道或咳痰无力时，气道黏膜因刺激会引起剧烈呛咳、气急、呼吸困难、声嘶等表现。部分患者会出现喉痉挛，口唇、指甲青紫等缺氧症状，甚至会在数分钟内因窒息缺氧而死亡。窒息发生时，患者一般不会有强烈的咳嗽，而是不能说话或是呼吸，脸会短时间内变成红色或青紫色。

2. 紧急处理

迅速叫救护车。同时采取海姆立克（Heimlich）手法进行急救（图1-3）。

海姆立克手法

① 抢救者站在患者背后，用两手臂环绕患者腰部。

② 一手握拳，将拳的拇指一侧放在患者胸廓下正中和脐上之间的腹部。

③ 另一手抓住拳头快速向上连续冲击患者腹部5下，注意用力适度，不能用拳击和挤压，避免肋骨骨折或内脏损伤。

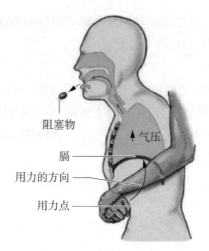

阻塞物

气压

膈

用力的方向

用力点

图 1－3　海姆立克急救法

总之,老年人发生任何意外都要记得及时拨打"110""120"电话寻求帮助,以上介绍的急救措施非常重要和实用,而且越早实施越能提高患者的救治率和康复程度。

（刘亮亮）

老年人窒息的常见原因是什么？如何救治

窒息是人体的呼吸过程由于某种原因受阻或异常,所产生的全身各器官组织缺氧以及二氧化碳潴留而引起的组织细胞代谢障碍、功能紊乱和形态结构损伤的病理状态。当人体内严重缺氧时,器官和组织会因为缺氧而广泛损伤、坏死,尤其是大脑。气道完全阻塞造成不能呼吸 1 分钟,心跳就会停止。只要抢救及时,解除气道阻塞,恢复呼吸,心跳也随之恢复。因此学会识别老年人窒息的原因和救治方法对于老年人的健康管理十分重要。

食物团块完全堵塞声门或气管引起的窒息,俗称"噎食",属于机械性窒息,是老年人猝死的常见原因之一。美国每年约有4 000多人因噎食猝死,占猝死病因第六位。阻塞气管的食物常见有肉类、蛋黄和蛋糕、年糕、粽子、元宵、地瓜、包子等。

一、引起老年人发生机械性窒息的原因

(1)老年人口腔、咽、喉与食管等部位的组织结构发生退行性改变,对于吞咽肌群的神经反射日趋迟钝,导致吞咽功能障碍,减弱了防止异物进入气道的反射性动作,易发生食物误入气道,从而导致窒息。

(2)咀嚼功能不良,大块食物尤其是肉类,不容易被嚼碎。

(3)老年人患食管病者较多,加上进餐时如果情绪激动,容易引起食管痉挛。

(4)在饮酒过量时,容易失去自控能力。

(5)老年人常并发多种慢性疾病,如脑血管病、帕金森病、慢性阻塞性肺疾病等,上述疾病容易造成吞咽动作不协调、吞咽反射障碍、呕吐、喘息、多痰等,加剧窒息风险。

(6)很多老年人因吞咽功能障碍而采用留置鼻饲管进食,而鼻饲不当胃潴留引起反流误吸。

(7)进食时速度过快,未取合适的卧位,进食时说笑等;进食溜滑食物,如果冻、水蒸蛋、馄饨等;圆粒状食物,如花生、葡萄、桂圆等。以上原因都会导致食物直接进入气道或从胃内反流入气道,从而引起窒息。

二、噎食的发生往往有哪些表现

(1)进食时突然不能说话,并出现窒息的痛苦表情。

(2)通常用手按住颈部或胸前,并用手指口腔。

(3)如为部分气道阻塞,可出现剧烈的咳嗽,咳嗽间歇有哮鸣音。

三、怎么预防老年人窒息?如何自救

预防老年人噎食,除了及时治疗各种诱因疾病之外,还应注意做到"四宜"：食物宜软、进食宜慢、饮酒宜少、心宜平静。

但是日常生活中严密做好预防工作，并不等于完全可以避免老年人窒息。由于人到老年很多时候会突然发生一些意想不到的情况，这时候如果急救不及时或处置方法不得当，都有可能危及生命，如何对老年人突发窒息进行紧急救治，是一项分秒必争的事情。因此，需要先做好准备，万一家中老人发生噎食引起窒息时知道应如何处理。

美国学者海姆里斯发明了一种简便易行的急救法。其具体操作如下。

首先，应立即停止进食，进行急救，抢救者马上呼救，同时清理呼吸道异物，及时解除梗阻，可以用手或工具取出，意识尚清醒的患者可采用立位或坐位，抢救者立于患者背后，双臂环抱患者，一手握拳，使拇指掌关节突出点围住患者腹部正中线脐上部位，另一只手的手掌压在拳头上，连续快速向内向上推压冲击 6～10 次，肺内空气被迫排出，将阻塞气道的食物驱出。昏迷倒地的患者采用仰卧位，抢救者骑跨在患者腹部，按上法推压冲击脐上部位。如果无效，隔几秒后可重复操作一次，造成人为的咳嗽，将堵塞的食物团块冲出气道。有条件的马上用吸引器吸引。严重呛咳或窒息昏迷者，不能自行咳嗽，需在短时间内送往医院使用负压吸引装置将胃内容物吸出，或用纤支镜将异物吸出。

海氏法还可以用来自救。如果发生食物阻塞气管时旁边无人，或即使有人，患者往往已不能说话呼救，患者必须迅速利用两三分钟左右神志尚清醒的时间自救。此时可自己取立位姿势，下巴抬起，使气管变直，然后使腹部上端（剑突下，俗称心窝部）靠在一张椅子的背部顶端或桌子的边缘，或阳台栏杆转角，突然对胸腔上方猛力施加压力，也会取得同样的效果——气管食物被冲出。

（陈 蔚）

老年人突然心搏呼吸停止该怎么办

　　老年人群中心脑血管疾病的患病率相当高,因此不乏突发意外,出现心搏呼吸骤停的情况,那么如果在非医疗场合面对这样的紧急情况,我们应该如何应对呢?

一、如何判断心搏呼吸骤停

　　心搏骤停是指各种原因引起的、在未能预计的情况和时间内心脏突然停止搏动,从而导致心脏不能有效泵血,人体的血液不能有效的循环,引起全身各器官组织细胞严重缺血;而自主呼吸突然停止,机体则不能进行有效的气体交换,导致严重的缺氧及二氧化碳蓄积。一般心搏呼吸停止如不及时进行争分夺秒的抢救,患者将会失去宝贵的生命;而如果及时采取正确有效的复苏措施,患者还有可能被挽回生命图(1-4),因此掌握及时有效的心肺复苏技能即使对非医护人员也非常重要。

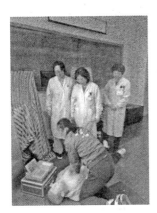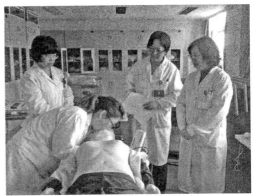

图 1-4　心肺复苏

判断心跳呼吸骤停的标志如下。

(1)意识丧失:拍打双肩、呼唤患者没有任何反应。

（2）触摸颈动脉或者桡动脉时大动脉的搏动消失。

（3）感受不到鼻子呼吸的气息，胸廓无起伏。

二、心肺复苏的步骤及要点

切记！一旦明确患者是心搏呼吸骤停，一定要及时呼救，拨打120急救电话！这样才能为患者获得后续治疗赢得宝贵的时间。

（1）立即将患者平躺，松解衣领及裤带。抢救场地尽量选择硬一点的地方，否则会影响胸外按压的效果。

（2）胸外心脏按压：位置在两乳头连线中点（胸骨中下1/3处），用左手掌根紧贴患者的胸部，两手重叠，双臂伸直，用上身力量用力按压30次（按压频率至少100次／分），按压的力度要适宜，过大过猛容易使胸骨骨折，引起气胸、血胸；按压的力度过轻，则不足以推动血液循环。一般以按压深度4～6 cm为宜。

（3）打开气道：将患者的头尽量后仰，抬高下颌，除去口腔分泌物及假牙。

（4）人工呼吸：急救者以一手拇指和食指捏紧患者鼻孔，用自己的双唇将患者的口完全包绕，然后吹气1秒以上，使胸廓扩张。吹气完成后松开捏鼻孔的手，让患者的胸廓及肺依靠其弹性自主回缩呼气。按照此方法连续做2次人工呼吸。

（5）按照2、3、4的步骤循环，以心脏按压：人工呼吸＝30∶2的比例进行，每操作5个周期后再次评估患者的意识及心跳呼吸状况，如没有恢复应继续心肺复苏，坚持到医护人员到场。

三、如何判断复苏是否成功

1. 自主呼吸恢复

观察到患者胸廓有规律地起伏，或者抢救者用耳贴近患者口鼻，聆听有无呼吸的气流声，用面颊感觉有无气息的吹拂感。

2. 可触摸到颈动脉搏动

按压有效时，每按压一次可触摸到颈动脉搏动一次，若中止按压搏动亦消失，则应继续进行胸外按压，如果停止按压后脉搏仍然存在,说明患者心搏已恢复。

3. 观察口唇及面色

复苏有效时,面色逐渐由发绀转为红润,若变为灰白,则说明复苏无效。

4. 其他

患者意识恢复,瞳孔由大变小并有对光反射,甚至有眼球活动及四肢活动。

一旦患者发生心搏呼吸骤停,大脑皮层能够耐受的存活时间只有 4～6 分钟,之后便开始不可逆的死亡进程,这个时间窗被称为"钻石 4 分钟",如果掌握了以上心肺复苏的技巧,将有可能在关键时刻救人一命,给患者带来重生的希望。

（夏燕萍）

如何认识自身的医生——老年免疫系统

我们每天面对着内外环境的挑战,如何能维持机体健康呢? 答案是我们健康的免疫系统,如同身体内的"医生",了解我们的身体状态,时刻帮助我们应对诸如感染、肿瘤、代谢异常、精神应激、损伤等带来的危害。机体的免疫功能主要由免疫屏障、免疫器官、组织细胞及免疫分子(抗体、细胞因子等)协调作用,发挥免疫自稳、免疫监视和免疫防御的作用,保障机体正常的生理活动,以应对内外各类挑战,保障我们的身体健康。

随着年龄的增加,免疫系统如同机体其他大多数系统一样,经历从发育到成熟,再到衰退的过程。各种内外环境因素,如遗传、感染、营养状态、生活习惯等共同决定了免疫系统成熟和衰老的进程与速度。

目前,已经证实多种疾病与免疫系统发育与功能密切相关,这些疾病包括代谢类疾病、肿瘤、神经退行性疾病、感染和过敏性疾病等。这些疾病的发生和免疫系统类似,受到增龄、衰老的影响而显示不同程度的状态。因此,研究免疫老化进程和老年免疫特点,是解决诸多增龄相关疾病的关键环节。学者们也不断揭示了免疫随增龄的特征性变化,其中包括免疫屏障功能的减退,如局部分泌性抗体分子 S-IgA 分泌减少,可抗感染能力下降;以胸腺为代表的免疫器官退化,导致免疫细胞产生能力下降,如自然杀伤细胞 NK、T 淋巴细胞数量下降;免疫调节网络反应性下降,例如老年人中 T 细胞抑制性上调,B 细胞抗原提呈能力增强,优先诱导 Th1 和 Th17 反应;同时,上调的调节性 T 细胞却不能抑制 Th17 反应,导致促炎症反应。因而,这些免疫变化导致老年人发生自身免疫性疾病概率更高,肿瘤发生率更高,慢性感染也更容易发生。

然而,我们也注意到,相当比例的老年人表现为良好的健康状态,哪怕是高龄老人,仍可以保持较高的健康状态,其中较好的免疫功能和状态发挥了至关重要的作用。一般说来,随着年龄的增大,个体间的差异也逐渐变大,导致了发病的情形千差万别。而造成个体间差异最为显著的指标是免疫功能的变化。如果能长期维持机体免疫健康状态,避免加速免疫系统衰退的因素,将可长期维持健康,从而实现健康老龄化。这也是健康干预的重要突破口。

以下几点在维持免疫健康中已被证实有效,值得关注和推广。

(1)良好的生活习惯,包括作息和饮食习惯,可维持机体良好的代谢和神经免疫网络平衡,保障免疫系统张弛有度的工作,从而维持身体健康。

(2)适度的运动,可促进机体多种激素合成、心血管系统维持健康运转,有利于维持免疫系统较好的代谢水平和功能水平。

(3)及早发现基础疾病,避免发生疾病慢性化,这对于减少机体免疫长期负荷具有积极意义,从而避免免疫系统加速衰老。

(4)适度的营养补充,包括合理的饮食结构和必要的微量元素补充,如维生素 D 对于抗炎、促吞噬作用已在多层面被证实。

（5）保持良好的心理状态,对于维持免疫功能有正面作用。

（6）保持积极的社会活动参与度,既可以避免与社会脱节,又能维持精神和智力的良好状态,对于预防老年神经系统衰退有积极意义,并可影响到免疫网络的稳态,保持机体健康。

衰老是一种生理的渐进过程,不可避免,但是衰老的速度受多种因素影响,可以人为干预。预防机体过早和过快衰老,对于维持老年健康有积极意义。保护好我们自身的医生——免疫系统,对于维持健康水平至关重要,通过良好的生活习惯、积极的心态和慢性病的尽早干预,是一种简单有效维持免疫健康的方法。

（赵　超）

第二章

老年人神经与精神系统疾病

检查发现腔隙性梗死就是中风吗

神经科门诊时经常会有患者拿着头颅 CT 或 MRI 检查询问："医生，我的片子报告上是腔隙性脑梗死，我中风了吗？我该怎么办？"

一、腔隙性脑梗死是中风吗

临床上的腔隙性脑梗死指发生于脑深穿通动脉（或其他微小动脉）的缺血性微梗死，经慢性愈合后所形成的不规则腔隙，老年是最重要的危险因素，男性多于女性。腔隙性脑梗死在临床上是通过影像学来诊断的。

二、腔隙性脑梗死的类型

有急性、亚急性和慢性三种类型，急性症状一般于 12 小时至 3 天达到高峰。一般症状有头晕头痛、肢体麻木、眩晕、记忆力减退、反应迟钝、抽搐、痴呆，无意识障碍，精神症状少见。高血压是本病最主要的病因。糖尿病是重要的危险因素之一，与多发性的腔隙性脑梗死有关，而与单发的无关。栓子包括心源性栓子和动脉源性栓子。其他因素如高脂血症、高黏血症、吸烟、饮酒、高半胱氨酸血症和脑局部血流改变等，对腔隙性脑梗死的发生也有一定影响。患者拿着片子来问的往往是无症状腔隙性脑梗死，患者头颅 CT 或 MRI 扫描提示腔隙性脑梗死，但临床上无明显定位性体征和症状。其梗死部位多见于基底节区、内囊区、放射冠，病灶较小，直径小于1.5 cm。有部分病变则因其产生的神经功能受损症状和体征易被人忽视或缺乏认识而归入此类(例如右侧额顶区梗死导致体象障碍、病觉缺失或偏侧忽视，枕叶梗死导致偏盲或象限盲等)。病理上的腔隙为脑实质内含水的小空腔，腔隙性梗死应为缺血性梗死，主要见于深穿通支动脉所供应的基底节区和脑桥基底部，其他部位如小脑、大脑皮质、中脑、大脑脚等也可以发生，尤其是大脑皮质并不少见，其中顶叶最多，其次为颞叶和额叶，枕叶最少。腔隙性脑梗死灶的大小与受累血管的大小有关。

三、腔隙性脑梗死的影像学表现

由于CT扫描及MRI磁共振扫描的广泛应用，老年人群中发现腔隙性脑梗死的概率大大增加。

头颅CT扫描可见有腔隙性梗死灶，病灶主要位于基底节区、丘脑、内囊、脑干或放射冠、侧脑室旁，呈圆形或椭圆形低密度灶，边界清楚、直径2～20 mm，占位效应轻。CT对幕上大于5 mm的腔隙病灶易于发现，而对小于5 mm或位于脑干的病灶常难以检出。

头颅磁共振MRI扫描对腔隙性脑梗死的检出率明显优于头颅CT扫描，尤其对脑干及小脑内的腔梗病灶。影像学特点为T_1信号减低、T_2信号增高，其中以T_2信号增高改变更为敏感。值得一提的是，无症状影像学的腔隙性脑梗死是急性脑梗死、血管性痴呆及步态不稳的危险因素。

四、腔隙性脑梗死的治疗

临床上急性腔隙性脑梗死治疗同急性脑梗死。无症状影像学的腔隙性脑梗死需进行急性脑梗死的预防性治疗，对有明确缺血性卒中危险因素，如高血压、糖尿病、心房纤颤和颈动脉狭窄等应尽早进行预防性治疗。高血压患者，应将血压控制在一个合理水平。因为血压过高，易使脑内微血管瘤及粥样硬化的小动脉破裂出血；而血压过低,脑供血不全,微循环瘀滞时,易形成脑梗死。

另外,可以运用他汀类药物治疗动脉粥样硬化;高半胱氨酸血症的患者补充叶酸;应用中医中药活血化瘀药物;避免不良嗜好如吸烟、酗酒、暴饮、暴食,改善情绪;适度的体育活动,都对健康有益。

(吴晓琰)

反复头痛是脑内生肿瘤了吗

头痛是一种症状,诊断主要依据当前或者一年内患者头痛的表现。引发头痛的因素很多,多由精神紧张、生气、压力、劳累等引起,主要症状为持续性的头部闷痛、压迫感、沉重感,有的患者自诉为头部有"紧箍感"。大部分患者为两侧头痛,多位于两侧太阳穴附近、后枕部、头顶部或者整个头部,常伴有头晕、烦躁易怒、焦虑不安、心慌气短、恐惧、耳鸣、失眠多梦、腰酸背痛、颈部僵硬等症状。头痛的强度一般为轻度至中度,很少因头痛而卧床不起或影响日常生活。有的间断性头痛病程可累积数月数年。极少数人会全天头痛,头痛的时间要多于不痛的时间。即使长时间头痛或者反复发作的头痛,绝大多数人均不伴随肢体活动障碍。但对于脑内肿瘤而言,头痛的表现及伴随症状与一般性头痛并不相同。

一、脑内肿瘤所致头痛的原因及表现

大脑被包含在颅腔内,颅腔是一个固定容积的骨质结构,其内容有脑组织、脑脊液和脑血流三大成分。脑脊液和脑血流各占10%,任何一个成分的增加均会增加颅内容量导致颅内压增加,而头痛是颅内压增高的主要症状。头痛的严重程度与颅内压增高的速度快慢有关。急性短期颅内压增高者头痛明显剧烈;慢性颅内压增高者头痛比较轻。颅内肿瘤的头痛性质多为持续性,开始比较轻,之后逐步加重,低头、屏息、用力等都可以加重,严重者伴眼球疼痛。

二、颅内肿瘤患者可能出现的其他症状及体征

1. 癫痫

多从身体的某一个部位（局灶）开始至全身发作或部分性发作，既往多无癫痫史。

2. 瘫痪

大脑半球深部或者功能区占位性病变多表现为肢体（病变对侧肢体）瘫痪，伴或不伴感觉减退。脑干占位性病变多为一侧肢体瘫痪，另外一侧肢体感觉减退。

3. 视野障碍

视神经通路上不同部位受损可以导致不同的视野缺损，通过视野检查，可以初步判断病变的部位。

4. 精神症状

额叶（额头部位）占位可以表现淡漠、衰退及记忆明显减退；颞叶（太阳穴下脑部位）占位可以有幻嗅、幻视、幻听或自动症发作，个别会有冲动行为。

5. 呕吐

与颅内压增高有关，常伴随头痛。老年人由于脑萎缩，颅内空间增大，患有颅内肿瘤时可以不伴呕吐。

6. 视盘水肿

颅内压增高的另一个表现。早期视盘水肿不影响视力，所以往往在临床检查时才得以发现。

三、老年期常见颅内肿瘤

老年人群颅内肿瘤多为胶质母细胞瘤、听神经瘤和转移性肿瘤，占所有老年人颅内肿瘤的 $80\%\sim90\%$。脑膜瘤在老年人中也不少见。脑膜瘤好发于女性，生长缓慢，绝大多数到中年期后才出现症状。另一种常见颅内肿瘤为垂体腺瘤，以泌乳素腺瘤最常见，其次是生长激素腺瘤，患者会出现骨骼变大，包括颅骨和手指，又称肢端肥大症。

四、颅内肿瘤的诊断

目前颅内肿瘤诊断以影像检查为主。对密度较正常脑实质高的肿瘤，如伴钙化的脑膜瘤、伴自发性出血的肿瘤，或者肿瘤造成周围组织压迫现象，CT 平扫即可显示。诊断不能肯定，可以静脉注射含碘造影剂进行增强对照。对于颅内肿瘤，如果没有禁忌证（体内有金属装置、幽闭恐惧症等）建议首选核磁共振（magnetic resonance imaging，MRI），尤其是对颅底、脑干和小脑部位的病灶，检查效果远好于 CT。核磁共振波谱在胶质瘤的诊断中有特殊意义，病灶部位见到乙酰胆碱（Cho）峰增高，可以鉴别脑胶质瘤与颅内炎症、脑缺血。脑 PET 检查可以用于脑 CT、MRI 不能明确诊断时，但价格昂贵。此外，对怀疑脑膜癌者还需腰穿检查，但如果颅内压增高时，腰穿可诱发脑疝，应慎用。对垂体腺瘤者，还必须进行生化检查，包括泌乳素、生长激素、甲状腺功能等项目。

头痛在日常生活中极为常见，绝大多数的头痛是原发性头痛，潜在引起头痛的可治疗疾病可能性只有 2.4%，因此不需要谈头痛即考虑脑内肿瘤。当然，老年人突然新发的头痛，还是建议去正规医院神经科做必要的检查。

（黄延焱）

如何早期识别脑卒中

有些老年人会出现面部麻木、口齿不清、手脚无力等情况，中医称"中风"，现代医学称为"脑卒中"，是一类急性脑血管病变，是由于脑部血管突然破裂或者阻塞致使脑组织受压或供血不足而造成的脑细胞损伤，从而影响相应区域的脑功能。

一、脑卒中有哪些特点和危害

脑卒中具有发病率高、病死率高、致残率高的"三高"特点，在我国已成为老年人首位致死原因,也是造成成年人残疾的首要原因。脑卒中起病常常很突然,部分呈持续性进展和加重,因此能否早期识别脑卒中,能否及时治疗和处理与预后息息相关。

二、脑卒中有哪些类型

(一)缺血性卒中

占脑卒中总数的 $60\%\sim70\%$,老年人常见病因是脑动脉粥样硬化,斑块形成或脱落而阻塞脑血管。未接受抗凝治疗的房颤患者容易形成心房血栓,血栓随血流移动到脑部并栓塞脑血管,也是缺血性脑梗死的重要病因之一。在全身血液循环障碍的情况下,也可因低血容量及脑灌注不足而导致脑梗死。

(二)出血性卒中

最常见的出血性卒中是脑实质出血,老年人首要危险因素是高血压,其次是脑外伤。蛛网膜下腔出血则归因于脑动脉瘤破裂,患者往往有动脉瘤家族史。

三、脑卒中常见表现有哪些

(一)常见神经系统症状

(1)突发眩晕,此类症状以往未出现过或者程度较以往加重,可伴或不伴恶心和呕吐。

(2)出现既往少见的严重头痛和呕吐,呕吐频繁而剧烈,可呈喷射样,常常提示蛛网膜下腔出血。

(3)出现意识障碍或者肢体抽搐。

(4)出现黑蒙或单侧视力障碍(视力丧失,视野缺损或复视等)

(二)常见神经系统体征

(1)单侧肢体无力或麻木,轻者有肢体活动不灵活,僵硬感,持物不稳,走路拖步;重者有半侧肢体偏瘫,不能行走或持物。

(2)持续时间较长的一侧面部麻木或者单侧肢体麻木感。

(3)口角向一侧歪斜、流涎;不能做吹口哨动作或者鼓腮时漏气;伸舌歪向一侧;进食有呛咳、吞咽有困难。

（4）说话口齿含糊不清（说话大舌头），或语言表达有障碍，话语别人无法理解，或理解他人的语言有困难。

（5）双眼向一侧持续性凝视，瞳孔大小异常，形状不规则或双侧瞳孔不等大。

（6）颈部活动受限，严重者可有颈强直，往往提示蛛网膜下腔出血可能。

（三）其他系统症状

脑卒中前或脑卒中时可伴有其他相关疾病的症状，如血压波动、血糖升高，需要引起重视。心血管疾病和其他脏器出血或血栓等疾病的急性期容易伴有继发脑卒中，但症状可能被原有疾病所混淆或掩盖，往往容易被忽视，因此需进行密切观察并仔细判断。

（四）隐匿性脑卒中

脑卒中的临床症状与血管病变累及的部位与组织损害的程度有关。患者因为病变血管范围小，组织损害程度较轻，并未显著影响神经功能，临床上可能没有明显症状，只有在行头颅 CT 或 MRI 等影像学检查时才发现曾经发生过脑卒中，故命名为隐匿性脑卒中或无症状性脑卒中（图 2-1）。

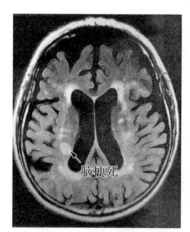

脑梗死

图 2-1　脑卒中影像学表现

三、哪些人群容易发生脑卒中

年龄是脑血管疾病的独立危险因素，其他相关危险因素包括高血压病、糖尿病、血脂异常、房颤、动脉瘤家族史及吸烟等。因此，那些长期伴有"三高"且控制不达标、伴有房颤且未接受抗凝治疗的老年人，更易发生脑卒中。高危人群如出现上述症状时，应警惕可能发生了脑卒中。

四、什么是短暂性脑缺血发作

短暂性脑缺血发作（transient ischemic attack，TIA）是指伴有局灶症状的短暂脑血液循环障碍，症状与脑卒中类似，可表现为短暂性失语、肢体功能障碍或感觉障碍，少数也可伴有意识障碍或精神症状，但症状和体征通常在 24 小时内消失，一般无后遗症状，故也俗称"小中风"。反复发作 TIA 提示缺血性脑卒中的发病风险增加，故应积极预防，早期干预，规范治疗。TIA 病因与脑梗死有重叠，预防措施及治疗原则也相似。

（卢晓喆）

老年人脑梗死的危险因素有哪些

急性脑血管病分为出血性脑血管病（包括高血压性脑出血、蛛网膜下腔出血）和缺血性脑血管病，缺血性脑血管病又分为一过性短暂性脑缺血发作（transient ischemic attacks，TIA）和脑梗死。脑梗死主要是由于供应脑部血液的动脉出现动脉粥样硬化和血栓形成，使管腔狭窄甚至闭塞，导致局灶性急性脑供血不足而发病；也有因异常物体（固体、液体、气体）沿血液循环进入脑动脉或供应脑血液循环的颈部动脉，造成血流阻断或血流量骤减而产生相应支配区域脑组织软化坏死者。前者称为动脉硬化性血栓形成性脑梗死，后者称为脑栓塞。脑梗死是脑血管病中最常见者，约占 75％，病死率平均 10％～15％，致残率极高，并发症多，且极易复发，复发性中风的病死率及致残率大幅度增加。

一、动脉硬化性脑血栓形成原因及危险因素

动脉硬化性脑血栓形成的常见病因和诱发因素是脑血管壁病变、心脏及血流动力学改变、血液成分改变及血液流变学异常、血管外因素及颅外栓子。而其危险因素包括年龄、家族史、TIA 或既往脑

卒中史、高脂血症、高血压或低血压、吸烟和酗酒、冠心病、肥胖、动脉粥样硬化、饮食因素、糖尿病或代谢综合征、高同型半胱氨酸血症及口服避孕药等。对于动脉硬化性脑血栓形成来说，高血压和糖尿病是最为重要的危险因素，其次才是冠心病、超重、高脂血症及喜吃肥腻食品。

二、动脉硬化性脑血栓及治疗

认识疾病的危险因素才能预防及治疗疾病，针对动脉硬化性脑血栓形成的危险因素去进行治疗。

（1）急性期

首先需要控制血压。如收缩压小于 180 mmHg 或舒张压小于 110 mmHg，不需降压治疗，以免加重脑缺血。如收缩压在 185～210 mmHg 或舒张压在 110～120 mmHg 之间，也不需要降压治疗，应严密观察血压变化。如收缩压大于 220 mmHg，舒张压大于 120 mmHg，应给予缓慢降压治疗，防止血压过高。脑卒中急性期血糖增高可能是原有糖尿病的表现或应激反应，当患者血糖超过 11.1 mmlo/L 时，给予胰岛素治疗，将血糖控制在 8.3 mmol/L 以下。急性期就开始他汀类药物治疗，控制血脂，保护动脉。

（2）慢性期

需要控制危险因素预防动脉硬化性脑血栓形成。首先需要控制血压，避免过高损伤动脉导致动脉粥样硬化及过低脑灌注不足。其次是控制血糖，老年人空腹 6～7 mmol/L，餐后 8～9 mmol/L，避免血糖过高损伤动脉造成动脉粥样硬化和血糖过低引起低血糖发生。

（3）其他措施

他汀类药物治疗高脂血症及动脉粥样硬化；高同型半胱氨酸血症的患者口服叶酸及维生素 B_{12}；饮食忌高脂肪、高热量食物，忌肥甘甜腻、生冷、过咸或辛辣刺激食物；戒烟酒等。

脑栓塞按栓子来源分为心源性脑栓塞、非心源性脑栓塞及来源不明脑栓塞三类。如是心源性脑栓塞，为防止心内形成新的血栓，杜绝栓子来源，同时防止脑血管内的栓子或母血栓继续增大，多采用积极的抗凝治疗。如是亚急性感染性心内膜炎、败血症及其他感染引起的脑栓塞，应积极抗感染治疗。如有气栓，采用高压氧治疗，减少气栓。脂肪栓采用扩容剂及血管扩张剂。血压控制在基础血压水平，不宜过低。

（吴晓琰）

为什么老年人患糖尿病后容易发生中风

2 型糖尿病是常见的老年慢性疾病之一，中国患糖尿病人数已接近 1.2 亿，是世界第一糖尿病大国。预计到 2030 年，全球糖尿病患病人数将达到 4.4 亿。糖尿病患者普遍伴发心脑血管疾病，并已成为威胁老年人群预期寿命和生活质量最严重的并发症。流行病学研究证明，脑卒中已成为我国成年糖尿病患者最主要的致死、致残原因。脑卒中又称中风或脑血管意外，是一种急性脑血管疾病，是由于脑部血管阻塞或血管突然破裂导致脑组织损伤的一组疾病，包括缺血性卒中和出血性卒中。糖尿病是导致缺血性脑卒中的重要危险因素之一，部分研究发现，糖尿病也是出血性脑卒中的可能危险因素之一。

一、中风的常见危险因素

脑卒中的常见危险因素包括年龄、肥胖、吸烟、高血压、糖尿病、动脉粥样硬化、冠心病、高血脂、心房颤动、短暂性脑缺血发作等，其中糖尿病可明显增加脑卒中的发病风险。

二、中风前可能的预兆

有些老年人在脑卒中发生前可能出现一些短暂的预兆，有助于警示我们预防中风的发生和发展，包括头晕、肢体麻木、短暂性吐字不清或讲话困难，短暂性偏侧肢体无力或活动不灵活，与平时性质不同的头痛,不明原因突然跌倒或晕倒,短暂意识丧失,肢体乏力,恶心、呕吐或血压明显波动,近期经常处于嗜睡状态,一侧肢体短暂性不自主抽动,突发视物不清等。

三、中风后的常见症状

中风的最常见症状为一侧面部、手臂或腿部突然感到麻木或无力,其他症状还包括突然发生口角歪斜、表达或理解困难、单眼或双眼视物不清以及行走困难或失衡等。少部分患者可能出现猝然昏倒甚至不省人事。

四、糖尿病患者容易中风的原因

高血糖以及胰岛素抵抗等容易导致脂肪分解和代谢障碍,引起血脂尤其是胆固醇和低密度脂蛋白升高并堆积于血管壁,加速糖尿病患者的动脉粥样硬化,导致粥样斑块形成和血管狭窄,这些粥样斑块破裂后形成的栓子可导致血管局部和远端发生闭塞,从而引起缺血性脑卒中等脑血管疾病。

五、糖尿病患者如何预防中风

针对脑卒中的各种危险因素,采取积极的预防措施,有助于减少脑卒中的发生。对已发病的患者应努力控制其危险因素,争取降低缺血性脑卒中的发病率、致残率、死亡率及复发率。糖尿病患者预防中风包括一级预防和二级预防。

(一)一级预防

一级预防主要针对从未脑卒中的患者,即通过科学指导养成健康的生活方式,控制各种危险因素,预防脑卒中的发生。对于糖尿病患者的一级预防,包括生活方式的改变(戒烟限酒、适当运动、合理饮食等),血压尽量控制在正常理想范围(130/85 mmHg 以下),监测并调控血脂。糖尿病患者血糖管理非常重要,对多数成人 HbA1c 控制目标是＜7％,而对于年龄＜65 岁,糖尿病病程较短,预期寿命较长(＞15 年),降糖治疗后无明显低血糖,以及超重肥胖患者无体重增加等其他治疗不良反应的患者,建议将 HbA1c 控制在 6.5％以下。

（二）二级预防

二级预防主要针对有过脑卒中的患者，目的是预防脑卒中复发。对于糖尿病患者，血糖管理仍然是预防再次脑卒中的重点，控制目标同一级预防。在控制血糖的同时，应常规使用抗血小板药物（包括阿司匹林、氯吡格雷等），同时要更加严格的监测血压和血脂。

六、糖尿病患者中风后如何处理

在临床治疗方面，糖尿病患者"中风"的治疗与非糖尿病患者原则上是基本相同的，但由于糖尿病性脑卒中具有一定的特殊性，特别是脑卒中急性期的处理过程中，存在诸多引起血糖升高的因素，如何把握好治疗中的矛盾、降糖药物的选用、感染及各种并发症的预防等都有别于一般脑血管病的处理，应引起注意。以下重点探讨缺血性脑卒中的治疗。

（一）溶栓治疗

对经过严格选择的发病 4.5 小时内的急性缺血性脑卒中患者应积极采用阿替普酶静脉溶栓治疗。发病 3～6 小时的急性缺血性脑卒中患者也可应用尿激酶静脉溶栓治疗，但选择患者应该更严格。

（二）降纤治疗

脑梗死早期（特别是 12 小时以内）可酌情选用降纤治疗。高纤维蛋白原血症患者更应积极降纤治疗。

（三）抗血小板聚集治疗

无禁忌证的不溶栓患者应在卒中后尽早（最好 48 小时内）开始使用阿司匹林或氯吡格雷等抗血小板聚集药物。溶栓的患者应在溶栓 24 小时后使用阿司匹林、氯吡格雷或阿司匹林与潘生丁缓释剂（双嘧达莫）的复合制剂等。

（五）扩血管及扩溶治疗

常用的扩张脑血管药物有尼莫地平、法舒地尔等。常用的扩溶剂有低分子右旋糖酐、706 代血浆（羟乙基淀粉 40 氯化钠注射液）、白蛋白、冻干血浆等。

（六）神经保护剂

目前常用的神经保护剂包括胞磷胆碱、依达拉奉、恩必普、钙通道阻滞剂等。

（七）康复治疗

康复对于脑血管病整体治疗的效果和重要性已被国际公认。据世界卫生组织的研究资料，脑卒中患者经康复后，第一年末约 60％可达到日常生活活动基本自理，20％需要一定帮助，15％需要较多帮助，仅 5％需要全部帮助；且 30％在工作年龄的患者，在病后 1 年末可恢复工作。要注重早期康复、持续康复、心理康复和家庭成员参与。

（周厚广）

老年人预防脑卒中饮食该注意什么

脑动脉粥样硬化是脑卒中最主要的病理基础，现代社会不健康生活方式、膳食结构不当、缺乏运动等导致了高血压、糖尿病、超重/肥胖、高脂血症等发病率增高，从而引起全身血管的损害，促使脑卒中的发生。因此，饮食管理对预防脑卒中具有重要意义。

一、老年高血压患者饮食的注意事项

（一）重盐饮食有何危害

高血压的控制是预防脑卒中的重要环节。高血压患者应采取低盐低脂饮食，因为食盐的主要成分是氯化钠，摄入过多盐可引起水钠聚积在体内而造成血压上升，长期摄入过多的钠，会引发脑卒中、冠心病等。由于老年人味觉功能有所减退，往往饮食口味较重，有意无意中会增加盐、脂肪的摄入量。

（二）高血压患者该如何健康饮食

（1）老年高血压患者应提倡清淡饮食，限制油、盐的摄入。少吃腌制、煎炸的食物,少吃甜食。

(2) 建议使用低钠的食盐,世界卫生组织推荐每日食盐总摄入量<6 g,可以使用限盐勺来控制盐的摄入量;减少酱油、味精等调味品的使用,可以通过葱、姜、蒜、洋葱等天然调味品提升菜的口感;减少高钠食品的摄入,比如薯片、方便面等,这些食物口感并不重但往往含钠量很高,可以在食用前先看看成分表。

(3) 增加钾摄入量,有利于水和钠的排出,有助于降低血压,从而降低脑卒中风险。推荐每人每日钾摄入量>4.7 g,膳食中钠与钾的合理比例应为1∶1。富含钾的蔬菜主要有菠菜、油菜、蘑菇、木耳、番茄、小白菜、海带、紫菜、山药、土豆、芹菜、大葱、莴笋等;水果中含钾多的有香蕉、橘子、苹果、菠萝、柚子。豆类食品含钾多的是黄豆、青豆、绿豆、蚕豆。此外,荞麦、玉米、红薯、牛奶、鸡肉、黄鱼也有一定钾的含量。

(4) 肾功能不全的老年人不建议高钾饮食,包括低钠盐(通常钾含量高),因为老年人肾脏储备能力减退,如已达到肾功能不全阶段,排钾能力会下降,更容易出现血钾升高而导致心律失常等不良反应。

二、预防脑卒中有哪些饮食策略

(1) 控制总能量摄入,合理运动,达到运动量与摄入量的平衡,控制合理体重。由于老年人活动相对减少,热能消耗少,不宜过多摄取荤食或经常饮食过量,每餐的进食量应比年轻时减少10%左右,少食多餐。避免高热卡食物的摄入,少吃糖类和甜食。

(2) 每日饮食种类应多样化,结构均衡,包含水果、蔬菜和低脂奶制品。常规推荐每日摄入新鲜蔬菜400～500 g、水果100 g。便秘可诱发脑卒中发病,有便秘的老年人可多吃富含纤维素的食物。

(3) 适量的脂肪对维持脑血管结构和功能必不可少,摄取的脂肪类型与总量同样重要。每日总脂肪摄入量应小于总热量的30%,饱和脂肪小于10%。推荐食用油每日摄入量20～25 g。减少动物脂肪的摄入、增加不饱和脂肪酸的摄入,大多数加工和油炸食品含多不

饱和脂肪酸 Ω-6,长期进食会促进炎症、加重脑细胞损伤;而 Ω-3 脂肪酸、二十二碳六烯酸等不饱和脂肪酸有保护脑神经元的作用,油性鱼类是最好的来源,如三文鱼,亚麻籽油、胡桃中也富含不饱和脂肪酸。

(4) 蛋白质对于维持老年人机体正常代谢,维持正常血管、脑组织功能有重要作用,因此须保证膳食中蛋白质摄入量。一般老年人,每公斤体重约需要 1 g 蛋白质,蛋白来源应以鱼虾、禽蛋、牛奶、豆类等优质蛋白为主。可以增加水产品蛋白质摄入量,因为鱼蛋白有降低血压的作用;豆类除了大豆蛋白能降低血压,还富含不饱和脂肪酸、钙、维生素 B_1、B_2、烟酸等;奶类除含丰富的优质蛋白和维生素外,含钙量较高。

(5) 不要过量饮酒,男性每日酒精的摄入量不应超过 24 g,女性每日酒精的摄入量不超过 12 g。葡萄酒对心脑血管是否具有保护作用尚无定论,不饮酒者不提倡以少量饮酒来预防脑卒中。

(6) 适量饮水对于降低血黏度,加速循环有一定作用,但老年人,尤其伴有高血压、心衰的人群并不适合过度饮水。

(卢晓喆)

如何预防脑卒中? 脑卒中后该如何管理血压

高血压会增加脑卒中的发病危险,已有大量研究数据表明,收缩压每升高 10 mmHg,脑卒中发病危险增加 49%;舒张压每升高 5 mmHg,脑卒中发病危险增加 46%。高血压与脑卒中的预后也密切相关。因此,控制血压对预防脑卒中的发病和复发尤为重要。

一、预防脑卒中血压应控制在什么范围

根据《中国脑血管病一级预防指南 2019》,针对预防初发或再发脑卒中,普通成年高血压患者血压需降至<140/90 mmHg;如果同

时伴有糖尿病或肾病,可依据医生对个体的危险等级评估及患者对血压的自身耐受性,进一步降低血压目标值,建议控制血压在130/80 mmHg 以下。65～79 岁老年人对血压控制的要求可适当放宽至收缩压<150 mmHg,但如无不适,应进一步降低至成人高血压控制标准(140/90 mmHg)。80 岁及以上老年人,建议血压降至<150/90 mmHg。需要注意的是,所有人群均不宜将血压控制过低,尤其是老年人,因为血压过低可导致脑供血不足,可出现头晕、易跌倒等,亦会导致脑卒中发生。

二、脑卒中急性期血压升高如何处理

(一)脑卒中急性期血压升高的原因有哪些

脑卒中急性期一般指卒中发病 24～48 小时内。据统计,约有70%的缺血性脑卒中患者在发病急性期会出现短暂性血压升高,原因除原有高血压外,与卒中相关的疼痛、恶心、呕吐、颅内压增高;卒中伴发的焦虑、睡眠障碍、尿潴留;卒中后应激状态、意识改变;环境、药物等因素都可能引起暂时性血压高于往常,一般在卒中后 24 小时内血压会自行下降至卒中前基本水平。

(二)脑卒中急性期是否需要进行降压治疗

(1)研究表明,卒中急性期血压过高或过低均对预后有负面影响,但国内外对于降压的时间点及控制目标尚存在争议,故应对个体以往血压情况,是否有高血压的相应症状表现,是否伴发合并症,以及采取的脑卒中治疗措施等因素进行系统评估,综合考虑。缺血性脑卒中和出血性卒中的血压管理也并不相同。

(2)根据《中国急性缺血性卒中诊疗指南 2014 版》,缺血性脑卒中后 24 小时内,血压升高的患者应谨慎处理。如准备进行溶栓治疗的患者,血压应该控制在 180/100 mmHg 以内。如有血压持续性升高,达到收缩压≥200 mmHg 或舒张压≥110 mmHg,或者同时伴有严重心功能不全、高血压脑病、主动脉夹层等情况,需谨慎降压并严密观察血压变化。避免使用血压急剧下降的药物,24 小时内降 15%

为宜。

（3）对于出血性卒中，综合各国指南，脑出血的目标血压为收缩压小于 140 mmHg；蛛网膜下腔出血者，在动脉瘤处理前，收缩压目标值应该在 160～180 mmHg。

三、脑卒中后如何进行血压管理

（1）以往无高血压，或者有高血压史但未曾接受降压治疗的缺血性脑卒中患者，发病数天后如果持续收缩压≥140 mmHg 或舒张压≥90 mmHg，应接受降压治疗。

（2）既往有高血压者接受降压治疗的缺血性卒中患者，如无特殊禁忌，如神经情况稳定，在发病 24 小时后可考虑恢复降压药物。

（3）由于脑内大动脉粥样硬化性狭窄（狭窄率 70％～99％）导致的缺血性脑卒中患者，理想血压值为收缩压降至 140 mmHg 以下，舒张压降至 90 mmHg 以下。

（4）由于严重心脏疾病等原因造成大脑供血不足所导致的脑卒中患者，是否要进行降压治疗时，应听从专科医师的指导，权衡个体对降压速度与幅度的耐受性，评估药物对基础疾病的影响，制定个性化方案及目标值。

（卢晓喆）

老年人也会发生脑动脉瘤破裂出血吗

颅内动脉瘤（intracranial aneurysms）是指脑动脉内腔的局限性异常扩大造成动脉壁的一种瘤状异常膨出。颅内动脉瘤破裂引起的蛛网膜下腔出血（subarachnoid hemorrhage，SAH）是神经科常见的急危重症，约占 SAH 的 75％～80％。首次 SAH 的病死率为 30％～40％；再次出血的病死率为 60％～70％。我国每年新增颅内动脉瘤患者约 20 万，发病率仅次于脑血栓和高血压脑出血。1927 年 Moniz

发明了脑血管造影,头颅 CTA、MRA、MRV 或脑血管造影(digital subtraction angiography,DSA)等新技术的应用促进了颅内动脉瘤的诊断和治疗。

一、颅内动脉瘤形成的病因

(1)先天性因素:脑动脉属于肌型动脉,无外弹力层,并且在分叉处特别是其夹角处,缺乏中膜,仅由内膜和内弹力层及外膜构成。另外脑底部的较大动脉都走行在蛛网膜下腔内,缺乏脑实质的支持。这种脑动脉先天性中膜缺陷,在动脉瘤的形成过程中起着内在决定作用。

(2)动脉硬化:高血压引起的动脉硬化是导致动脉瘤逐渐扩大的一个重要后天因素。

(3)感染。

(4)创伤。

二、动脉瘤大小

先天性动脉瘤的大小通常在 0.5~2 cm 之间。虽然大动脉瘤可见于任何年龄,但总体来说,年龄愈大,大动脉瘤发生率也愈高,50% 以上的巨大型动脉瘤患者发生在 45 岁以上人群中。老年人高血压高发,颅内动脉瘤并不少见。

三、动脉瘤破裂

动脉瘤的破裂与其大小有一定关系。动脉瘤破裂的临界大小为直径在 0.5~0.6 cm。直径超过 0.5 cm 的动脉瘤出血机会逐渐增大。多数人认为颅内动脉瘤破裂出血(如术中动脉瘤破裂)会如同水管破裂,出血大且多,患者常在几分钟之内陷入昏迷而迅速死亡,但这其实是非常少见的。大多数颅内动脉瘤的破裂只表现为瘤壁的渗血,动脉瘤本身保持完整。

动脉瘤的破裂往往是由于动脉血管壁的坏死、玻璃样变化、钙化及动脉瘤内的血流涡流等引起。血液的冲击使动脉瘤内膜出现小的破损,血液进入破损处渗入瘤壁的夹层形成瘤壁的分裂导致瘤壁渗血。

颅内动脉瘤破裂的诱发因素如下。

（1）高血压：增加动脉瘤瘤腔内的张力和瘤壁的负荷,加速瘤壁的动脉硬化,增加破裂的可能。

（2）其他：忧虑、紧张、激动、血压突然升高、大小便、用力、妊娠晚期分娩、体力劳动、性生活等。

四、动脉瘤破裂出血症状及表现

一半左右的颅内动脉瘤在破裂之前有某些先兆症状,即阵发性头痛、眼肌麻痹、复视、头昏、颈痛等。女性及青年人发生率高。

先兆症状可分为三类。①动脉瘤漏血症状：表现为全头痛、恶心、颈部僵硬疼痛、腰背酸痛、畏光乏力、嗜睡等。②血管性症状：表现为局部头痛、眼面痛、视力下降、视野缺损和眼球外肌麻痹等。最有定位意义的先兆症状为眼外肌麻痹。③缺血性症状：表现为运动障碍、感觉障碍幻视、平衡功能障碍、眩晕等。当出现上述先兆症状时应提高警惕,如行头颅 MRI 检查正常,还需加查头颅磁共振动脉成像 MRA 和磁共振静脉成像 MRV 以排除颅内动脉瘤。

大多数动脉瘤破裂没有先兆症状。$80\%\sim90\%$ 的患者是因为动脉瘤破裂引起蛛网膜下腔出血才被发现,所以临床自发性蛛网膜下腔出血最多见。出血症状轻重与动脉瘤出血的急缓及程度等有关。多数患者突然发病,通常以头痛和意识障碍为最常见和最突出的表现。头痛常从枕部或前额开始迅速遍及全头延及颈项、肩背和腰腿等部位。大多数患者在起病时或起病后出现不同程度的意识障碍。部分患者起病时仅诉说不同程度的头痛、眩晕、颈部僵硬,无其他症状,部分患者起病时无任何诉说,表现为突然昏倒、深昏迷、迅速出现呼吸衰竭,甚至几分钟或几十分钟内死亡;部分患者起病时先呼喊头痛,继之昏迷躁动、频繁呕吐、抽搐,可于几分钟或几十分钟后清醒,但仍有精神错乱、嗜睡等表现。颅内动脉瘤破裂出血后可出现血压升高,体温升高等一系列全身并发症,甚至伴发胃肠出血、血糖升高、电解质紊乱等。

颅内动脉瘤破裂出血后，出血处血凝块凝固以及血管痉挛收缩以达到止血目的。出血导致的颅内压增高以及脑血管痉挛虽然可作为一种对抗力量来制止动脉瘤破口处的出血，但也可因脑灌注压不足而导致脑缺血性损害。值得一提的是，动脉瘤出血停止后的1~2周时，动脉壁破裂口的纤维化尚不牢固，而血液中纤溶现象亢进，使破裂处纤维网脆弱血凝块液化，容易发生再出血。此外，当颅内压低于3.8 kPa时，新近出血的动脉瘤容易再次发生破裂出血。

五、动脉瘤出血的治疗

对于蛛网膜下腔出血患者，在内科治疗的同时，积极行相关检查，明确是否存在颅内动脉瘤，尽早行全脑数字减影血管造影(digital subtraction angiography，DSA)明确颅内血管情况，请神经外科医生会诊，按需实施开颅夹闭血管手术，或血管内介入栓塞治疗。当行DSA时应避开脑血管痉挛和再出血的高峰期，即颅内出血3天内或3周后进行为宜。

明确诊断后，治疗措施如下。

（一）微创手术治疗

对狭窄血管进行球囊扩张成形术，对远端血管进行血管扩张药物的灌注。尽可能在72小时内采用手术瘤颈夹闭或结扎，或行栓塞术用弹簧圈栓塞封闭动脉瘤，避免再出血。一旦发生脑疝，应实施急诊去骨瓣减压手术。脑室内出血，可考虑脑室内引流及血肿清除术。微创治疗已成为发展趋势，对于老年人来说，微创治疗大大增加了治疗的安全性和可能性。

（二）非手术治疗

控制血压是预防和减少动脉瘤再次出血的重要措施之一。高血压患者需将收缩压降低至其原有水平的30%~35%，同时注意观察患者病情，如有头晕、意识恶化等缺血症状应适当升高血压。蛛网膜下腔出血者,可能会出现颅内压增高及脑积水,应用甘露醇、脑室引流、维生素E及肾上腺皮质激素等降低颅内压,增加脑血流量,延缓血-脑脊液屏障损害并减轻脑水肿,还能增加手术中临时阻断脑动脉的时间。

六、动脉瘤预防

老年人应注意控制血压血脂以预防动脉粥样硬化,发生感染性疾病时积极抗感染治疗以预防感染对血管的损害。

（吴晓琰）

脑出血的危险因素有哪些

急性脑血管病分为出血性脑血管病（包括脑出血和蛛网膜下腔出血）和缺血性脑血管病（一过性短暂性脑缺血发作和脑梗死）。脑出血是指非外伤性脑实质内血管破裂引起的出血,占全部脑卒中的20％～30％,急性期病死率为30％～40％。发生的原因主要与脑血管的病变有关,即与高血压、高血脂、糖尿病、血管的老化、吸烟等密切相关。脑出血的患者往往由于情绪激动、用力突然发病,早期病死率很高,幸存者中多数留有不同程度的运动障碍、认知障碍、言语吞咽障碍等后遗症。死亡的主要原因为脑水肿、颅内压增高、脑疝形成及继发性肺部感染、尿路感染等。

一、脑出血的常见病因

高血压合并小动脉硬化,其他包括微动脉瘤或者微血管瘤、脑血管畸形、脑膜动静脉畸形、淀粉样脑血管病、囊性血管瘤、颅内静脉血栓形成、特异性动脉炎、真菌性动脉炎,烟雾病和动脉解剖变异、血管炎、卒中等。此外,血液因素有抗凝药物（包括华法林及新型抗凝药物）、抗血小板或溶栓治疗、嗜血杆菌感染、白血病,血栓性血小板减少症,以及颅内肿瘤、酒精中毒及交感神经兴奋药物等。

二、脑淀粉样血管病

脑淀粉样血管病是淀粉样物质沉积在脑内血管导致症状性脑血管功能障碍的疾病。临床特征以痴呆、精神症状、反复和（或）多发性脑叶出血为主要表现。已成为老年人原发性、非外伤性、非高血压性脑出血的常见原因之一，发病率随年龄增长而上升。60～69岁人群中，占4.7%～9%，高于90岁人群，升高至43%～58%。男女性别在发病中无明显差别。抗凝剂（如华法林）及溶栓药（如阿替普酶：Alteplase，rt-PA）使用是危险因素。多为多发性脑出血。可为点状、粟粒状、片状或纺锤状出血，有时出血灶可互相融合。出血易流入邻近的蛛网膜下腔引起继发蛛网膜下腔出血表现，在数月或数年之后有再出血倾向，甚至不同部位同时发生血肿。

三、脑出血的诱发因素

用力过猛、气候变化、不良嗜好（吸烟、酗酒、食盐过多，体重超重）、血压波动、情绪激动、过度劳累等。

四、脑出血的预防和治疗

高血压使脑微动脉瘤发生破裂出血，或脑小动脉痉挛引起远端脑组织缺氧坏死，从而引起脑出血水肿。高血压是脑出血最重要的危险因素，随着近年来多种新型长效强效降压药物的研发，积极控制血压，避免血压过高及波动损伤动脉导致动脉粥样硬化及血管的破裂出血，大脑作为目标器官得到保护，高血压性脑出血发病率和病死率已经大大降低。

控制血糖，老年人空腹6～7 mmol/L，餐后8～9 mmol/L，使糖尿病患者动脉粥样硬化延缓，可以降低脑出血的发病率。

他汀类药物治疗高脂血症及动脉粥样硬化，均可降低脑出血发病率。

值得注意的是，由于抗凝药物引起的脑出血有所增加，特别是脑淀粉样血管病。因此需要积极随访相关实验室检查，避免食物及其他药物与抗凝药物的相互作用。新型抗凝药对于高龄老人使用有风险,需慎重。

避免用力过猛、情绪激动。气候变化要注意应对,注意保暖,特别是头部的保暖。夏天往往空调都开得比较低,夏季保暖也很重要。避免过度劳累,适当运动,特别是在血压得到控制后才能充分运动。减轻体重,饮食忌高脂肪、高热量,忌肥甘厚味、生冷、过咸或辛辣刺激食物,戒烟酒。

(吴晓琰)

中风后情绪低落需要治疗吗

脑卒中又称脑血管意外,俗称中风,是一组急性脑血管疾病,以局部神经功能缺失为特征,包括缺血性卒中和出血性卒中两大类。中国是脑卒中大国,现有卒中患者 7 000 余万,每年新发卒中 200 余万人,其中 70%～80% 的脑卒中患者因为残疾不能独立生活,每年卒中死亡人数达 165 万人。世界卫生组织一项包括全球 192 个国家疾病负担的项目研究结果发现,中国卒中病死率占全民总病死率的 19.9%。中风后存活患者尤其是老年患者,很容易伴发情绪低落,不仅影响其功能恢复和生活质量,而且还增加了脑卒中的复发风险。因此,关注中风后的情绪障碍问题对于脑卒中的防治至关重要。

一、什么是中风后情绪低落

中风后情绪低落是卒中后抑郁(post-stroke depression,PSD)的典型表现,它是抑郁的一种特殊类型。情绪低落发生于卒中后,表现为一系列抑郁症状(以情绪低落、兴趣缺失为主要特征的情感障碍综合征)和相应躯体症状的综合征。

PSD 在卒中后 5 年的综合发生率高达 31%,影响卒中后患者神经功能的恢复和回归社会的能力。PSD 与卒中不良预后密切相关,卒中后抑郁影响了卒中患者的神经功能恢复,使这部分患者的致残率、病死率、复发率居高不下,甚至导致认知损害以及精神行为异常,严重影响患者的生活质量和预期寿命。

二、PSD 的临床表现

PSD 的临床表现较为复杂,有的患者不愿意主动叙述甚至可能刻意掩饰自己情绪的不良体验,多以失眠、头晕、乏力、消化道症状、遗忘等躯体症状为主诉。有些患者表现为依从性差、不配合治疗,导致卒中症状加重或经久不愈。由于卒中后患者常伴随一定的认知功能损害,可表现为执行功能减退、记忆力下降、注意力不集中等。卒中后抑郁多为轻中度抑郁,常伴发焦虑或躯体化症状。

（一）PSD 核心症状

（1）大部分时间内总是感到不开心、闷闷不乐,甚至痛苦。

（2）兴趣及愉快感减退或丧失,对平时爱好、感兴趣的活动或事情不能像以往一样感兴趣。

（3）易疲劳或精力减退,每天大部分时间都感到生活枯燥无意义,感到度日如年。

（4）经常想到活在世上没有什么意义,甚至生不如死。

（5）严重者有自杀倾向。

（二）PSD 非核心症状

（1）生理症状:体重减轻,入睡困难,眠浅多梦,易惊醒和早醒,不明原因疼痛,食欲减退,性欲减退等。

（2）心理症状:紧张不安,焦虑烦躁,自我评价降低,自责自罪,无价值感等。

（3）其他症状:反应迟钝,犹豫不决,注意力下降,记忆力减退,甚至自杀和自伤等。

关于 PSD 和卒中病灶部位的相关性,多数研究认为,人类左侧大脑半球与抑郁症状的发生明显相关,并提出左侧额叶和左侧基底节区的损伤是诱发 PSD 的关键功能区域,病灶距离额极越近,抑郁发病率越高,症状也越严重。卒中后脑损害的病灶大小和数量与PSD的发生率和严重程度密切相关。

三、PSD 的诊断

由于目前国内卒中人群数量非常庞大,故对卒中患者推荐使用一些简便易行的问卷以筛选可能的抑郁患者。若"90秒四问题提问法"的回答均为阳性,或 PHQ‐9 量表的前两项回答为阳性,则需要使用抑郁症状评估量表进一步评估抑郁严重程度。

四、PSD 的治疗原则

PSD 的治疗应综合运用心理治疗、药物治疗和康复训练等多种治疗手段,以达到最佳的治疗效果。如出现以下情况之一,建议请精神科医师会诊或转诊精神科治疗:重度 PSD;伴有自杀想法和(或)自杀行为;治疗效果不明显如复发性抑郁、难治性抑郁或抑郁症状迁延难治等;伴有明显精神病性症状。

所有老年脑卒中患者都应获得个性化的心理支持和健康教育。药物治疗以缓解症状、提高生活质量、预防复发为目标,在个性化治疗基础上,综合考虑其他相关风险因素(如癫痫、跌倒和谵妄等)和药物不良反应来选择抗抑郁药物。治疗过程中,应监控和评估药物治疗的依从性、临床疗效、不良反应、症状变化等。治疗剂量也要个性化,初始剂量为最小推荐剂量的 1/4～1/2,缓慢增加。治疗需要足量足疗程,在抑郁症状完全缓解后至少应维持治疗 4～6 个月以上,以预防复发。常用药物包括选择性 5‐羟色胺再摄取抑制剂(SSRIs,如舍曲林、艾司西酞普兰、西酞普兰、氟西汀、氟伏沙明、帕罗西汀等),5‐羟色胺去甲肾上腺素再摄取抑制剂(SNRIs,如文拉法辛、度洛西汀等),去甲肾上腺素及特异性 5‐HT 能抗抑郁剂(NaSSA,如米氮平)。

(施小梅)

老年人突然口角歪斜是什么原因

在老年人群中,有很多疾病可导致口角歪斜,临床上最多见的是面瘫导致的口角歪斜,面瘫在任何季节均可发病,夏秋季比冬春季发病率略高。

一、老年人面瘫分类

(一)中枢性面瘫

中枢性面瘫病变位于面神经核以上至大脑皮层之间的皮质延髓束,通常由脑血管病、颅内肿瘤、脑外伤等引起。

1. 脑血管疾病

包括脑动脉粥样硬化、脑血管狭窄或闭塞、血栓形成、脑动脉瘤、脑血管畸形等,可引起脑组织的缺血或出血性损伤。

2. 颅内占位性病变

通常是指颅内占据一定空间位置的一组疾病的总称,包括颅内肿瘤、血肿、囊肿和脓肿等,可引起颅内压增高和临床局灶性神经功能损害。

(二)周围性面瘫

周围性面瘫又称面神经麻痹,主要因面神经核或面神经损伤导致,其常见病因如下。

1. 感染性病变

颅底脑膜炎、腮腺炎等。

2. 耳源性疾病

中耳炎、乳突炎等。

3. 自身免疫性疾病

格林巴利综合征、颅底血管炎等。

4. 肿瘤

鼻咽癌、桥脑小脑角肿瘤、听神经瘤等颅底肿瘤。

5. 神经源性疾病

面神经炎、Hunt 综合征等。

6. 其他病因

创伤、中毒和面神经营养不良等。

二、老年人面瘫诊断与鉴别

（一）中枢性面瘫

中枢性面瘫主要是颜面部眼裂以下肌肉出现瘫痪，患侧鼻唇沟变浅，口角下垂，口角歪向健侧。中枢性面瘫的颜面不对称常不明显，常伴有面瘫同侧肢体瘫痪，腱反射异常，Babinski 征阳性等体征。而双眼及以上肌肉并不出现瘫痪，因此闭眼、皱眉均正常，额纹、眉毛高度与睑裂大小均对称。除此之外，还常伴有原发疾病的一些特征。

1. 脑血管疾病

包括脑出血和脑缺血。典型脑出血患者的临床表现包括突发单侧肢体乏力或瘫痪、单侧麻木、口角歪斜、言语不清、头晕头痛、恶心呕吐、意识不清、二便失禁等症状。脑梗死常于安静休息或睡眠时发病，患者常有单侧或双侧肢体无力或麻木等症状，伴有言语不清、口角歪斜、眩晕耳鸣甚至神志不清等。

短暂性脑缺血发作是脑血管一过性缺血导致，患者出现一过性偏瘫、单瘫、感觉缺失、失语等症状，24 小时内症状和体征可完全消失，但可反复发作。

2. 颅内占位性疾病

包括颅内肿瘤、脓肿以及寄生虫等，除了可以导致偏瘫、麻木和口角歪斜外，还可伴有颅内高压（头痛、呕吐、视神经盘水肿等）及癫痫发作，严重者可导致脑疝，甚至危及生命。

（二）周围性面瘫

多表现为病侧面部表情肌瘫痪，如前额皱纹变浅或消失、眼裂扩大、鼻唇沟平坦、口角下垂等。病侧不能做皱额、蹙眉、闭目、鼓气等动作。鼓腮和吹口哨时，因患侧口唇不能闭紧而漏气。进食时，食物残渣常滞留于病侧的齿颊间隙内,常伴有病侧口角流口水。

三、老年人面瘫后如何处理

(一)中枢性面瘫

1. 脑血管病

脑出血治疗原则为安静卧床,脱水降颅压,调整血压,防止继续出血,加强护理,维持生命体征,防治并发症,以挽救生命,降低死亡率和残疾率,减少复发。保证水、电解质平衡和营养摄入,防止水电解质紊乱,控制血糖。脑出血后脑水肿可使颅内压增高,导致脑疝形成,是影响脑出血死亡率及功能恢复的主要因素。积极控制脑水肿、降低颅内压是脑出血急性期治疗的重要环节。

脑梗死治疗原则是争取血管再通,溶栓治疗是脑梗死急性期最有效的治疗方法,能够促进闭塞脑动脉的再通,改善梗死区血供,减少脑组织不可逆性损伤。同时,静脉溶栓后血管再通能够较好改善患者症状,临床疗效较为显著。对脑梗死急性期患者给予阿司匹林、氯吡格雷等抗血小板聚集药物能够降低卒中复发率,改善患者预后。同时对脑梗死急性期患者行脑保护治疗可改善患者的脑部功能。短暂性脑缺血发作的治疗原则是综合治疗和个体化治疗:①积极防治危险因素;②抗血小板聚集;③改善脑微循环;④适当扩血管治疗。

2. 颅内占位性疾病

主要针对原发疾病进行对因治疗,如颅内肿瘤以手术治疗为主、放射治疗为辅。颅内感染性疾病,在脑脓肿尚未完全局限以前,应进行积极的抗感染和控制脑水肿治疗,脓肿形成后,手术是可选择的有效治疗方法。

(二)周围性面瘫

对于周围性面瘫,只要及时治疗,多数在1～2个月内可基本恢复。但由于面神经麻痹影响进食和语言,尤其因不能闭眼,使角膜长期暴露、失去水分而变得干燥,进而发生炎症、溃烂甚至影响视力,所以需要积极治疗。

1. 糖皮质激素治疗

急性期建议给予糖皮质激素治疗，如泼尼松、地塞米松和甲泼尼龙等。

2. 营养神经治疗

可肌注维生素 B_{12} 或甲钴胺等营养神经药物，或口服维生素 B_1、维生素 B_6 及地巴唑等。

3. 改善肌张力治疗

如巴氯芬、乙哌立松等可调整面肌局部肌张力，有助于改善面神经局部微循环。

4. 防止暴露性结膜炎

用干净纱布罩住患侧眼睛，防止灰尘进入，也可局部外涂眼药膏或眼药水，保护角膜，减少患暴露性结膜炎或角膜炎可能。

5. 理疗及针灸治疗

急性期可用热毛巾反复热敷患侧面部。起病 2 周后可开始针灸治疗，对多数患者有一定疗效。

6. 功能训练

尽早用手掌做面部按摩，方向是从口角向耳朵方位进行，同时可照镜子进行皱眉、举额、露齿、鼓腮、吹口哨等动作。

7. 手术治疗

严重的周围性面瘫，发病 2 年后仍未恢复者，可考虑做面神经吻合术。

（周厚广）

为什么早期帕金森病患者易出现便秘和精神障碍

帕金森病（parkinson's disease，PD）又称震颤麻痹，是中老年人最常见的仅次于阿尔兹海默病的全球第二大中枢神经系统退行性疾病。患病率约为 100～300/10 万人,我国≥65 岁的老年人中患病率约为 1.7%。部分早期 PD 患者并没有典型的手脚抖动或活动迟缓,而是出现便秘现象,甚至伴有抑郁、焦虑和幻觉等精神障碍,很容易被误诊和漏诊,需要引起老年人群和临床医生的重视。

一、帕金森病的主要临床表现

本病起病缓慢,病情逐渐发展。临床表现主要分为运动症状和非运动症状两大类。

(一)运动症状

包括运动迟缓、肌强直、静止性震颤和姿势步态障碍。典型病理改变是黑质多巴胺能神经元丢失,以黑质致密部和纹状体为甚。显著的病理改变常常发生于运动症状之前,由于纹状体神经元中多巴胺含量明显减少,70%～80%患者临床上会出现上述运动症状为主的特征性表现。

(二)非运动症状及特点

部分早期帕金森病患者可能仅有非运动性症状,包括睡眠行为障碍、直立性低血压、嗅觉减退、便秘、抑郁、焦虑、淡漠、幻觉、妄想等精神障碍。

(1)快速眼动期睡眠行为障碍与神经源性直立性低血压一样,日后病情发展出现 PD 运动症状的风险明显增加。

(2)直立性低血压可在运动或认知功能出现障碍前数年至数十年就开始出现,但是直到诊断时才被重视和发现。

(3)嗅觉减退可出现在约 90% 的老年 PD 患者中,通常双侧嗅觉均会出现减退。而便秘作为 PD 患者的常见症状,往往反复发生,且迁延难愈,治疗较棘手。

(4)神经精神症状往往出现较早,并且症状常常随后续运动症状的加重而波动。多达 60% 的 PD 患者伴有焦虑,女性更为常见,焦虑的同时会伴有抑郁症状。抑郁症在 PD 患者中程度通常相对较轻,患者更多地表现为淡漠和快感缺乏。抑郁症与 PD 的病程、运动症状的严重程度、运动并发症的发生以及多巴胺能药物的用量等有关。认知功能下降、痴呆、精神症状、焦虑、睡眠障碍和自主神经症状均与 PD 患者抑郁风险的增加有关。抑郁症在帕金森病中是一个复杂的症状，可能是 PD 病理变化的结果，也可能是 PD 相关精神障碍的一种反应，抑或是一个独立的疾病，甚至可能是三种情况的结合。

可能在不知不觉中，PD 的非运动症状已经先于运动症状出现了。在不同的患者中，非运动症状的发生顺序、发生时间、发展过程和持续时间也是不同的。并且随着 PD 病情的进展，非运动症状同样持续进展，后期常伴随认知功能和自主神经功能的损害。研究发现，PD 患者出现运动症状时，50%～60%多巴胺能神经元已丢失。在诊断过程中，患者可能并未注意到非运动症状和轻微的运动症状，有些会误以为是精神压力过大所致，因而这些早期症状的出现常常并未引起足够的重视。

Hoehn & Yahr 分期是从临床症状的角度对 PD 病程进行分期，此时 PD 患者临床上已出现震颤、肌强直或运动迟缓等运动症状。根据临床症状严重程度的不同，可将 PD 的病程分为早期和中晚期（Ⅰ～Ⅴ，共 5 期）。而更为重要的 Braak 分期可从病理角度对 PD 病程进行分期，将临床前驱症状，如轻度认知功能障碍、嗅觉减退、睡眠障碍等也纳入分期范围，覆盖范围更为全面，共分 6 期。1、2 期时嗅球、舌咽、背核、蓝斑、中缝核及延髓受累，出现嗅觉减退，胃肠蠕动减弱，这也是帕金森病患者在最早期就出现便秘、睡眠障碍及抑郁的内在原因。3、4 期时黑质有明显受累，可出现静止性震颤、强直、少动、姿势和平衡障碍等典型锥体外系症状。5、6 期新皮质广泛受累时，常伴有认知功能下降、精神行为异常等症状。

二、早期诊断和治疗

当临床老年患者出现便秘和抑郁时，需要详细询问病史，有无嗅觉障碍、睡眠障碍及运动障碍，认真进行体格检查，力争早期诊断帕金森病，并进行规范药物治疗。随着帕金森病病情的进展，便秘及抑郁往往会逐渐加重,且抗胆碱能药物等抗帕金森药物的使用同样会使胃肠道蠕动功能降低而加重便秘。因而,全面评估并权衡患者的运动症状和非运动症状尤为重要。针对便秘可使用相应药物对症治疗,近年来使用肠道益生菌改善便秘、有益于减缓帕金森病的研究日益增多,亦可早期试用肠道益生菌来治疗老年帕金森病患者的便秘症状。当帕金森病患者出现抑郁时,建议加用多巴胺受体激动剂,并使用抗抑郁药物如选择性 5 - 羟色胺再摄取抑制剂如舍曲林等。另外,饮食调整和营养补充也可以改善便秘、抑郁、失眠、肌张力障碍等症状,并有助于预防和延缓认知功能障碍。

(施小梅)

老年人经常手抖就是帕金森病吗

手抖在老年人群中发病率很高,是一种长期困扰老年人的常见症状,显著影响老年人的生活质量及身心健康。一般认为帕金森病的典型症状是手抖,当老年人出现手抖症状后,经常会被认为是帕金森病。那么,老年人出现手抖一定就是帕金森病吗?

一、哪些原因可引起手抖

(一)帕金森病

帕金森病在我国老年人群中比较常见,65 岁以上老年人群的患病率约为 1%。帕金森病的主要表现为静止性震颤、肌强直、运动迟缓和姿势平衡障碍等运动症状,以及嗅觉减退、快动眼期睡眠行为异常、便秘和抑郁等非运动症状。

(二)特发性震颤

特发性震颤是老年人震颤常见的原因之一,通常易与其他运动障碍性疾病(如帕金森病)相混淆。特发性震颤患者的震颤多累及头、手、前臂和腿部,在进行书写、倒水和进食等日常活动时会加重。

震颤常导致一定程度的功能障碍,进而影响患者的生活质量。特发性震颤目前尚不能完全根治。一般情况下,震颤会在少量饮酒后有所减轻。临床中一般可在医生指导下酌情使用β受体阻滞剂如阿尔玛尔等进行对症治疗,但需要关注患者的心率和血压变化。

(三)药源性震颤

药源性震颤是指药物直接或间接作用于锥体外系通路中的神经递质,扰乱脑内多巴胺能与胆碱能神经递质的平衡,造成机体运动的不协调,表现为肌肉颤动、不自主舞蹈样动作等锥体外系症状。相关药物包括吩噻嗪类药物(氯丙嗪等)、丁酰苯类药物(氟哌啶醇、氟哌利多等)以及其他药物(利血平、锂盐等)。

(四)低血糖

低血糖是老年糖尿病患者常见的并发症之一。低血糖会导致糖尿病患者的中枢神经系统与交感神经系统功能出现异常,临床症状多样化,可出现多汗、乏力、心慌、手抖、饥饿感等症状。

(五)甲状腺功能亢进

甲亢患者也会伴有手抖的现象,同时伴消瘦、多饮、多食、多尿、乏力、怕热、心慌等症状。

(六)心因性震颤

大多数心因性震颤患者是突然发病,且具有明确诱发因素,例如紧张、焦虑、受惊吓、恐惧等情绪波动或精神刺激。一般主要累及主侧手,通常影响腕、肘、肩,部分累及手指。其症状多变,震颤的方向、幅度和频率可随时发生变化。当注意或讨论患肢时,震颤增强;当注意力从患肢移开时,震颤明显改善甚至消失。

(七)小脑病变

小脑病变患者可出现意向性震颤,同时还会伴有一些共济失调的特殊表现,如眼球震颤、言语改变以及站立和步态不稳等。

(八)酒精戒断症状

长期饮酒者处于戒酒期间,也会出现肢体抖动或全身性震颤等戒断症状,同时可伴有注意力不集中、精神异常、幻觉等表现。

此外,还有很多原因可引起手抖,例如疲劳引起的疲劳性震颤、电解质紊乱引起的肌肉震颤以及运动神经元病变引起的肌肉震颤等。作为老年人,如果经常出现手抖症状,且逐渐加重,应该及时就医,正确地鉴别诊断。

二、老年人出现手抖应该如何处理

老年人日常生活中如果出现手抖的情况,首先要分清手抖的原因。一时的生理性手抖可通过放松心情、休息、转移注意力或暂停精细工作等进行缓解;如果是长期的、较严重的病理性手抖,则需到医院做进一步相关检查,以明确病因,对症治疗。

(一)帕金森病

此病会随着时间推移而渐进性加重,有证据显示,疾病早期病程进展的速度往往比后期快,因此一旦早期诊断,就应及早开始神经保护性治疗。美多芭(多巴丝肼片)、泰舒达(吡贝地尔缓释片)等药物能有效缓解患者的手抖、动作迟缓等运动症状。

(二)特发性震颤

轻度震颤无须治疗,影响日常生活和工作的中度到重度震颤,需要药物治疗。其首选的药物包括阿罗洛尔、普萘洛尔、扑米酮等,另外少量的饮酒也可部分缓解震颤症状。

(三)其他情况

对于其他导致震颤的原因如低血糖、药源性震颤、甲状腺功能亢进、疲劳性震颤、电解质紊乱引起的肌肉震颤等,应当在明确原因后及时给予相应的对因治疗和对症治疗。应该遵循个性化原则,根据不同的临床表现及症状,制定合适的治疗方案,延缓病情进展,提高生活质量,同时尽可能减少容易引发震颤药物的临床应用及其不良反应。

三、老年人经常手抖的预后如何

老年人经常出现手抖要及时就医,明确诊断后在医生指导下进行针对性治疗，即使是帕金森病，及时诊断和规范治疗绝大多数都能够改善症状并延缓病情的发展。特发性震颤等其他常见手抖原因，通过去除病因和对症治疗，均可显著改善临床症状，提高生活质量。此外，加强肢体功能锻炼也是必不可少的，积极恰当的运动既可以改善肢体功能，又能调节心情，帮助睡眠，有助于改善手抖症状。

（周厚广）

如何正确服用治疗帕金森病的药物

帕金森病（PD）药物治疗主要目的是改善临床症状。根据"缺什么补什么，什么过多则抑制"的原则，PD患者大脑中缺乏多巴胺，但乙酰胆碱的作用增加，恢复和调整多巴胺和乙酰胆碱的平衡，是治疗PD的原则。药物是把双刃剑，有治疗作用，肯定也会有不良反应，不良反应的出现因人而异。

一、治疗帕金森常用药物

（一）抗胆碱能药物

苯海索、东莨菪碱、开马君（丙环定）等。目的是减少PD患者大脑内过多的乙酰胆碱。

（二）金刚烷胺

促进神经末梢释放多巴胺并阻止其再摄取。

（三）多巴胺替代剂

目前常用的多巴胺替代剂是左旋多巴与外周多巴脱羧酶抑制剂组成的复方多巴制剂，如美多芭（左旋多巴＋苄丝肼）、息宁（左旋多巴＋卡比多巴）。虽然PD是脑内多巴胺缺乏，但多巴胺本身不容易透过血脑屏障，可服用可透过血脑屏障的左旋多巴在脑内转变成多巴胺而发挥作用。单纯左旋多巴制剂由于口服吸收后多数作用于胃肠道及周围血管，会导致恶心、呕吐、便秘、体位性低血压等不良反应已不再应用。复方多巴制剂通过加入脱羧酶抑制剂来抑制左旋多巴在外周转变为多巴胺，让更多的多巴进入脑内脱羧为多巴胺。有些医生在开具复方多巴制剂时会加用维生素 B_6，目的是使脑内左旋多巴的脱羧作用更快更完全。单独使用左旋多巴制剂时禁用维生素 B_6，因为维生素 B_6 可促进左旋多巴在中枢外的代谢，降低疗效，增加不良反应。

（四）多巴胺受体激动剂

PD 患者的大脑和运动相关部位除了缺乏多巴胺外，其脑细胞膜上的多巴胺受体功能也受到影响，因此加用多巴胺受体激动剂也是必需的。目前在国内市场上常用的多巴胺受体激动药有吡贝地尔（diribedil）、普拉克索（pramipexole）及缓释片，罗替高汀和罗匹尼罗（ropinirole）。早几年使用的培高利特（pergolide）因为长期使用可导致心脏瓣膜病变和脏器纤维化而退出市场。

（五）单胺氧化酶抑制剂

具有加强中枢左旋多巴的作用。目前市面上主要有司来吉兰（selegiline）和雷沙吉兰（rasagiline）。

（六）儿茶酚－O－甲基转移酶（COMT）抑制剂

国内市场为恩他卡朋（entacapone），主要是阻滞外周多巴胺降解，需与复合左旋多巴制剂合用，单独使用无效。

（七）达灵复（stalevo）

左旋多巴-卡比多巴-恩他卡朋复合剂，可改善帕金森病患者的症状波动。

二、治疗帕金森病药物的服用方法及注意事项

（一）苯海索

早中晚各 0.5～1 粒，餐后服用。服用本品时一部分老年人会有口干、便秘加重、视力模糊现象，有些甚至会有记忆力下降、前说后忘、幻觉等，这些症状的出现和药物在体内的作用机制有关。出现上述现象就需要减少药物剂量或者停用。青光眼患者禁止服用。

（二）金刚烷胺

每次 100 mg，一日两次。建议与左旋多巴复合制剂合用，出现幻觉者减少剂量或者停用，癫痫患者禁止使用。

（三）美多芭/息宁

服用这类多巴胺替代剂应从小剂量开始，逐步增加。服用美多芭的第一周是每日一次，每次半片，年龄较大且伴多种躯体疾病者，可以从四分之一片开始（药片有十字划痕，可以一分四），以后每周增加四分之一或者半片，至自己最合适的剂量，每日的美多芭总剂量最多 4 片。帕金森病患者在动作僵硬期间或者晨起肢体僵硬时可以将四分之一的美多芭嚼碎或者粉碎后溶解在水中服下或舌下含服，但应保证每天的服用剂量不超过 4 片。另一左旋巴胺复合制剂——息宁，国内为控释剂型，主要作用是稳定血液中左旋多巴的药物浓度，减少由于两顿药物之间血药浓度下降导致动作僵硬、肢体不动的"关"现象以及口服药物之后血药浓度快速上升导致剂量过高，引起肢体活动过多的现象。息宁最初剂量是半片一次，同美多芭服法一样，逐步增加至一片一次。由于息宁是控释片，需要整片或者半片吞服的，不能嚼碎。

左旋多巴制剂受饮食的影响很大，含蛋白及脂肪高的饮食会减少左旋多巴进入大脑。在服用这类药物时，建议患者餐前半小时用温开水服用，不能用牛奶、豆浆之类的高蛋白饮料服用。如果患者饥饿或空腹服药胃肠不舒服，可以吃几片苏打饼干。

（四）普拉克索（森福罗）

起始剂量为每次 0.125 mg，一日一次，饭后服用。每 5～7 天增加一次剂量。如果患者可以耐受，应该以周为单位，每周加量一次，日剂量每天增加 0.25 mg，直至每日最大剂量为 1.5 mg。其缓释制剂为森福罗 ER，目前国内每粒 0.75 mg，每日一粒。对于既往森福罗每日服用剂量为每次 0.5 mg，每日三次者，建议改为森福罗 ER 时每次 0.75 mg，一日两次。

（五）吡贝地尔缓释片

一般初始剂量每日 50 mg，治疗剂量每日 150～250 mg。

（六）罗匹尼罗透皮剂

可以皮肤吸收，起始剂量 2 mg，每 3～5 日增加 2 mg，最大剂量 12 mg。贴剂每日更换，避开面部、黏膜、手足及有毛发皮肤部位。

有些地区因为价格原因还会使用溴隐亭，一般初始剂量为 0.625 mg，清晨 1 次，每 3～5 日增加 0.625 mg，分次服，通常治疗剂量为每天 7.5～15 mg，最大剂量不超过每日 25 mg。

多巴胺受体激动剂不存在与食物蛋白质竞争、不依赖体内多巴胺浓度的特点，可以餐后服用。同时，多巴胺受体激动剂也有抗抑郁作用。最常见的不良反应是胃肠道反应和嗜睡，也是患者不能顺利加量或被迫换药的最常见原因。对于胃肠道反应，通常建议患者在餐后服药，或与餐同服。对于嗜睡，需要注意在开始服药时和加量过程中尽量避免驾驶、高空作业等有风险的活动。对于老年人和白天睡眠过多症状的患者，使用和加量尤其要慎重。此外，体位性低血压和冲动控制障碍也是需要注意的。后者表现包括冲动性购物、性冲动增加、病理性赌博、暴饮暴食等行为反常的现象。

三、治疗帕金森病药物之间的换算

总的原则是参考各种药物之间换算的等效剂量，计算公式为 100 mg 左旋多巴＝1 mg 普拉克索＝100 mg 吡贝地尔＝5 mg 罗匹尼罗。至于换用的方法，既可以全部等量替换，也可以加减同时进行。取决于患者的要求和耐受程度，没有一定的规则。

（黄延焱）

什么是"大脑起搏器"

大脑起搏器专业名称为脑深部电刺激疗法（deep brain

stimulation，DBS），通过神经微创手术将脉冲发生器、电极和延长导线等微电子部件植入脑内，通过一系列电刺激过程，达到改善相应疾病临床症状的效果。DBS 和心脏起搏器的原理有类似之处，因此俗称为"大脑起搏器"。

一、DBS 能治疗哪些疾病

DBS 主要用于改善帕金森病、原发性震颤等锥体外系疾病的临床症状。工作原理是通过植入大脑中的电极发放高频电刺激，作用于脑内控制运动的相关神经核团（如苍白球内侧部、丘脑底核等）。这些电刺激信号可干扰异常神经电活动，恢复失调的运动控制环路系统或纠正紊乱的神经递质，从而达到减轻患者运动障碍症状、提高生活质量的目的。

二、DBS 治疗有哪些优点

DBS 手术属于微创手术，具有创面小、术中出血量低、术后康复快等特点。植入装置是可逆的，装置功能检测及参数调整可在体外进行，对正常生活影响小。据目前已接受手术的较大规模人群反馈，治疗有效率高，并发症少。

三、哪些患者适合 DBS 手术或有手术禁忌

（一）适宜手术者

（1）帕金森病患者，年龄一般不超过 75 岁，震颤症状严重者可放宽至 80 岁。

（2）Hoehn-Yahr 分级（帕金森症病情分级，评估运动障碍级别）2.5～4 级。

（二）不适合手术者

（1）有明显的认知障碍，已经影响患者的日常生活能力如社交、工作和服药等。

（2）因各种原因不能耐受手术者。

（3）存在其他伴随疾病，影响患者生存期。

（4）有严重的抑郁、焦虑、精神分裂等精神类疾病的患者。

四、可能发生的不良反应有哪些

（一）与手术相关的不良反应

（1）常见并发症包括感染、出血、定向障碍、疼痛、肺栓塞，其中颅内出血可能会导致永久性的神经并发症。

（2）部分患者手术后，麻醉复苏醒来会出现幻觉或意识障碍等，一般 1～2 天可消失。

（二）硬件设备相关不良反应

包括植入装置可能带来的心理不适感，电极错位导致电极重置，导线折断或脑组织腐蚀导致需要更换电极。

（三）电刺激引发不良反应

可能引起术后感觉异常、发音障碍、上眼睑不能抬起等症状，但是一般反应较轻微，通过调整参数可解决。

（四）原有疾病症状的波动

与术后药物治疗方案调整变动有关。

五、手术前患者需要做哪些准备

要求患者在术前较长时间即开始停药（应超过药物半衰期），以便术中、术后更好地调节刺激参数。

为预测 DBS 治疗的效果，术前 2 天需行美多巴冲击试验，要求患者先停药，在症状最严重时进行评分，然后下一次服用 1.5 倍常规剂量，在症状最轻时再次评分，以两次评分的差值与最高分的百分比来预测 DBS 疗效。一般来说，在停药后患者的症状会加重，因此需要患者的积极配合。

六、DBS 能替代药物治疗吗

目前，药物治疗仍然是帕金森病的主要治疗手段，DBS 手术也并非根治性治疗措施，只能改善临床症状，手术后帕金森病仍会进展。此外，由于个体存在差异性，不是所有患者术后都能停药或者减药。因此，应根据患者个体情况综合考虑是否选择 DBS，并对 DBS 手术建立合理的期望值。

（卢晓喆）

老年人记忆力下降就是阿尔茨海默病吗

阿尔茨海默病（Alzheimer disease，AD），又称老年性痴呆，是老年期痴呆中最重要最常见的一种类型，是一种常见的中枢神经系统退行性疾病，起病隐袭，病程呈慢性进展。主要表现为渐进性记忆障碍、认知障碍、人格改变及语言障碍等神经精神症状，严重影响社交、职业与生活功能。AD的病因及发病机制尚未完全明确，特征性病理改变为β淀粉样蛋白沉积形成的细胞外老年斑和tau蛋白过度磷酸化形成的神经细胞内神经元纤维缠结，以及神经元丢失和胶质细胞增生等。

本病最早由德国医生 Alois Alzheimer 描述，报道病例表现为进展性的记忆丧失、被害妄想，定向障碍、言语困难及学习障碍。尽管存在严重的认知缺损，患者的神经系统体征基本正常，尸体解剖发现脑萎缩、神经纤维缠结以及老年斑等特征性病理改变。因此，人们将这类疾病命名为"阿尔茨海默病"。随着中国老龄化进程的不断加剧，老年人出现记忆力下降的现象越来越普遍，但是否属于 AD 需要进行综合评估后来判断，现将 AD 的临床特点和诊断进展简述如下。

一、AD 的临床表现

AD 的常见临床表现包括认知功能减退、精神行为异常和社会生活功能减退等。30 岁后即可发病，多发生于 50 岁以后，女性略高于男性，多数患者为散发，少数患者有家族史。起病隐匿，多数患者和家人不能说出具体的起病时间。记忆力逐渐减退是 AD 早期最突出的症状，主要表现为明显近事记忆障碍，记不住刚刚做过的事，而远事记忆尚可保留。继而反应迟钝，判断力和理解力下降，重复语言和无意义的动作增多。当记忆力障碍比较明显时可表现为词汇量减少、语言中断和书写中断。患者早期可保持对语言的理解力，以后逐渐不能执行较为复杂的指令，最后出现失语。视空间定向障碍表现为穿外套时手伸不进衣袖，回家时走错方向或迷路。不能画出最简单的几何图形，不会使用最常用的物品或工具。

老年 AD 患者可伴有情绪障碍和人格改变，表现为坐立不安、易激动、焦虑、欣快或淡漠、抑郁等。也可能同时出现行为改变，表现为妄想、错觉，甚至幻觉，有的患者甚至怀疑自己年迈的配偶有外遇，或怀疑子女或他人偷窃其钱财或物品等。

二、特殊类型 AD

部分 AD 患者可呈变异型起病，如健忘型表现为认识情节的能力降低和回忆情节的能力缺乏；精神病型表现为妄想观念，以夜间为重；失语型至少在精神障碍出现前 2 年逐渐发生严重的命名性失语。

三、早期 AD 的诊断

轻度 AD 以近事记忆障碍为主，学习能力下降，基本生活尚能自理。早期可见抑郁、焦虑和淡漠等症状。轻、中度 AD 患者体格检查时躯体一般状况良好，常无明显的神经系统定位体征。认知量表检测是轻度 AD 诊断的重要方法。

（一）认知功能评估

首先进行认知筛查量表检查，对认知功能进行全面、快速检测。如简易精神量表（MMSE），内容简练，测定时间短，易被老人接受，是目前临床上筛查智能损害度最常用的量表。该量表总分值数与文化教育程度有关，若文盲≤18 分，小学文化程度≤22 分，中学以上文化程度≤26 分，则说明存在认知功能损害。应进一步进行详细的神经心理学测验和各项认知功能的评估。

（二）日常生活能力评估

日常生活能力评估量表（activity of daily living，ADL）可用于评

定患者日常生活功能损害程度。该量表内容有两部分：一是躯体生活自理能力量表，即测定患者照顾自己生活的能力（如穿衣、脱衣、梳头和刷牙等）；二是工具使用能力量表，即测定患者使用日常生活工具的能力（如打电话、乘公共汽车、自己做饭等）。后者更易受疾病早期认知功能下降的影响。

（三）行为和精神症状（BPSD）的评估

包括阿尔茨海默病行为病理评定量表（BEHAVE-AD）、神经精神症状问卷（NPI）、Cohen-Mansfield 激越问卷（CMAI）等，常需要根据知情者提供的信息基线评测，不仅能发现症状的有无，还能够评价症状频率、严重程度、对照料者造成的负担，重复评估还能监测治疗效果。

四、AD 的神经影像学检查

（一）结构影像学

用于排除其他潜在疾病和发现 AD 的特异性影像学表现。头颅 CT 扫描和 MRI（冠状位）检查，可显示脑皮质萎缩程度，尤其是海马及内侧颞叶萎缩情况，进一步支持 AD 的临床诊断。

（二）功能性神经影像

如正电子发射断层扫描（positron emission computed tomography，PET）和单光子发射计算机断层扫描（SPECT），可提高痴呆诊断可信度。18FDG－PET 可显示不同脑区葡萄糖代谢降低，揭示 AD 的特异性改变，现有新型示踪剂还可显示脑内 β 淀粉样蛋白（amyloicl protein，Aβ）及磷酸化 tau 蛋白沉积情况等，尤其适用于 AD 与其他痴呆的鉴别诊断。

（三）AD 的脑电图

表现为 α 波减少，θ 波增高，平均频率降低。但少数患者在疾病早期 EEG 正常。

五、AD 的其他检测方法

AD 患者的脑脊液检测中 Aβ 和 tau 的测定有助于 AD 的诊断。

基因检测可为诊断提供参考。淀粉样蛋白前体蛋白基因（APP），早老素 1、2 基因（PS1、PS2）突变在家族性早发型 AD 中占50％。载脂蛋白 ApoE4 基因检测可作为散发性 AD 的参考依据。

（施小梅）

老年人睡眠不好怎么办

老年人与年轻人相比睡眠时间减少，睡眠质量减退。睡眠障碍是老年人常见的健康问题之一，失眠是睡眠障碍最常见的表现，25％～50％的老年人有失眠的现象。睡眠不充分直接影响老年人健康状况和生活质量。长期睡眠障碍会导致神经内分泌系统功能紊乱，加重脏器功能障碍，导致免疫功能下降，因此老年人睡眠问题需要引起重视。

一、老年人的睡眠特点

老年人睡眠最突出的特点是睡眠-觉醒节律改变。常常表现为夜间睡眠浅而易醒，睡眠中有多次短暂觉醒，维持长时间睡眠的能力下降，夜间深度睡眠时间随年龄增长而减少，夜间有效睡眠时间减少，而白天嗜睡。一些老年人会出现睡眠时间前移，表现为早睡早醒，但累计睡眠时间并没有明显减少。

二、老年人睡眠障碍的常见原因

（一）生理老化因素

如老年人褪黑素分泌减少。

（二）不良睡眠习惯和生活习惯

如夜间睡眠过晚，白天睡得过多，睡前饱食，或睡前吸烟，饮用酒精、咖啡或浓茶等。

（三）睡眠环境不适当

如室温过高或过低，噪音，强光，湿度不适合，卫生条件不良等。

（四）疾病因素

躯体疾病引起的不适感和疼痛，抑郁症和痴呆等神经心理疾病的负面影响等。

（五）药物因素

包括类固醇类药物、抗心律失常药、抗生素等药物的不良反应，以及停用安眠药后的反跳性失眠。

（六）心理因素

个人、社会和家庭等因素带来的心理压力。

三、老年人睡眠障碍的预防

影响老年人睡眠的因素繁多，所以预防老年睡眠问题应该针对内因和外因进行综合干预。老年人自身应加强锻炼，增强体质，积极适应环境，保持心情舒畅，养成良好的睡眠习惯。应去除影响睡眠的干扰因素，停用可能引起睡眠障碍的药物，积极治疗内科和神经精神科疾患以及睡眠障碍性疾病。

四、睡眠障碍的药物治疗

约60%的失眠患者需要使用安眠药物。目前用于治疗失眠的药物有以下几类。

（一）苯二氮䓬类

是目前应用最多的安眠药物（约占70%），根据作用时间长短又分为短效、中效和长效三种类型，短效如三唑仑（半衰期3.5小时）等，中效如地西泮（安定）、艾司唑仑（舒乐安定）和阿普唑仑（佳静安定）等，长效如硝西泮（硝基安定）和氯硝西泮（氯硝安定）等。短效制剂易成瘾、撤药易反跳（与用药剂量及时间无关），长效制剂抑制呼吸较强，可能白天会残留不良反应，如疲乏、昏睡、共济失调及记忆力下降等。

（二）非苯二氮䓬类

代表药物有佐匹克隆，唑比坦，扎莱普隆。这类药物不良反应较轻，耐受良好，不易产生依赖及撤药反应。

（三）其他药物

如褪黑素,谷维素,抗抑郁药物,抗组胺药,中医中药等。

五、老年人使用安眠药的注意事项

老年人由于肝肾功能减退,药物代谢和清除较慢,故宜用毒性相对较小的安眠药。一般建议选用半衰期较短的药物,因长效安眠药易影响认知,也易增加跌倒的风险。

老年人首选非药物治疗,如必须采取药物治疗,宜从小剂量开始,总体剂量根据肝肾功能及基础疾病而定,应较普通成人酌减。尽量避免多种安眠药物合用。

宜短期使用安眠药物以缓解症状,尽可能避免长期使用安眠药,以减少因疗效衰减、不良反应、药物依赖、停药反跳及戒断症状等产生的不良后果。

六、失眠的非药物治疗

非药物治疗适用于各种类型失眠者。治疗失眠最重要的是消除导致失眠的诱发因素,如消除心理紧张、改变睡眠环境、避免睡前服用影响睡眠的食物或药物、保持睡眠觉醒规律等。可从躯体疾病治疗、心理干预、睡眠卫生习惯培养等方面进行睡眠训练。

睡眠训练具体方法有如下几种。①刺激控制训练:控制与睡眠无关的行为,建立规律性睡眠-觉醒模式,包括只在有睡意时才上床,睡眠时才进卧室,不在床上阅读、看电视或工作等。上床后若15～20分钟还不能入睡,则应起床。清晨准时起床,避免白天睡眠。②睡眠约束:减少在床非睡时间,当睡眠效率超过90%时允许增加15～20分钟卧床时间,低于80%时应减少15～20分钟卧床时间,睡眠效率在80%～90%则保持卧床时间不变。③放松训练:通过放松可以减少精神和躯体的紧张而治疗失眠,放松方法包括肌肉放松训练、理疗、冥想、气功、太极拳等。④尝试不睡:维持觉醒状态,可以缓解因失眠引起的焦虑,通过反馈机制促进入睡。⑤光疗:一定强度的光和适当时间的光照可以改变睡眠-觉醒节律,对治疗睡眠-觉醒节律障碍(如睡眠时相延迟或提前综合征)有一定疗效。

(卢晓喆)

如何识别老年性痴呆和假性痴呆

随着人口的老龄化,痴呆的患病率也日益增高。在全球范围内,年龄 65 岁及以上的人群中痴呆的患病率约为 7%。痴呆是指多种高级皮层功能减退,涉及记忆、思维、定向、理解、计算、判断、言语及学习能力等多个方面。引起痴呆的原因有多种,神经退行性病变、脑血管疾病以及营养和代谢紊乱都是痴呆的主要原因。但部分貌似痴呆的老年人实际上并不是真正的痴呆,医学上也称之为"假性痴呆",二者的诊断和处理原则具有本质性区别。因此,老年人应该初步了解二者之间的区别并进行针对性个体化处理。

一、阿尔茨海默病

AD 是老年期最常见的痴呆类型,大约占痴呆患者的四分之三。约 5% 的患者在 65 岁之前即发病,称为"早发型 AD"或"早老性痴呆",而大多数 AD 患者的发病年龄在 65 岁以上,因此也被称为"老年性痴呆",或称为"晚发型 AD"。此病起病隐匿,主要表现为渐进性记忆障碍、认知功能障碍、人格改变以及语言障碍等神经精神症状。早期患者可能仅仅表现为轻微健忘,如忘记东西的位置、偶尔忘记事情的细节或重复讲述同一件事,也可表现为容易发怒、冷漠或情绪低落等情绪异常。这些早期表现不易被察觉,往往被误认为是由于压力大或衰老引起的正常表现。随着病情的进展,疾病晚期患者可出现语言不连贯、严重睡眠障碍以及严重的运动缺陷,具有攻击性、偏执或无反应等,将严重影响其职业、家庭及正常生活。而在疾病出现症状前数十年,脑脊液和正电子发射断层成像检查即可发现异常。

二、假性痴呆

假性痴呆并不是痴呆,大都是伴随意识障碍而出现的暂时性脑机能障碍,并非真正的智能缺损。常突然发生,也可迅速消失,一般维持时间较短。假性痴呆大多由于强烈的精神创伤而导致,可见于癔症性痴呆、刚塞综合征、童样痴呆等,临床上比较常见的一种老年人假性痴呆是抑郁症所致的假性痴呆。

假性痴呆并无脑器质性痴呆的证据,多为功能性疾病。表现智能缺损的程度不如真正的痴呆严重,且存在智能障碍波动,比如患者对简单问题不能正确回答,但对复杂的问题反而可正确回答。通过适当的治疗和处理后,其智能障碍在短期内可以完全恢复正常。临床表现为意识改变而并非真正的智能缺损,通常在精神因素刺激下突然产生,同样"痴呆"亦可突然消失。有时智能缺损似乎特别严重,对简单问题也不能正常回答,能理解问题的性质,但答案荒谬,给人故意做作的印象,对各种问题的回答往往接近于正确答案,近似而不准确,有时患者精神活动回到童年时代,带有明显的稚气,但在短期内可以完全恢复正常。

其病理机制是一部分人在精神因素的影响下,出现了不同的意识障碍,即抑制了网状结构上行激活系统,使大脑皮层进入抑制状态,而皮层下出现脱抑制。若大脑皮层的抑制向皮质下扩张,可产生深部抑制状态,这就使老年人感知觉迟钝,感觉阈值增高,出现注意难于集中,思维迟缓,记忆力差,情感淡漠,定向力差等症状。

假性痴呆需与癔症、反应性精神障碍、痴呆早发性抑郁综合征、心因性痴呆、模仿性痴呆、伪装痴呆等鉴别。假性痴呆的病程一般比较短,程度较轻,早期症状往往是缺乏兴趣而不是丧失记忆,以往可有多次抑郁发作。

三、鉴别诊断

全面、详细而准确的临床病史采集是诊断的关键,这往往需要家属的配合,真正认知障碍的患者在主诉方面无能为力。病史中最值得注意的是起病方式和病程,老年性痴呆起病隐匿,病情进展缓慢,发病时存在记忆减退、认知障碍,回答问题时含糊不清或答非所问。假性痴呆患者往往有情感性精神障碍病史,起病急,发病前无智力减退的证据,患者常常有情绪低落、反应迟钝、记忆减退等主诉,回答问题常用"不知道"。个人家族史亦对诊断有帮助,如家族中有抑郁症患者对于抑郁症相关假性痴呆的判断具有一定的借鉴意义。

四、治疗方法

阿尔茨海默病患者的管理是多方面的,包括心理社会干预、多学科护理、以症状为中心的药物治疗。积极的抗痴呆药物治疗能够改善患者的认知障碍和行为异常等症状,目前最常用的药物包括胆碱酯酶抑制剂(如多奈哌齐、卡巴拉汀、加兰他敏等)和 N-甲基-D-天门冬氨酸受体拮抗剂(如美金刚等)。另外,研究发现规律的有氧运动(若无严重心血管疾病等禁忌证,每周运动 3 次,每次 20 分钟且心率达到最大预期心率的 80%)、地中海式饮食(以植物食品如水果、蔬菜、豆类、五谷杂粮等为主,且加工程序简单的健康饮食方式)以及积极参与社会活动和认知刺激活动等,均可降低患老年痴呆症的风险,并减缓疾病的进展。

而假性痴呆患者的治疗重点是针对发病原因进行处理,往往抗抑郁治疗效果较好。心理暗示治疗亦可缓解患者的情绪障碍,且预后较好。

（施小梅）

家里老人痴呆,将来自己或者小孩会不会痴呆

目前基因领域的研究非常热门,在肿瘤药物治疗方案选择及疾病分析诊治中,基因检测占有重要一席。但若将基因检测用于预测小孩智商,或者预测将来是否发生不可治疗或者不可逆转的疾病时,

就涉及诸多伦理问题。老年认知障碍症的一种——阿尔茨海默病，是随年龄增长发病率增加的一种疾病，但任何人在出现临床症状前并不知道自己将在什么年龄患此病及何时出现临床症状。在极少数情况下，某一个基因的突变或者翻译错误可能导致一个家族中有多人在中年就出现阿尔茨海默病的症状和体征。

一、与阿尔茨海默病相关的基因

阿尔茨海默病主要累及海马、前脑和大脑皮质，以神经元丧失、突触功能障碍、细胞外 β-淀粉样蛋白沉积为核心的老年斑或神经炎性斑块形成、神经元胞质内出现神经纤维缠结和脑血管淀粉样血管病为特征。目前以 65 岁为界（也有文献以 60 岁为界），65 岁前为早发性阿尔茨海默病，多为家族性；65 岁之后为晚发性阿尔茨海默病，多为散发性。但也有学者认为不应将早发性和晚发性疾病看作是不同疾病，应该认为是疾病的一个连续阶段。散发性阿尔茨海默病占阿尔茨海默病总数的 94%。家族性阿尔茨海默病绝大多数在中年起病，主要是由 β-淀粉样蛋白前体（amyloid precursor protein，APP）、早老蛋白 1（presenilin‑1，PSEN1）和早老蛋白 2（PSEN2）基因错义突变引起。晚发性阿尔茨海默病呈散发性发病，家族聚集性不强，属多基因遗传因素、环境因素和衰老共同致病。

目前众多研究均认为 ApoE4 等位基因是晚发性阿尔茨海默病的重要危险因素。此外，CLU 基因（载脂蛋白辅基，编码 ApoJ）、CR1 基因（补体受体 1 基因，抑制突触消解）、SORL1 基因（sortilin 相关受体基因）、TOMM40 基因（线粒体外膜转移酶 40）、PLAU 基因（产生单链糖基化多肽尿激酶原，参与 Aβ 清除和降解））、PICALM 和 B1N1（编码磷脂酰肌醇结合的网格蛋白复合体）等携带者，其发生阿尔茨海默病的风险比不携带者要高，但有些研究的结果不尽相同，可能与参与研究人员的种族差异、诊断标准差异及纳入标准差异有关。

二、与其他认知障碍相关基因

编码微管相关蛋白 tau 蛋白（MAPT）基因和颗粒蛋白前体

（GRN）基因，与另一种称为额颞叶痴呆的记忆丧失性疾病遗传形式相关。

三、基因在疾病发生发展中的作用

很多阿尔茨海默病患者的家属常常咨询基因研究领域的专家，他们是否需要进行阿尔茨海默病基因的监测以便为将来的生活早做规划。基因检测已在不同程度影响到人们的精神和心理状态。但正如之前所说，绝对的致病基因毕竟极少，由基因决定的家族性阿尔茨海默病在疾病人数中的比例不到 10%，传给子女的比例为 50%。对于晚发性阿尔茨海默病来说，找寻基因就如同大海捞针，不到生命的后期，很难知道谁最后会患阿尔茨海默病。而目前常说的阿尔茨海默病危险基因 ApoE4 在人群中携带概率很高，几乎每 5 个人中就有 1 人携带此基因，目前对阿尔茨海默病患者的研究显示，不是所有 ApoE4 基因携带者都会罹患阿尔茨海默病，而不携带 ApoE4 的人也有可能患阿尔茨海默病，所以是否患病还要结合大脑扫描结果。

需要强调的是，在任何一个个体的生长发育过程中，基因只占一部分因素，因此不是决定认知功能的决定性因素。晚发性阿尔茨海默病是多基因影响的结果，上述基因中某一个发生突变均有可能增加患病的概率，但携带突变基因的人也不一定会最终发病。美国加州大学洛杉矶分校的研究显示同卵双胞胎中的一个采取更健康的生活方式（比如锻炼、健康饮食以及不吸烟）则比另一个不锻炼、吃垃圾食品以及吸烟的同胞记忆力更好，在神经心理测试中会取得更高的分数，大脑的体积也更大。华盛顿大学圣路易分校的科学家也发现携带阿尔茨海默病风险基因的人如果每日锻炼，那他们的大脑在扫描时病变的证据更少。MacArthur 的大样本长期随访研究显示，对于普通人来说，非基因因素对老龄化的影响比遗传的 DNA 还要显著。

（黄延焱）

老年认知障碍是否有预防措施

随着年龄的增加，人群期望寿命的提高，认知障碍在老年人群中有逐渐增加的趋势，其发生率随着年龄增长成比例增加。目前65岁老年人中认知障碍的患病率为5.6%，85岁及以上老年人中认知障碍的患病率接近50%，换句话说当我们到了85岁时，不是在患认知障碍的路上，就是在照料认知障碍患者的路上。虽然目前医学技术还不能治愈老年认知障碍，但早期识别、早期干预，特别是对可导致认知障碍的危险因素进行及早干预，可以延迟认知障碍的发生和发展。

一、认知障碍的危险因素

主要为性别、年龄、基因、学历、久坐不动、心脑血管疾病（高血压，冠心病，房颤）、慢性炎症（如牙龈炎，牙周炎）、应激、压力、烟酒及药物滥用。虽然年龄、性别和基因是不可调控的，但其他与认知障碍相关的危险因素可以通过后天的干预来达到预防作用。

二、认知障碍的预防措施

老年认知障碍的预防着重在危险因素的控制，综合认知训练、身体锻炼、健康饮食和减轻压力。

（一）危险因素控制

心脑血管疾病是导致大脑大动脉和小动脉硬化，进而引发脑神经细胞缺血缺氧、凋亡和坏死的主要危险因素。控制血压、血糖和血脂在正常范围，可减少和延缓动脉粥样硬化的发生和发展；心律失常和房颤可导致血栓的形成，血栓脱落及在体内血管内游走，进入大脑就可能阻塞大脑的动脉，导致局部细胞的坏死，一次大血管的阻塞或者小血管的多次阻塞可显著影响大脑的认知功能；慢性阻塞性肺病患者由于机体存在长期缺氧的情况，大脑的供氧会受到不同程度的影响；口腔疾病如牙龈炎，牙周炎也应得到及时的诊治。因此，治疗自身存在的躯体疾病,控制血压、血糖、血脂,保持呼吸道通畅,对预防老年认知障碍是十分必要的。

（二）综合认知训练

活到老,学到老,不断学习新知识或者学习一门新语言、新技能;到老年大学学习书法、绘画、工艺、手艺、棋牌、摄影、舞蹈等;参加社交活动、参加街道服务项目等。值得一提的是,打麻将和打牌具有活跃大脑、提高社会交往的优势,但这两种娱乐方式易久坐,导致糖尿病、高血压等疾病,加重大脑的炎症反应,加速大脑老化。因此,在打麻将或打牌过程中,每一个小时起来活动10分钟,喝些水,做一些伸展运动或者散散步,会达到更好的预防效果。

（三）身体锻炼

久坐不动是一种不健康的生活方式。久坐可以减慢血液流动速度,导致大脑供氧减少;体内脂肪堆积导致肥胖,诱发多种心脑血管疾病,如高血压、糖尿病、代谢综合征等,这些疾病会导致动脉粥样硬化,激活脑部胶质细胞,产生脑白质病变、大脑低灌注及卒中/腔隙性脑梗死,导致认知能力下降。身体锻炼应该有氧锻炼结合无氧锻炼,除了散步、慢走、太极拳、跳舞等项目,在身体情况允许和专业人士的指导下,可以增加拉伸运动、平衡运动、甚至负重运动。

（四）健康饮食

大脑细胞在工作时会产生自由基,而自由基的氧化会磨损大脑。可食用富含抗氧化的水果如草莓、蓝莓、桑果、红莓等,有助于消除这种氧化损伤。颜色鲜艳的蔬菜,如羽衣甘蓝、西兰花、南瓜、红薯、洋葱等都含有丰富的多酚抗氧化剂。世界卫生组织建议,每天至少吃五份水果和蔬菜。多食用水果蔬菜可以降低患认知障碍的风险。认知障碍患者大脑,特别是在控制思维和记忆的区域中存在炎症反应,脑部慢性炎症可使患者健忘和喜怒无常,导致抑郁症状的发生。Omega-3脂肪酸是有助身体保持健康的必需抗炎脂肪酸,主要集中在脑部,对大脑功能和发育至关重要。Omega-3也被称作多不饱和脂肪酸,可以从鱼类、坚果和一些植物油(如菜籽油)中获得。在饮食方式上,目前推荐地中海式饮食,主要强调水果、蔬菜、坚果、豆类、全麦类、植物油(尤其是橄榄油)、鱼类和其他精益蛋白质的搭配。在一项966名老年志愿者参与的研究中发现,运用地中海式饮食的老年人很少存在脑部损伤。

(五)减轻压力

压力导致的一些心理症状很容易辨识,例如焦虑、害怕、紧张或恐惧,但心理反应就不那么明显了,例如生气、困惑、抑郁、没耐心、激惹以及记忆缺失。中年期压力的程度和持续时间是晚年认知障碍发生的独立风险因素。在日常生活中,可以采用一些措施和策略(冥想、瑜伽、太极、运动、大笑、良好睡眠、针灸)减缓压力。

预防老年认知障碍是多方面多领域的持久工程。某个时间节点行之有效的大脑保护治疗方案如果延迟使用,其效果会大打折扣。事实上,当干预时间推迟时,有些治疗方案甚至是有害的。某种治疗方法的最有效节点可以是几年,甚至十几年,直至出现认知功能下降。在认知障碍病程的后期,则会采用不同的治疗方案。

(黄延焱)

发现老年人突然晕厥时应该如何处理

老年人突然晕厥可能是多种原因引发的短暂性意识丧失和姿势性张力丧失。这种情况可能是良性过程,也可能是猝死的先兆,预后情况取决于基础疾病和并发症的严重程度。有不少老年患者可能在此过程中受伤,而且重伤比例明显高于年轻人,多见于跌倒和头部外伤,以出血、骨折、软组织损伤多见。老年人一旦合并骨折、颅内出血、吸入性肺炎等,则比年轻人更严重且预后差。因此,发现老年人突然倒地伴四肢抽搐,旁观者应该学会根据发作特点以及不同的病情变化迅速做出相应的处理。

一、老年人突然晕厥有哪些常见原因

（一）癫痫

癫痫是一种脑部疾患，其特点是存在能产生痫样放电的脑部持久性结构或功能性损害，并出现相应的神经生物学、认知、心理学以及社会学等方面的不良后果。老年人癫痫的发病率高于其他年龄组，其病因具有复杂性与多样性，且大部分继发于脑血管疾病、神经系统退行性疾病、脑外伤、脑肿瘤等。脑卒中等脑血管疾病是老年癫痫最重要的危险因素，癫痫的发作风险在脑卒中后 1 年内将增加 20 倍。糖尿病引起的低血糖、高血糖、酮症酸中毒及脑血管并发症等均可引起癫痫发作。

癫痫发作的临床表现复杂多样。多以突发意识丧失、全身强直和抽搐为特征，但一般发作时间较短，常伴有舌咬伤、尿失禁等现象，且容易造成窒息。癫痫作为一种慢性疾病，虽然短期内对患者没有显著影响，但是长期频繁发作可对患者的身心健康和智力水平产生严重影响。癫痫患者可能会在任何时间、任何地点、任何环境下突然发作，容易出现摔伤、烫伤、交通事故等不良后果。

（二）低血糖

多见于糖代谢异常的老人，特别是正在服用降糖药或既往有低血糖病史的老年患者。当血糖低至 2.8 mmol/L 时，可出现低血糖的一系列症状如头晕、心慌、乏力、饥饿感、出汗、神志恍惚，甚至晕厥、抽搐和昏迷等。

（三）心源性因素

各种严重心脏疾病患者易伴发心脏骤停和猝死等恶性事件。此外，老年人长期服用抗心律失常药本身即可导致心律失常而发生晕厥。器质性心血管疾病如急性心肌梗死、急性肺动脉栓塞症、左房黏液瘤、肥厚性心肌病、急性主动脉夹层等均可导致老年人出现心源性晕厥。

（四）低血压

包括直立性低血压、直立不耐受综合征、餐后低血压以及其他原因导致的低血压。药物诱发的直立性低血压是导致晕厥的常见原因之一。诱发低血压的常见药物包括降压药、三环类抗抑郁药等。

（五）反射性晕厥

主要类型包括血管迷走性晕厥、情境性晕厥、颈动脉窦过敏综合征等。其中，血管迷走性晕厥最为常见，如排尿性晕厥、咳嗽性晕厥、吞咽性晕厥、舌咽神经痛性晕厥等，在直立位多见，常有前驱症状，如面色苍白、恶心、头晕、出汗、上腹部不适、打哈欠等，晕厥后意识丧失＞30秒时，常有尿便失禁，全身乏力。情境性晕厥常在疼痛、紧张、悲伤、激动、哭泣、恐惧或惊吓等特定的情境下发作。颈动脉窦过敏综合征常因转头或颈动脉窦受压（如局部肿瘤、剃须、衣领过紧等）而诱发。

（六）一过性脑缺血发作

此类疾病可引起老年人一过性的意识丧失，并且还伴有肢体无力、共济失调、眼球运动失调和口咽功能失调等。因为颈椎病属于老年人常见的退行性疾病，在脑动脉粥样硬化的基础上，很容易因快速转头等动作导致椎基底动脉激惹而出现一过性脑供血不足，从而引起晕厥。

（七）低钙血症

低血钙的主要症状是神经、肌肉的兴奋性增高，常常会出现手足抽动或震颤、惊厥等现象，并且在抽搐时还会出现不同程度的呼吸改变、发绀等症状，严重时会危及生命安全。遇到此类情况，要及时送医治疗。

（八）假性晕厥

排除器质性损伤的患者应当考虑精神疾病引起的假性晕厥，除了晕厥外，此类患者还会有抑郁焦虑以及其他精神症状。

二、老年人突然晕厥应该如何处理

老年人突然晕厥的发病因素很复杂，旁观者一旦发现要及时拨打急救电话 120 送就近医院治疗。现场目击者首先应该冷静面对，尽量保护老年人的生命安全，避免引起骨折和误吸等继发性伤害。同时，要密切观察患者的身体状况，清理口腔异物，保证呼吸道通畅。120 医生接诊后应尽可能寻找事件目击者，了解当时的具体情况，详细询问病史并了解用药情况，现场实施必要的体格检查，测血糖和立卧位血压。老年人癫痫发作时呕吐物会导致呼吸道阻塞，引起呼吸衰竭和心搏骤停，严重危害老年人的生命安全。作为旁观者，如果可以及时识别和处理，对预后将产生至关重要的影响。以下是癫痫发作时最重要的几点急救措施。

（1）将患者调整为侧躺或头部偏向一侧。

（2）取下患者身上的尖锐物品。

（3）保护患者不要跌伤或撞伤。

（4）避免采取错误操作，如掐人中或向患者口中塞物品。

（5）出现呕吐时立即使其侧卧并拍背，清理呕吐物，避免出现误吸现象。

（6）抽搐时避免强行拉伸或对抗其躯体抽动，以免出现骨折或肢体受损。

（7）一旦出现呼吸心搏骤停，立即采取心肺复苏，同时呼叫 120。

——不管是什么原因导致的老人突然倒地和四肢抽搐，作为非医务人员，都应及时拨打急救电话，寻求医疗帮助，并按照上述原则进行现场急救处置，以免患者出现二次伤害。

（周厚广）

脑卒中后瘫痪肢体出现抽动是什么原因

脑卒中后，瘫痪一侧的肢体出现抽动不意味着肢体功能在好转，很有可能是脑卒中后癫痫发作。脑卒中后癫痫是指患者在脑卒中发生前没有癫痫的病史,脑卒中后一定时间内,可以是2周内发生,也可以是发生在2周后2年内。脑卒中2周内出现的癫痫称为早发性癫痫发作,多见于脑出血患者,绝大多数随病情稳定好转而自行缓解;2周后出现称为晚发性癫痫发作,多见于脑梗死患者,绝大多数会反复发作,需抗癫痫药物治疗。脑卒中后癫痫发病率国内为5%～15%,因此临床上并不少见。脑卒中也是老年癫痫发作最常见的病因。

一、脑卒中后癫痫发作的类型及危险因素

(一)发作类型

脑卒中后癫痫以单纯部分性发作为主,占一半以上;部分继发全身性发作,占五分之一;癫痫持续状态约占十分之一。

(二)危险因素

出血性脑卒中比缺血性脑卒中更容易发生癫痫;这与脑卒中的病灶部位有关,脑叶部位特别是颞叶和额叶部位脑卒中常并发癫痫,而大脑深部的壳核和丘脑及小脑脑干部位脑卒中很少引发癫痫;一般病灶大容易发生癫痫;脑卒中后癫痫最早可在脑卒中后24小时内发生,也有相当一部分在脑卒中后6～15个月内发生,2年后的发病率为2%。

二、脑卒中后癫痫发作的原因

脑出血所致的早发性癫痫主要是血肿刺激大脑皮质运动层,或者压迫皮层运动区的血管造成缺血,影响大脑正常电生理活动,导致痫样放电。脑梗死所致的迟发性癫痫目前认为和脑梗死后病灶部位神经细胞变性和胶质增生,神经元易发生除极化致发作性放电有关。

三、脑卒中后癫痫诊断

临床表现结合脑电图检查,基本可以明确。

四、脑卒中后癫痫的治疗

原则是去除病因,控制发作。对于脑卒中后癫痫孤立发作一次或者急性期癫痫发作控制后,不建议长期服用抗癫痫药物。对发作频繁者,可使用安定或者苯巴比妥控制。对于脑卒中后2～3个月再

发癫痫的患者,由于脑内已形成癫痫病灶,如果不服用抗癫痫药物,可致反复发作,所以应该按癫痫常规治疗进行长期药物治疗。

五、抗癫痫药物的使用

脑卒中后癫痫的药物选择及治疗方案与癫痫基本相同,根据癫痫发作类型选择相应的抗癫痫药物。

1. 经典抗癫痫药物

卡马西平、苯妥英钠、丙戊酸钠。

2. 新型抗癫痫药物

托吡酯、加巴喷丁、左乙拉西坦、奥卡西平、拉莫三嗪。

在临床应用上,经典抗癫痫药物多有酶诱导作用,与抗凝药物华法林、肝素存在相互作用,因此不作为治疗的首选,也不建议这类药物与新型抗凝药物利伐沙班、达比加群等联合使用。在上述抗癫痫药物中,拉莫三嗪、左乙拉西坦、托吡酯等具有神经保护作用,而苯妥英钠、苯巴比妥等药物有影响神经功能恢复的作用,影响脑梗死的预后。老年期部分癫痫患者,拉莫三嗪和加巴喷丁可以首先给予考虑。老年人的脑卒中后癫痫容易控制,但因为老人有多重用药现象,容易发生药物的不良反应,特别是与高蛋白结合的抗癫痫药物丙戊酸钠、苯妥英钠合用时。左乙拉西坦因对肝脏代谢酶无诱导作用,药物相互作用小及长期治疗不良反应少,对认知功能无影响等特点,适用于脑卒中后癫痫患者。此外,典型抗癫痫药物苯妥英钠、苯巴比妥、丙戊酸钠及卡马西平长期使用易导致骨质疏松症。

六、何时停药

脑卒中后早发性癫痫发作患者半年到一年内无发作、晚发性癫痫发作患者 2～3 年无发作可考虑停药,停药前需要经过神经科医生评估复发的可能性,如果脑电图复查有明显异常,则复发风险高,需延长服药时间。服用抗癫痫药物患者停药时应该在神经科医生指导下缓慢减少剂量,不可自行停药或快速停药,容易导致癫痫复发或者转为难治性癫痫。

预防脑卒中后癫痫的关键是预防脑卒中，控制高血压、糖尿病、高脂血症，戒烟忌酒，养成健康的生活方式。

（黄延焱）

老年人经常手脚麻木是什么原因

手脚麻木是老年人生活中一种常见的现象，健康人中有时也会出现，多数是由于长时间保持一种姿势或四肢受压迫所引起。这类手脚麻木一般不超过 10 分钟，只需稍微活动即可迅速缓解，也不会伴有其他症状。若老年人长时间出现手脚麻木，说明可能出现了周围神经损害，需警惕多种潜在的病因，需要去医院检查具体原因。

一、老年人经常手脚麻木是什么原因

老年人经常出现手脚麻木原因复杂，临床上以下列原因较为多见。

（一）糖尿病引起的周围神经病变

若老年人长期存在双侧下肢对称性麻木，应警惕合并糖尿病周围神经并发症可能。长期糖尿病可累及肾脏、眼、心脑血管以及神经系统。糖尿病引起的周围神经病变，常呈对称性麻木、疼痛或感觉异常，下肢比较多见。患者会感到皮肤有蚁行感、发热感或触电感等异样感觉。

（二）癌性神经病变

老年人经常出现四肢麻木或疼痛要排除肿瘤可能。因为恶性肿瘤到了晚期会由于远隔部位效应的影响，产生相应的神经症状，如手脚麻木、无力、走路不稳等。

（三）脑卒中先兆

老年人反复出现短暂的单侧腿部或手臂麻木，可能是脑卒中的先兆。如果持续不缓解则有急性脑卒中的可能。脑卒中一般表现为单侧肢体麻木和乏力，同时还可能伴有语言障碍、视觉障碍、头痛、眩晕、呕吐或共济失调等。

（四）颈椎或腰椎病变

如果是单侧手臂和手指麻木，有可能是颈椎病引起的。长期低头工作、颈部受寒、枕头过高等均可导致颈椎病，这类患者的手部麻木一般为慢性、反复发作性，通常还伴有颈肩部的酸痛、僵硬等症状。长期从事重体力工作、剧烈运动或伴有腰部外伤的人群，若出现单腿麻木要警惕腰椎疾病，腰椎病引起的单侧大腿、小腿或足部麻木，通常是慢性、反复发作性的麻木，弯腰或牵拉下肢时症状会加重。

（五）腕管综合征

腕管综合征是由于正中神经在腕部受压所致。正中神经主要支配拇指、食指和中指，腕部正中神经受压时，这三个手指会首先产生疼痛或麻木，并呈进行性加重。如果屈腕时手指麻木加重，可能是腕管综合征引起的。常见于从事洗衣、拖地等家务劳动较多的中老年妇女。

（六）其他原因

除上述原因外，手脚麻木也可能是慢性中毒引起的，比如有机磷中毒或者重金属中毒。四肢麻木还有一种少见情况如格林巴利综合征或周围神经炎。不管是什么原因引起的手脚麻木，都应该先去医院检查，判断有无周围神经损害。明确诊断后，应尽早进行必要的对因对症治疗和康复治疗。

二、老年人手脚麻木需要做哪些检查帮助诊断

（一）针对糖尿病的检查

对于 40 岁以上的中老年人来说，应该定期检查空腹血糖、餐后血糖和糖耐量，以防糖尿病引起的周围神经病变。

（二）针对肿瘤的检查

老年人出现手脚麻木，要高度重视癌性神经病变。如果在临床上遇到周围神经病变，同时未查出常见原因者，一定要做全面检查，排除肝胆胰肿瘤、胃肠道肿瘤、血液系统肿瘤等，女性还需要特别检查卵巢和乳腺。

（三）针对脑卒中的检查

如果手脚麻木出现在一侧肢体，而另一侧完全正常，有可能是脑卒中的先兆。除非特殊原因不能检查，否则所有疑为卒中者都应尽快进行头颅 CT 或 MRI 检查。

（四）针对颈椎或腰椎病变的检查

颈椎病或腰椎病引起的手脚麻木，可以通过颈椎或腰椎 X 线、CT 或 MRI 检查来明确颈椎和腰椎病变的性质和位置。

（五）针对腕管综合征的检查

腕管综合征的诊断主要依靠临床症状和特异性体格检查，如 Tinel 征、Phalen 试验和正中神经压迫试验，但如果需要确诊则需要做肌电图检查。

（六）针对其他原因的检查

除上述常见原因外，如果怀疑手脚麻木是慢性中毒引起的，还需要做血清或组织的相关毒物分析检查；如果怀疑是格林巴利综合征或周围神经炎造成的，则需要做脑脊液检查或肌电图等检查。

三、老年人出现手脚麻木需要如何处理

对于手脚麻木不能单纯对症治疗，首要任务是寻找病因，明确诊断。若怀疑存在周围神经方面的问题，必要时需做肌电图和神经传导速度检查，进一步确认神经受损的程度、范围、性质等。明确诊断后，应尽早进行必要的对因对症治疗和康复治疗。对于糖尿病引起的周围神经病变，除了长期坚持使用降糖药物外，给予神经营养治疗、合理的饮食治疗、适当的运动康复、保持心情愉快都是必不可少的。若是肿瘤引起的麻木，更应积极干预，及时治疗原发肿瘤。若出现单侧肢体麻木可能是脑卒中的先兆，这种情况一定要尽快到医院就诊。颈椎腰椎疾病引起的麻木通常宜先通过检查明确病因，再进行相关治疗及康复训练。若明确是腕管综合征，应首先实施必要的制动和康复治疗，必要时考虑手术治疗。

（周厚广）

为什么老年人容易出现慢性头晕和睡眠障碍

　　经常有老年人长期感觉头晕不适,往往还伴有睡眠质量差、入睡困难、早醒或者多梦。为此辗转多家医院,求助于多位医生,做了一大堆的检查仍然没有明确病因,也服用了多种西药和中药,但效果均欠佳,身体不适依然存在,患者一直困惑到底是什么原因,一般来说,这种情况可能是得了抑郁和焦虑症,具体判断方式如下。

　　一、详细询问病史

　　包括此次头晕和睡眠障碍的具体情况以及既往疾病史,既往是否有类似的发作? 此次头晕的发作是急性还是慢性? 有没有诱发因素,如家庭纠纷等? 是否滥用药物或酗酒? 目前还存在哪些疾病? 使用了什么药物? 有无其他精神疾病? 有无家族性精神病史? 有无不能自行控制的过度担心和忧虑? 有无显著持续地惧怕参加社交活动或被他人注视? 是否存在注意力不集中、记忆力下降? 睡眠时间和质量如何? 有无心烦意乱、易激惹、紧张、坐立不安? 有无反复突发恐惧、头晕、颤抖、出汗、面红、口干? 有无明确原因的躯体症状,如心悸、胸闷、气短、心前区不适或疼痛、易疲乏等? 有无消化不良、胃肠功能紊乱?

　　当医生了解这些信息后,需要结合专业的体格检查,包括全身检查及神经系统检查,判断有无重要的阳性体征。实验室检查包括血常规、肝肾功能、电解质、血脂、血糖、甲状腺功能、维生素 B_{12} 水平等,从而排除贫血、肝功能异常、肾功能不全、糖尿病、甲状腺功能低下以及维生素 B_{12} 缺乏症等原发疾病。继而根据患者的情况进行个体化的进一步测试和辅助检查,排除重要的导致头晕及失眠的器质性疾病后,若怀疑有抑郁和焦虑症,需要进行量表检查进一步明确诊断。检测量表常使用抑郁症自我评估量表(PHQ-9)、焦虑自我评估量表(GAD-7)、汉密尔顿抑郁量表(HAMD)、汉密尔顿焦虑量表

(HAMA)及老年精神状态检查量表等。另外,由于抑郁焦虑症常常与睡眠障碍和药物使用障碍共存,所以全面而详细地评估精神状态显得尤为重要。患者及其家属应该毫无保留地将这些信息告知医生,以助于医生对病情的正确判断。

二、配合医生对病情进行初步评估和心理治疗

仔细回想是否有引起抑郁和焦虑的原因,如果有,是因为家庭关系不和睦还是由于退休后生活发生了巨大改变? 找到原因后,去除病因及诱因是最主要也是最根本的办法,应当面对生活中的变化,逐步调整心态、放松心情,不必过度紧张。也可向医生寻求帮助,积极寻找解决生活中棘手问题的办法,大多数时候,问题解决后,抑郁焦虑也就改善了。

如未发现病因或诱因,或去除病因后症状未改善,可以进行心理和药物联合治疗。应当正确认识抑郁和焦虑症,而不是自我欺骗和掩饰。遇事保持好心态,不要思虑太多,树立战胜疾病的信心,必要时可以通过正确的途径进行情绪宣泄。也可以通过自我放松、自我疏导等方式,逐渐摆脱轻度的抑郁和焦虑。如果有睡眠障碍,可通过白天适当的活动以及睡眠前的辅助方法逐步调整。通过心理咨询或心理治疗如认知行为治疗、放松训练等方式逐步调整心理状态,解除抑郁和焦虑所引起的负面情绪和精神压力。

三、药物治疗

选择性5-羟色胺再摄取抑制剂(帕罗西汀、氟西汀、舍曲林、氟伏沙明、艾司西酞普兰等)和5-羟色胺及去甲肾上腺素再摄取抑制剂(文拉法辛、度洛西汀等),是短期和长期治疗抑郁和焦虑症的一线药物。二线药物有5-羟色胺1A受体激动剂(丁螺环酮和坦度螺酮)、5-羟色胺受体拮抗和再摄取抑制剂(曲唑酮)、三环类抗抑郁药(丙咪嗪和氯米帕明)、去甲肾上腺素能和5-羟色胺能药物(米氮平)。其他药物有氟哌噻吨美利曲辛复方制剂、β-受体阻滞剂和苯二氮䓬类。老年人用药一般会根据不同个体的情况进行个性化选择,

如根据疾病的严重程度和病程、疾病对生活质量的影响程度以及是否合并认知障碍等。药物建议从小剂量开始缓慢增加用量,以避免药物中毒。尤其是抗焦虑药物,容易产生药物依赖和耐受,因而应该严格遵照医嘱进行服用。药物治疗过程中应当密切监测不良反应以及可能出现的风险,如跌倒、胃肠道出血、骨质丢失、低钠血症等。

经过正规抗抑郁焦虑治疗后,头晕和失眠等症状大多可明显好转,原先因睡眠障碍而服用的苯二氮䓬类药物可以逐渐减量。因此,对于老年患者来讲,积极配合医生的问诊和检查,尽早识别出慢性头晕合并睡眠障碍的内在心理因素并进行针对性治疗,不仅可以减轻老年患者的痛苦,而且可以减少不必要的检查和治疗所导致的医疗资源浪费,减轻家庭和社会的医疗负担。

(施小梅)

老年人头晕的常见原因有哪些

头晕是老年人常见的症状,也是病因广泛的疾病之一。头晕在老年人群中发病率高、危害大。头晕经常发作会引起生活质量的严重下降,导致恶心、呕吐、血压升高和失眠,并导致一系列相关并发症,形成恶性循环。活动时发作眩晕可引起老年患者跌倒和摔伤,甚至造成严重的外伤和骨折。

一、老年人头晕分为哪几种类型

(一)眩晕感

患者对静止的物体或自身位置产生了运动性错觉,多伴有恶心、呕吐、多汗和血压升高等症状。

(二)头昏感

以全头的昏沉不适感为主,伴胀闷紧箍感,以后枕部和两颞部为主,伴颈部酸痛僵硬感,一般不影响行走和日常生活,多数伴有颈椎病、失眠、焦虑等疾病。

（三）平衡失调感

患者出现平衡障碍，站立不稳，感觉像坐在船上一样，难以维持平衡。

（四）晕厥前状态

晕厥发生并伴有意识丧失之前的状态，主要表现为头晕眼花、站立不稳。

（五）精神性头晕

特指由精神疾患引起的不稳感，可表现为头昏眼花、身体旋转感等。

（六）晕动病

指乘坐交通工具时出现的晕车、晕机、晕船等，多为生理反应。

二、老年人头晕有哪些常见原因

头晕的病因多种多样，随着年龄的增长，许多老年慢性疾病都会导致头晕。调查表明，老年人头晕发病率超过 30%。头晕的病因一般分为以下几种。

（一）耳部疾病

1. 耳石症

耳石是内耳负责控制躯体平衡的辅助器官，当外伤、撞击、疲劳、感染、老化等因素使单个或多个耳石从半规管脱落进入内耳淋巴液时，随着躯体运动，脱落的耳石会刺激半规管，从而产生强烈眩晕感。

2. 美尼尔氏病

美尼尔氏病是由不明原因引起的膜迷路积水的内耳疾病，也会导致眩晕，同时伴有波动性的耳聋和耳鸣等症状。

（二）神经系统疾病

1. 后循环缺血

后循环血液主要供应脑干和小脑，小脑是人体协调随意运动和维持平衡的重要器官，老年人多伴有高血压病、糖尿病、高脂血症等危险因素，容易出现后循环缺血，小脑缺血引起的功能失调会导致患者产生眩晕和站立不稳的感觉。

2. 眩晕性癫痫

此种特殊类型的癫痫可表现为反复发作的眩晕而缺乏其他的癫痫典型症状。

3. 颈椎病

老年人颈椎常出现退行性病变,压迫脊髓、神经根或椎动脉,进而产生头晕症状。

(三)心脏疾病

老年人伴有二度或三度房室传导阻滞时,心室搏动间隔可达 3 秒以上,导致大脑灌注严重不足,从而导致头晕和晕厥的发生。

三、不同原因头晕的临床表现

不同原因引起的头晕临床特点各不相同,根据其临床表现可初步判断可能患有的疾病。

(一)耳石症

又称良性发作性位置性眩晕,起病迅速,眩晕的发作与头部位置有关,常常在头部位置迅速变化时出现眩晕,转向或反向头位时眩晕可减轻或消失。每次发作持续时间短暂,多数 2～3 分钟可自行改善。不伴有耳鸣和耳聋。

(二)美尼尔氏病

常伴有反复耳鸣、进行性耳聋、耳内闷胀感,眩晕呈间歇性反复发作。开始时眩晕就达到最大程度,头部活动时加剧,伴恶心、呕吐及面色苍白。每次持续数分钟至数小时或数日不等,多次发作后,患侧耳聋逐渐加重,眩晕反而减轻,至完全耳聋时眩晕消失。

(三)后循环缺血

后循环缺血导致小脑缺乏血供,产生平衡失调的感觉,多伴有恶心呕吐及心慌多汗等症状。具体可分为以下两型。

1. 短暂缺血发作型

可每日发作数次或数天发作一次,一般数分钟至半小时缓解,轻者可只有眩晕和不稳感。

2. 进展性卒中型

发作后眩晕、耳鸣持续进展加重,数日后达到高峰。可有肢体瘫痪、感觉障碍等中枢神经系统伴随症状。

（四）眩晕性癫痫

眩晕常反复发作,每次发作症状基本相同,症状具有刻板性,部分伴有先兆症状。每次持续时间短暂,多数于 3～5 分钟内自行缓解,部分患者有脑血管病、脑肿瘤或脑外伤病史,头颅 CT、MR 及脑电图有助于明确诊断。

（五）颈椎病

多伴有后枕部头痛、颈肩部肌肉压痛,臂丛牵拉试验可为阳性。颈椎正侧位片和颈椎 MRI 有助于诊断。

（六）心源性晕厥

起病突然,发作时意识丧失,同时可伴有发绀、呼吸困难、心律失常、心音微弱和相应的心电图异常。患者既往常有心脏疾病史。

四、老年人头晕的治疗和预防

（一）老年人头晕的治疗

分为病因治疗和对症治疗。

1. 病因治疗

（1）耳石症:以复位为主,根据病变部位选择相应的前庭训练方法,同时辅以药物治疗。

（2）后循环缺血:检查后循环血管有无硬化、狭窄,并根据检查结果进行治疗,目的在于改善后循环血供,减少再发和防止脑卒中发生。

（3）眩晕性癫痫:经脑电图、头颅 MRI 和 MRA 检查后若有病灶,应及时行外科手术去除病灶,必要时考虑局灶性脑叶切除,可去除癫痫病因,防止再发。

（4）房室传导阻滞:如果确诊三度房室传导阻滞,应视情况安装心脏起搏器。

2. 对症治疗

（1）美尼尔氏病：因病因不清故以对症治疗为主，主要治疗方法包括抗胆碱药、前庭神经抑制剂、利尿药、糖皮质激素等。

（2）颈椎病：主要采用扩张脑血管和抑制肌肉紧张的药物治疗，可辅以理疗，症状严重或压迫脊髓时应视情况选择外科治疗。

（二）头晕的预防

1. 有耳石症病史

活动头部时应注意动作缓慢，避免头部快速运动使耳石再次移位或脱落而诱发眩晕。必要时可根据情况选择 Brandt-Doraff 训练操或 Epley 训练操等耳石复位方法进行家庭训练。

2. 有眩晕性癫痫病史

减少和避免可能诱发癫痫的因素。同时这类患者要尤其注意避免危险职业和行为，尽量避免独自驾驶、外出，以免突然发作癫痫而发生意外。

3. 有颈椎病病史

注意颈部的健康状况，出现颈部不适时及时检查，并至正规医疗机构进行理疗和药物疗法等针对性治疗。

（周厚广）

如何正确认识和积极应对老年疼痛

说起疼痛，大家都不陌生，它会给我们带来不愉快的感受和体验，让人避之不及。但疼痛对机体也有着警示和保护的积极作用，使其远离伤害性刺激，避免更大的组织损伤。然而，当疼痛变成慢性，长期影响到患者的生活质量时，疼痛则成为一种疾病，需要引起重视，并进行必要干预。

流行病学调查显示,老年人是疼痛性疾病,尤其是慢性疼痛性疾病的高发群体。和发生率为 7.6％的 18～30 岁年龄段相比,80 岁以上的人群持续性疼痛发生率高达 40％。尽管老年人的中枢神经系统、外周神经系统均随着年龄的增长逐渐出现退行性变和功能减低,使老年人的各种感觉阈值普遍增高,感觉麻木且迟钝,然而有临床调查显示,在有疾病发生时,老年人更容易被诱发出慢性疼痛。

有研究数据表明,在 65 岁以上的老年人中,约 80％的疼痛患者至少有一种慢性疾病,因此较其他年龄段的人群更易被诱发疼痛,使各种疼痛的发病率呈显著升高。风湿、关节炎、骨折、胃炎、溃疡病、糖尿病、心绞痛、中风、癌症等许多疾病都可以诱发老年人慢性疼痛,且难以治愈。许多老年人常年都生活在各种疾病引起的慢性疼痛之中。这些现象提示,伤害性刺激在衰老的机体中更易引起慢性疼痛,疼痛持续时间更长。这严重影响了老年人的生活质量。

需要指出的是,慢性疼痛并非是正常衰老过程中的必然产物,故老年人疼痛应得到积极和正确的认识和治疗。第三次世界镇痛日/中国镇痛周把"关注老年疼痛"作为活动的主题,充分表明了疼痛研究领域对"老年人疼痛"的高度关注。

研究表明,老年人的多发疾病与免疫系统衰老以及炎症的关系十分密切。随着年龄的增长,老年人的免疫系统也不可避免地出现退行性变化,包括 T 淋巴细胞、巨噬细胞/小胶质细胞在内的免疫细胞在功能和形态上发生不同程度的衰老样改变,这些改变可使衰老的机体处于一种促炎症态(proinflammatory status),表现为体内的促炎因子如 IL-1β,IL-6 和 TNFα 等水平升高,而抗炎因子,如 IL-10 水平降低,这一现象被称为炎性衰老(inflamm-aging),与免疫衰老密切相关,已成为近年来衰老研究领域越来越重视的课题。

老年人体内的促炎因子水平可比青年人高出 2～4 倍。一旦衰老的机体发生炎症,与青年机体出现的炎症相比,其持续时间将明显延长,恢复更加困难。这可能是老年人更容易受到疾病,尤其是炎性疾病的影响，并最终导致慢性疼痛发生率呈显著增高的原因。但是也发现另一个有趣的现象，百岁老人体内抑制炎症的分子水平较高，所以机体处于"促炎-抗炎"平衡，避免炎症导致的各类衰老问题。这个现象告诉我们促炎症态不一定是增龄的必选项，与个体差异和机体状态密切相关。

慢性疼痛一旦形成，现有的镇痛药物疗效均不佳。这导致老年人慢性疼痛治疗困难。因此，若通过干预老年免疫衰老发生的促炎状态，而起到预防老年慢性疼痛的发生，可能是一个比较好的策略。一方面可以采取一些方法降低促炎因子水平，例如合理膳食，通过肠道菌群的调节，饮用富氢水或吸氢等利用氢气的还原性降低促炎因子水平。另一方面，也可以通过增强抵抗力，积极预防和治疗各类慢性疾病，提高抗炎因子水平。通过良好生活习惯的养成，保持积极心态，维持机体健康，积极应对慢性疾病，是避免慢性疼痛简便有效的方式。

（汪慧菁）

老年常见听力健康问题及应对方法有哪些

听力障碍在老年人群中十分常见，很多人认为"眼花耳背"是衰老的自然过程，听之任之。殊不知，老年期发生听力障碍既不是衰老的必然结果，也不是大家以为的无足轻重。轻视其将承受不必要的认知衰退和晚年抑郁等不良影响，给个人、家庭和社会造成精神和经济压力；加以重视则能减少听觉困难和沟通交流障碍，维持生活独立和身心健康，保持较高的晚年生活质量。

一、老年人听力障碍的特殊性

（一）比例高

根据流行病学调查，老年人患听力障碍的比率明显高于其他年龄组。60 岁以上的老年人中,每 5 个人就有 2 人有听力障碍,且随着年龄的增加比例增高。

(二)隐蔽性

由于老年人听力筛查尚未普及,体检中心尚无统一标准的听力检查项目,加之听力下降看不见摸不着,不痛不痒,老年人对听力下降的忍受度普遍较高,使得听力障碍问题很难被察觉。

(三)复杂性

老年人的听力障碍不仅仅是"耳"的问题,更是"脑"的问题。"耳"的损伤使"脑"长期缺乏有效的声音刺激,与听觉紧密相连的认知和情绪区域功能逐渐退化,不仅对言语分辨理解能力下降,注意力、记忆力、语气辨认和精神状态也出现衰退,甚至发展为老年痴呆和老年抑郁。

二、应对措施

(一)早预防

听觉功能损伤是不可逆的,预防尤为重要。在治疗身体其他疾病时,尽量选择耳毒性低的药物或控制耳毒性药物剂量。远离噪音环境,控制好血压、血糖、血脂,合理安排膳食营养,适当运动,保障睡眠。当身体处于健康状态时,听觉器官会得到很好的血供和免疫保护,大大减少受损的概率。

(二)早发现

老年人如果有以下一种或几种表现,应到专业听力门诊做详细的听力诊断:①感觉别人说话含糊不清;②经常听错一些相似的声音(如西瓜/沙发,吃饭/稀罕等);③背景噪音下对话或打电话困难;④正常说话觉得声音轻,但大声说话又觉得吵;⑤单耳或双耳出现耳鸣。

"耳"的听力损伤能通过纯音测听和电生理测听快速地诊断出来,该测试检查的是听觉通路能感知到的最轻的声音(即听阈)。"脑"的听力损伤则需要借助言语/非言语行为测试和特殊的心理生理及神经影像学客观测试来诊断,这些测试检查的是中枢听觉通路分辨、注意和记忆言语的最大能力。

（三）早干预

由于耳聋的药物治疗、基因治疗和干细胞治疗都还处于临床试验阶段,尚未成熟,因此,目前最有效的治疗方式仍然是听力康复治疗。

对老年人听力障碍的干预,既要针对其复杂性,也要充分考虑老年人生活习惯和特殊要求。对于早期单纯"耳"听觉损害,可以通过验配助听器达到很好的效果。适合老年人配带的助听器应操作简单方便,功能足够且不复杂,性价比高,外观易接受。对于形成已久的"耳"和"脑"混合性听觉损害,听力障碍程度比较重,如果助听器效果不甚理想,可以通过植入人工耳蜗来恢复对声音的感知缺陷,但要充分与耳科医生和听力师一起权衡利弊再作决策。

根据个体听力损失程度来放大声音只是干预的第一步。由于听觉的复杂性,老年听障者配带助听装置不会像配戴眼镜那样有立竿见影的效果,干预措施须侧重于助听后对语音识别、理解、记忆和应用的个性化强化训练,以及心理疏导,具体方法如下。

（1）渐进性地增加每日配带助听装置的时间,以适应和学习新的声音刺激信号,让大脑听觉相关区域保持活跃。

（2）利用视觉、触觉等其他感官获取信息来补偿听觉功能的缺陷,鼓励多看、多听、多猜、多问。

（3）在听力师和言语康复师的指导下,进行强化听觉刺激训练,纠正易漏听和错听的语音。

（4）定期与听力师沟通,建立积极的康复心态和合理的期望值,不要抗拒助听器,不需要刻意隐藏自己的听力障碍,开放坦然地面对听力障碍反而能获得更健康更融洽的社会关系,有助于减少抑郁发生概率。

（四）勤评估

老年人可以通过《老年听力障碍筛查量表》《简易精神状态量表》

和《老年抑郁量表》定期对听力、认知能力和心理健康进行自测，监测其变化轨迹，以及干预前后的效果。

（张　　敏）

老年人常见的心理健康问题及改善策略

国家统计局数据显示，2020 年中国 60 岁以上老年人口已达到 2.55 亿人左右，其中独居和空巢老年人增加至 1.18 亿人。随着中国人口老龄化进程的加速，老年问题受到越来越多的关注，老年心理健康也是反映老年人生活质量的重要指标，因此，研究老年人心理问题有助于改善老年人的生活品质。

调查表明，大概 90% 的老年人退休后无所事事，但是他们大多具备工作能力，还有的具备专业技术能力和丰富的工作经验，有的老人突然退休后出现精神上的空虚和寂寞，失去了生活的重心和目标，随着老年人社会角色和地位的改变，很多老人不能适应退休后的生活而出现心理健康问题。下面重点介绍老年人常见的心理问题。

（一）离退休综合征

有的老年人退休后由于不能适应新的社会角色和生活方式的变化而出现焦虑、抑郁、悲观等消极情绪，甚至出现一些偏离常态的适应性心理障碍，临床上称之为"离退休综合征"。尤其是以往身居高职的领导人退休后出现明显的失落感，感觉被社会抛弃了，本来门庭若市现在突然变得冷冷清清，故心情低落，整日郁郁寡欢。此时需要家人给予积极的鼓励和安慰，同时改变患者的认知，接纳自己角色和身份的改变，以平常心对待退休后的生活。鼓励患者重新发展自己的兴趣爱好，以往感兴趣却没有时间做的事情可以提上议程，寻找更好的生活乐趣和目标。

（二）老年抑郁症状

有的老年患者会出现抑郁症状。所谓老年抑郁症是指老年期（60岁以上）这一特定人群的抑郁症，老年抑郁症在临床上普遍表现不典型，以躯体不适的主诉和认知功能下降较为多见。老年人表现为过分的担心紧张，往往会觉得自己的身体出现了严重的问题，到处求医就诊，临床医生应足够重视，引导患者及时就诊心理医学科。经过详细的精神检查会发现患者存在明显的情绪低落，自我评价低，认为自己老了，一无是处，是家人的累赘，自罪自责。有的患者伴有睡眠障碍，主要表现为入睡困难、睡眠时间明显缩短和早醒现象，严重时患者会产生消极观念等。同时认知功能下降也是老年抑郁症常见症状，约有80%的患者认为自己的记忆力严重减退，反应迟钝，思维缓慢，感叹年老不中用了。面对患有抑郁症的老年患者，要及时寻找专科医生给予鉴别诊断，患者是真正的躯体不适还是情绪导致的问题，同时给予积极的对症治疗，患者家属做好看护、陪伴和心灵慰藉。

（三）老年疑病症

老年疑病症也是临床上比较多见的老年心理问题，是指老年人担心自己某些器官患有其想象的难以治愈的疾病为特征的神经官能症。人进入老年期之后，由于身体机能逐渐衰退，难免会出现这样或那样的不适，这也是正常现象，但是有的老年患者会长时间地相信自己身体的某个部位或某几个部位有病，求医时对病情的诉说不厌其详，甚至喋喋不休，生怕自己说漏一些信息，唯恐医生疏忽大意。也有患者对自身变化特别敏感和多疑，即使是一些微不足道的细小变化，也显得特别关注，并且会不自觉地加以夸大和曲解，认为自己患有严重疾病，常常感到烦恼、忧虑甚至恐慌，尽管这项检查和指标都在合理范围，医生的再三解释和保证仍然不能打消其疑虑，甚至出现临床上常见的"逛医"现象，去往各大三甲医院到处找专家反复就诊。面对这类患者，作为家属要给予足够的理解和关心，家属多鼓励多开导；作为医生需要有足够的耐心，避免过度检查，合理予以解释，严重时配合相应的药物改善焦虑情绪，并给予相应的心理疏导。

（四）空巢综合征

"空巢综合征"是指无子女或者子女长大后离开家庭，父母独守空屋的现象，这样的老人也容易出现焦虑抑郁情绪，感觉晚年凄凉，无人陪伴，加之体弱多病，行动不便，更加消极悲观。这时作为子女更应该积极主动关心自己的父母，有空时多打电话沟通交流，主动询问父母的需求，提供相应的帮助，抽空经常回家看望自己的父母，老年人的晚年幸福指数会明显上升。

老年人进入晚年后，会面临生活上和躯体上的各种问题和困惑。需要老人客观认识、正确对待身体的变化和衰退，定期体检，及早发现问题及早治疗。合理安排日常生活、规律作息，根据自己的兴趣爱好、身体状况选择性地进行运动，包括慢跑、跳广场舞、打太极拳等体力运动和下棋、绘画、打牌等脑力运动，既能增强体质，还能延缓大脑功能的衰退，促进良好的心理建设，并保持身体健康。

（王雅萍）

第三章

老年人消化系统疾病

老年人便秘该如何防治

老年人便秘相当常见,而且患病率随年龄逐渐增高,慢性便秘的患病率在 60 岁以上老年人群中为 15%～20%,在接受长期照护的老年人中甚至高达 80%。慢性便秘严重影响老年患者的生活质量及身心健康,是一个非常棘手的临床难题,也是长期困扰老年人的一种症状。

一、引起老年人便秘的原因有哪些

(1)盆底结构和功能障碍;(2)心理障碍;(3)全身疾病;(4)膳食影响;(5)排便习惯改变;(6)引起或加重便秘的药物。

二、老年人便秘的危害有多大

1. 加重心脑血管疾病

老年人常患有心脑血管疾病,因便秘排便时费时费力,腹压增高、血压升高、心肌耗氧量增加,易诱发脑出血、心绞痛、心肌梗死甚至危及生命。

2. "粪石性"肠梗阻、肠壁溃疡、甚至肠穿孔

粪便长时间停滞在乙状结肠或直肠壶腹部,水分被吸收,粪块变硬,甚至形成"粪石",可堵塞肠腔导致肠梗阻,长时间压迫肠壁可形成肠壁溃疡,偶可导致肠穿孔,发生粪汁性腹膜炎而危及生命。

3. 结肠憩室病、憩室炎

慢性便秘者,结肠内压增加,肠壁薄弱处膨出而形成憩室,同时

由于便秘导致憩室内的粪便不能及时排空,易诱发憩室炎。

4. 诱发或加重痔疮、直肠脱垂

便秘者排便时用力屏气,导致腹腔压力升高,肛管和直肠下端静脉丛曲张,易诱发和加重痔疮。同时老年人由于盆底组织薄弱且松弛,慢性便秘可诱发或加重直肠脱垂(即脱肛)。

5. 增加结肠癌风险

便秘患者粪便滞留在结肠,使粪便中各种致癌物质浓度升高,并与结肠黏膜接触时间延长,使老年人患结肠癌的风险增加。

6. 腹壁疝

老年人腹壁肌肉萎缩,慢性便秘者,腹内压长期增高,易诱发或加重腹壁疝。

7. 结肠黑变病

长期便秘及经常应用蒽醌类泻药者,易发生结肠黑变病。

8. 缺血性结肠炎

慢性便秘增高肠腔压力,肠黏膜血供减少,增加缺血性结肠炎的发生风险,是老年缺血性结肠炎发病的重要危险因素。

9. 精神心理障碍

慢性便秘可导致患者坐立不安、精神萎靡、注意力不集中,甚至失眠、焦虑、抑郁,因此影响工作和生活,降低工作效率和生活质量。

三、老年人便秘该如何防治

1. 调整生活方式

(1)足够的膳食纤维摄入:这是防治老年人慢性便秘的基础,应有充足的膳食纤维摄入(每日≥25 g),富含膳食纤维的食物一般口感较差,且老年人口腔咀嚼功能减退,难以下咽,应通过烹调工艺(细切、粉碎、调味等)制作成细软可口的食物。鲜嫩的蔬菜瓜果富含可溶纤维、维生素和水分,应成为慢性便秘老人膳食的重要组成部分。

(2)摄入足够的水分:老年人应养成定时和主动饮水的习惯,不要在感到口渴时才饮水。每天的饮水量以 1 500～1 700 ml 为宜,每次 50～100 ml,推荐饮用温开水。

(3) 合理运动:散步、太极拳、健身操、腹部按摩等形式不限,以安全(不跌倒)、不觉劳累为原则。避免久坐,对卧床患者,即便是坐起、站立或在床边走动,对排便都是有益的。

(4) 培养良好的排便习惯:与患者共同制定按时排便表,利用生理规律建立排便条件反射,每天定时排便。结肠活动在晨醒、餐后最为活跃,建议患者在晨起或餐后 2 小时内尝试排便,排便时集中注意力,减少外界因素的干扰。

2. 药物治疗

(1) 容积性泻药:欧车前、麦麸、车前草、甲基纤维素等。

(2) 渗透性泻药:乳果糖、聚乙二醇、盐类泻药等。

(3) 刺激性泻药:比沙可啶、蓖麻油、蒽醌类药物(如大黄、番泻叶及麻仁丸、龙荟丸等),这类泻药虽起效快、效果好,但长期应用会影响肠道水电解质平衡和维生素吸收,引起不可逆的肠肌间神经丛损害,甚至导致大肠肌无力、药物依赖和大便失禁,因此不主张长期服用。

(4) 润滑性药物:包括甘油、液状石蜡、开塞露等,具有软化大便和润滑肠壁的作用,使粪便易于排出。

(5) 促动力药:常用药物有莫沙必利、伊托必利等,可增强结肠运动,促进排便。

(6) 微生态制剂:可改善肠道内微生态,促进肠蠕动,有助于缓解便秘症状,可作为老年人慢性便秘的辅助治疗。

3. 中医药治疗

中药、针灸和推拿等。

4. 精神心理治疗

加强心理疏导,使患者充分认识到便秘是可防可治的,良好的心理状态、睡眠及饮食习惯有助于缓解便秘。老年人常伴焦虑抑郁状态,对有明显心理障碍的患者给予抗抑郁焦虑药物治疗,可有效缓解便秘症状,起到事半功倍的作用。

（张　玉）

药物对老年人肝脏的损伤有哪些

药物性肝损伤（drug-induced liver injury，DILI）是指由各类处方或非处方化学药物、生物制剂、传统中药（TCM）、保健品（HP）、膳食补充剂（DS）及其代谢产物乃至辅料等所诱发的肝损伤。

一、老年人药物性肝损伤相当普遍

在已上市的化学性或生物性药物中,约 1 100 种具有潜在的肝毒性,会引起药物性肝损伤。急性肝损伤是最常见的发病形式,严重者会导致急性肝衰竭（acute liver failure，ALF）,甚至死亡。

DILI 是最常见、最严重的药物不良反应。在欧美国家,DILI 占全新药物不良反应的 6%～8%,占成人非病毒性肝炎发病率的 30%～40%,25% 的急性肝衰竭由药物引起,50% 的肝功能异常与用药有关,药物肝毒性是导致药物撤出市场的重要原因。我国老年人口基数庞大,临床药物种类繁多,老年人常伴多种疾病,需要联合用药,用药时间长,药物间相互作用,不规范用药较为普遍,应用保健品非常随意,人们对药物安全性及 DILI 认知不够,因此,老年 DILI 发病率呈逐年上升趋势。老年人肝脏逐渐老化,肝功能逐渐减退,发生 DILI 的比例远高于年轻人,在急性肝病入院的老年患者中,约 40% 为 DILI。因此,在没有肝病基础的老年人中,如果发现急性肝功能异常,首先要考虑是否为药物性肝损伤。

二、哪些药物容易导致老年人肝脏损伤

1. 欧美等国家导致 DILI 的最常见药物

依次为非甾体类抗炎药（老年人中乙酰氨基酚最常见）、抗感染药物(含抗结核药)、抗肿瘤药物、中枢神经系统用药、心血管系统用药、代谢性疾病用药、激素类药物、某些生物制剂、中药等。

2. 我国导致 DILI 的最常见药物

依次为中药(老年人所占比例更高)、抗感染药物(含抗结核药)、抗肿瘤药物、激素类药物、心血管药物、非甾体类抗炎药、免疫抑制剂、镇静和神经精神药物等。需要引起警惕的是老年人常用于治疗骨质疏松、关节炎、白癜风、银屑病、湿疹等疾病的中草药(图 3-1)、中成药容易导致 DILI,甚至急性肝功能衰竭、死亡。

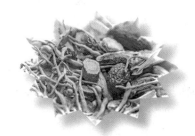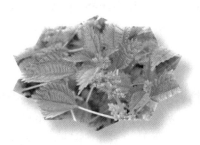

图 3-1　中草药

三、如何及时识别老年人 DILI

老年 DILI 的患者,潜伏期长,临床表现隐匿,甚至没有任何症状。早期诊断比较困难,往往依靠临床医生密切随访、检测肝功能等指标发现疾病。因此,加强对老年人 DILI 的预防和监测很有必要。

DILI 的诊断思路:首先判断可疑药物与肝损伤的因果关系,然后逐一排除可能造成肝损伤的各种原因(图 3-2)。

四、得了 DILI 该怎么治

如果能够早期诊断、及时停药,急性 DILI 大多预后良好,肝功能多数于 1～3 个月内逐渐恢复正常。但是,若延误了诊断、治疗,死亡率可高达 10%。

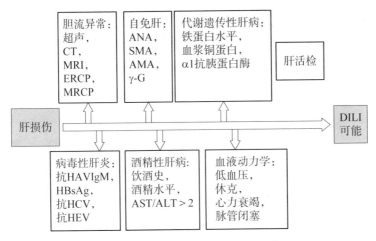

图 3-2 药物性肝损伤的诊断思路

（1）及时停用可疑药物，尽量避免再次使用该类或同类药物。

（2）充分权衡停药引起原发病进展和继续用药导致肝损伤加重的风险，最后决定是否停药或换药。

（3）根据 DILI 的临床类型选用适当的药物治疗。

急性肝细胞型或混合型 DILI：可选用异甘草酸镁、双环醇、甘草酸制剂、水飞蓟宾等。

胆汁淤积型 DILI：可选用熊去氧胆酸、腺苷蛋氨酸等。

血管损伤型 DILI：早期应用低分子肝素。

重症患者：尽早选用 N-乙酰半胱氨酸。

糖皮质激素，宜用于超敏或自身免疫征象明显，且停用肝损药物仍不改善甚至恶化者。急性肝衰竭、亚急性肝衰竭，或失代偿性肝硬化的患者，需要进行肝移植。一般不推荐 2 种或以上抗炎保肝药物联用，也不推荐预防性用药以减少 DILI 的发生。

五、如何预防老年人 DILI

首先，应该加强安全用药的健康宣教，特别要消除中药和保健品没有肝毒性的错误观念。在医生指导下，强调合理用药，仔细阅读药物说明书,保持对 DILI 的高度警觉,严密监测药物不良反应,定期进行肝脏生化检查,一旦发现异常,及时停用可疑药物并给予相应的积极处理。

(张　玉)

老年人胆道感染有什么特点

胆道感染是最为常见的消化系统疾病,也是急腹症的常见原因,老年人胆道感染往往症状隐匿,病情较为严重,并发症多见,预后较差。

一、什么是胆道感染

胆道感染是胆道系统急、慢性炎症与结石病变的总称,包括急性胆囊炎、慢性胆囊炎、急性胆管炎、慢性胆管炎、急性梗阻性化脓性胆管炎等病症。按发病部位分为胆囊炎和胆管炎,按发病急缓和病程经过分为急性、亚急性和慢性炎症。胆道感染与胆石症互为因果,胆石症可引起胆道梗阻,导致胆汁瘀滞、细菌繁殖,从而引发胆道感染;胆道感染反复发作是胆石形成的重要致病因素和促发因素。

二、什么原因会导致胆道感染

饮酒、劳累、手术、创伤、感染、多脂肪饮食等都是常见诱因,也有部分患者无明确诱因。常见的致病细菌以革兰氏阴性杆菌为主,比如大肠埃希菌、肺炎克雷伯菌、绿脓杆菌等,肠球菌和金黄色葡萄球菌是常见的革兰氏阳性球菌,也有少部分厌氧菌等。

三、老年人胆道感染特点

(一)老年人临床表现不典型

老年人的胆囊炎、胆结石发病率明显高于年轻人,其中女性是男性的 4 倍。老年人因为相对反应迟钝,临床表现的疼痛、体温与病情严重程度往往不一致。老年人的白细胞 C 反应蛋白对全身炎症反应的敏感性差,与病情的发展无密切关系。病情变化快,容易引起败血症、休克、弥漫性血管内凝血等严重并发症,预后不佳,死亡率为10%～30%。有30%～50%的老年人结石平时无腹痛、发热等明显症状,又称为静止性结石,这些结石多数为胆固醇结石,此类患者可以终身不发病。老年患者胆道感染往往病情严重,容易出现并发症,例如胆囊坏死、穿孔、感染性休克等,甚至危及生命。

(二)诊断和治疗的特点

有典型症状的老年胆道感染诊断并不困难,但往往老年人病史不清楚、病情复杂、症状不典型,因此,早期及时诊断较为困难,容易造成漏诊和误诊,常误诊为急性胃肠炎、消化道出血、急性阑尾炎、消化道肿瘤等疾病,误诊漏诊率明显高于年轻人。老年人多伴有心、脑、肾等重要脏器疾病,基础情况差,且常服用多种药物,手术不能耐受,治疗较年轻人复杂,需要采取个体化综合治疗。内科保守治疗效果往往较年轻人差,若有手术指针,又无绝对禁忌证,不宜过多耽误,应该积极做好术前评估和准备,以免延误抢救的时机。同时我们也应该认识到,老年人手术风险较大,手术的并发症与死亡率也较年轻人明显增高。

老年人胆道感染虽然病情变化快,预后不佳,但是如果发现及时,积极综合治疗,不失手术时机,加强术后护理,90%以上的患者可以治愈。相反,如果诊治不及时,死亡率为3%～5%,常见的死亡原因有感染性休克、急性胰腺炎、心律失常等。

四、如何预防老年人胆道感染

老年人平时应该生活有规律,饮食需要注意以高糖(无糖尿病)、高蛋白、高维生素、易消化食物为主,尽可能少吃高胆固醇高脂肪饮食,少食多餐,勿暴饮暴食,戒除烟酒。定期进行体格检查,尽早发现胆石症等基础疾病。

(顾　磊)

老年人胆石症诊治中应注意什么问题

胆石症是胆道系统疾病中最常见的病变,根据部位不同分为胆囊结石和胆管结石(见图 3-3),两者可以单独出现,也可以同时存在。结石可以分为胆固醇结石、胆色素结石和混合性结石。胆石症是否引起症状与结石的大小、部位、是否存在诱因、患者本身的体质等因素有关。部分胆石症可以终身无任何症状,也有胆石症会有数次急性发作,还有的胆石症会引起胆囊穿孔、急性胰腺炎等严重并发症,危及患者生命。少数病例因胆石的长期刺激导致胆囊癌。老年人由于身体机能降低,伴发疾病多,因此,在胆石症诊治上和年轻人有许多不同之处。

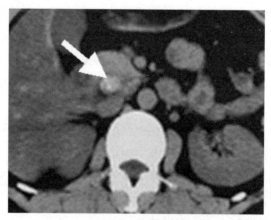

图 3-3　胆管结石

一、静止性胆石症

多数老年胆石症患者终身无任何症状,称为静止性胆石症,一般性无须特殊治疗,平时注意清淡饮食,少吃过于油腻的食物,尽可能戒酒或者少饮酒。每年一次的体检是必要的,一般做腹部 B 超即可,如有必要可以考虑腹部 CT。

二、急性发作胆石症

（一）内科保守治疗

急性轻中度的老年胆石症，可以首先考虑内科保守治疗，密切观察患者生命体征和腹部体征，随访血常规、肝肾功能电解质、淀粉酶等指标，给予禁食、积极抗感染、制酸、支持等治疗，大部分患者可以就此好转，无须急诊手术，待 3 个月后可以考虑择期手术。一般保守治疗可以观察 24～72 小时，如果患者症状体征和实验室检查无明显好转甚至有恶化趋势，则需要及时考虑外科干预。

（二）外科治疗

由于老年患者普遍存在不同程度的脏器功能减退，相对手术风险大，并发症发生率也较高，术后恢复比较困难，因此，急诊手术需要慎重，应该严格掌握适应证，但单纯高龄并非手术的绝对禁忌证，还需要根据患者的具体情况作出判断。

1. 常规术前准备项目

检查血常规、肝肾功能电解质、出凝血功能、血型等指标，辅助检查需要行胸片或肺 CT、心电图、超声心动图和肺功能测定，综合分析以上检查结果，评估患者是否能够耐受手术。

2. 积极处理基础疾病

使指标基本控制在正常或合理的范围内。高血压患者要使血压控制在 150/90 mmHg 以下，防止出现脑血管意外。冠心病、心绞痛患者需要防止手术引起心肌缺血。服用阿司匹林和氯吡格雷的患者术前停药 1 周。如果有心律失常的患者要防止心律失常加重。合并糖尿病的患者应该使空腹血糖控制在 7 mmol/L 以下。有感染的患者积极控制感染，感染明确控制后才能考虑手术。肺功能较差的患者要考虑是否需要呼吸机辅助呼吸。

3. 老年人手术方式的选择

（1）胆道引流术：包括内镜鼻胆管引流术（endoscopic nasobiliary

drainage，ENBD)、经皮经肝胆道引流术(percutaneous transhepatic biliary drainage，PTBD)及腔镜或开腹的胆总管切开 T 管引流术。

（2）取石术：包括胆总管切开取石术及内镜十二指肠乳头括约肌切开(EST)取石术。一般来说，引流术或内镜下的取石术创伤小、恢复较快，严重并发症的机会也较低，故老年人尽可能不要采取开腹的传统手术方式。

4. 术后护理

手术以后的老年人需要加强护理和观察。护理非常重要，护理得当可以减少并发症的机会和缩短住院天数。加强观察有无并发症出现，如果出现并发症应该及时处理，防止进一步加重病情。

三、老年胆石症患者术后饮食指导

总的原则是由流质过渡到半流质，再逐步到正常饮食，强调个性化饮食指导。早期应以清淡饮食为主，进食容易消化的食物，减少脂肪类摄入，烹调尽量少用动物油，可适量增加植物油。胆囊切除后原则上不宜摄入过高的脂肪与胆固醇，但也不能过分限制脂肪。如开始进食脂肪类食物后，出现腹泻、腹胀等不适，应及时停止，恢复到清淡饮食。如进食后无不适的感觉，即可逐步增加含脂肪食物的量和次数。平时消化功能好的患者，这个过程可能较短；年老体弱及平时就有消化问题的患者，则宁慢勿快，切勿过量饮食。总之，逐渐过渡，因人而异。

（顾 磊）

老年人消化性溃疡有什么特点

消化性溃疡是指在各种致病因子的作用下，黏膜发生的炎性反应与坏死性病变，病变可深达黏膜肌层，其中以胃、十二指肠溃疡最常见。老年人消化性溃疡的发病率随年龄增长而增加。其临床表现有许多特点和中青年的溃疡病不同,症状不典型,并发症的发生率高而且更严重,常伴有心肺疾病及肾功能减退,应引起高度重视。

一、老年人消化性溃疡临床表现的六大特点

1. 胃溃疡多于十二指肠溃疡

随着年龄增加,胃溃疡的发病率逐渐增加,65 岁以上胃溃疡发病率为 5.2%,70 岁以上增至 8.5%。老年人胃溃疡与十二指肠溃疡之比为 2∶1。

2. NSAIDs 溃疡发病率高

老年人常伴有心脑血管疾病、骨关节病等,需长期服用非甾体类抗炎药(NSAIDs),容易产生严重的胃黏膜损伤,导致 NSAID 溃疡或使原来的溃疡病加重。长期使用 NSAID 者,胃溃疡发生率为 12%～13%,十二指肠溃疡发生率为 2%～19%,NSAIDs 使溃疡并发症(出血、穿孔等)发生的危险性增加 4～6 倍。

3. 胃底、胃体部溃疡多见,巨型溃疡多见

中青年人溃疡多见于十二指肠、胃窦和胃小弯,老年人胃溃疡常位于胃体胃底部。老年人胃体部溃疡为中青年患者的 5～6 倍。巨型溃疡指胃溃疡直径≥3 cm,十二指肠溃疡直径≥2 cm。老年人巨型溃疡较多见,特别是 70 岁以上的患者,多位于胃后壁,与 NSAIDs 摄入有关,临床上,需要与溃疡型胃癌相鉴别(图 3-4)。

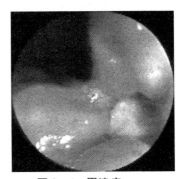

图 3-4　胃溃疡

4. 症状不典型

老年消化性溃疡的症状往往不典型,典型胃痛仅占 39%,而中青年患者典型胃痛占 51.2%。老年人胃痛常放射至背部、左侧腰部、脐周、胸部、剑突上方及胸骨后等。1/3 老年患者仅感上腹部不适或食欲减退。尽管症状轻而不典型,但是内镜表现和并发症却非常严重。

这与老年人痛觉迟钝有关,使用 NSAIDs 的患者还与药物本身具有局部及全身镇痛作用有关。

5. 并发症较多而重

老年消化性溃疡常以消化性出血或穿孔为首发症状。这些并发症的发生常无任何先兆症状。内镜证实胃或十二指肠已出现糜烂、溃疡,甚至出血的患者中 50％～55％无相应临床症状。更重要的是,无症状的 NSAIDs 溃疡更易并发出血、穿孔。由于老年人常伴有严重的心肺疾病、肾功能减退、糖尿病、动脉硬化等,一旦发生并发症均较严重,预后一般较差。

6. 幽门螺杆菌感染率并不增高

幽门螺杆菌(helicobacter pylori,HP)感染率并没有随着年龄的增长而升高。胃溃疡中老年人 HP 感染率为 21.2％,中青年为 53.8％～69.2％。十二指肠溃疡中,老年人占 47.8％,中青年占 47.5％～52.5％。复发性溃疡中,老年人占 42.9％,中青年占 71.8％～81.3％。可见 HP 感染并不是老年人消化性溃疡增多的主要原因。

二、老年消化性溃疡治疗中应注意什么

对于没有并发症的老年消化性溃疡,应首选内科治疗,治疗原则与中青年大致相同。但是,由于老年人机体改变及溃疡特点的不同,治疗中应掌握以下要点。

(1) 抑酸治疗是老年人缓解消化性溃疡症状、加快溃疡愈合的最主要措施。老年人胃酸分泌并未随着年龄增长而降低,因此,对于老年消化性溃疡应用抑酸药仍然是合理和必要的选择,质子泵阻滞剂(proton pump inhibitor,PPI)是首选的药物。

(2) 根除 HP 治疗是老年人消化性溃疡的基本治疗,是溃疡愈合及预防复发的有效措施。在根除 HP 治疗方案选择时,需慎重考虑联合用药对老年人肝肾功能的影响,而且,老年人往往伴有多种疾病,同时服用多种药物,应避免根除 HP 药物与其他药物之间的相互作用,根除 HP 治疗的疗程不宜过长,次数不宜过多。

（3）制定治疗方案因人而异。老年人消化性溃疡往往严重且愈合较慢，疗程较长，溃疡复发率高，一年的复发率高达50％，目前主张在溃疡愈合后，尤其对于曾有并发症或难以停用有损药物的患者，延长疗程或采取长期维持治疗。

（4）警惕药物不良反应。老年人常合并心、脑、肺、肾等病变，存在重要脏器的功能衰退，用药时易产生某些不良反应。因此，治疗中需加强对药物不良反应的监测，及时调整用药。

（5）及时处理并发症，手术需谨慎。对于有活动性出血的老年患者，应首先采取积极的内科治疗，包括维持血容量稳定、静脉注射PPI、静滴生长抑素、静滴止血药、口服凝血酶等，必要时内镜下止血。由于老年消化道出血患者手术死亡率可高达25％，因此，在选择手术治疗时需严格掌握适应证。术前必须进行全面、客观的个性化评估。

（张　玉）

老年人使用抑酸药物安全吗

在日常生活中，不少老年人都有胃酸过多的问题。平时生活不规律、精神紧张、吸烟酗酒、饮食不当（如不定时用餐、辛辣刺激食物）等，都会刺激胃酸分泌；某些药物如非甾体类抗炎药（阿司匹林、吲哚美辛等）、糖皮质激素等，也会引起胃酸分泌增多。过多的胃酸对胃黏膜具有侵蚀作用，长此以往易引发胃黏膜糜烂溃疡，甚至出血、穿孔，胃酸反流使与胃毗邻的食管也难逃厄运，引起以胃灼热感为主要症状的胃食管反流病。

治疗胃酸过多的药物很多，较早使用的抑酸剂是 H_2 受体拮抗剂，如西咪替丁、雷尼替丁、法莫替丁等。到20世纪90年代，H_2 受体拮抗剂逐渐被一类新的药物——质子泵抑制剂（proton pump inhibitors，PPIs）所取代，PPIs的优势在于它能够更直接地抑制胃酸分泌的最终环节,疗效明显优于其他抑酸剂,同时解决了长期服用耐药性的问题。目前市场上常用的 PPIs 有奥美拉唑、兰索拉唑、雷贝拉唑、泮托拉唑、埃索美拉唑等,临床上使用很广泛。

PPIs 是目前公认的治疗胃酸相关疾病最为有效的药物,安全性较高,不良反应发生率低(1%～5%),其不良反应包括头痛、头晕、腹痛、腹泻、恶心、胃肠道胀气、便秘等。这些不良反应通常比较轻微,有自限性,服药一段时间症状会自行消失,不需要特殊治疗。偶有文献报道 PPIs 导致过敏性休克、全血细胞减少症、血管炎、支气管哮喘、骨骼肌肉疼痛,甚至横纹肌溶解等严重不良反应,在临床上应予重视。

胃酸具有一系列重要的生理功能,长期强力抑酸可能产生一些不良反应,尤其是对于特殊人群比如老年人群。随着 PPIs 的大量使用,其药物不良反应和潜在风险逐渐浮出水面,目前认为,可能存在以下不良反应。

1. 增加髋部及其他部位骨折发生的风险

PPIs 强力抑酸后影响肠道对钙的吸收,长期钙吸收不足导致机体缺钙,诱发或加重老年人的骨质疏松,易发生髋部及其他部位骨折。

2. 缺铁性贫血

食物中的铁为三价铁,需在酸性胃液中还原成二价铁,才能在小肠中被吸收。长期服用 PPIs 抑制胃酸分泌,影响铁的还原和吸收,导致铁缺乏,引起缺铁性贫血。

3. 维生素 B_{12} 缺乏

胃内酸性环境同样是维生素 B_{12} 吸收的重要条件,长期应用 PPIs 抑制胃酸,可能影响维生素 B_{12} 的吸收,引起巨幼细胞贫血。

4. 低镁血症

PPIs 可造成肠道丢失过多的镁离子进而导致低镁血症。对需长期使用 PPIs 治疗的患者需监测血清镁水平。

5. 感染的风险（肠道感染、肺炎等）

长期使用 PPI，使胃酸浓度降低，酸性减弱，低胃酸可引起胃和近端小肠细菌过度生长，难辨梭状芽孢杆菌和弯曲杆菌感染相关的腹泻显著增加。肠壁渗透性和细菌移位引起自发性细菌性腹膜炎、肺炎等。另外 PPIs 可降低中性粒细胞及自然杀伤细胞的活性，降低机体免疫力，增加感染的风险。

6. 胃底腺息肉

有研究显示，应用 PPIs 达 1 年以上的患者，胃底腺息肉的发生风险是不用 PPIs 患者的 4 倍，停用 PPIs 后息肉可退化、消失。

总而言之，PPIs 是安全有效的抑酸药物，不良反应发生率低，尤其短期小剂量服用。老年人一定要在医生的指导下服用，严格掌握用药适应证，不宜在胃镜等内窥镜检查前，没有明确诊断，盲目过度使用。老年人用药注意事项：①过敏者禁用，肝肾功能不全者应慎重使用。②避免多药合用。③加强用药监测，用药初期注意皮肤过敏反应，用药过程中监测肝肾功能、血钙血镁等，一旦发现异常及时就诊。④不宜长期大剂量使用，根据不同病情，在医生指导下减量或停用。

（林佳瑶）

老年人上消化道出血如何识别和治疗

一、什么是上消化道出血

上消化道出血是指屈氏韧带以上的消化道出血，包括食管、胃、十二指肠或胰胆等病变引起的出血，胃空肠吻合术后的空肠病变出血亦属这一范围。老年人比较常见的病因有急性胃黏膜病变、消化性溃疡、肿瘤等。

二、上消化道出血的临床症状

一般来说，上消化道出血以呕血或黑粪为主，当然也和出血量和速度也有关。少而慢的出血,无明显症状,一般在行呕吐物或粪便的潜血检验时才会发现。如出血量大、速度快,呕出的血液呈紫红色或鲜红色,肠蠕动较快致使出现暗红色甚或鲜红色的血便。如血液潴留胃内一段时间后,呕吐物会呈棕褐色或咖啡渣样。血液停留在肠内较长时间,大便会黑如沥青,又称柏油样便。大量出血或出血持续不止,则出现心慌、冷汗、面色苍白、血压下降以及昏厥等现象,若短期内失血量超过总循环血量的 1/3,可危及生命,死亡率达 10% 左右,老年人往往死亡率更高。

三、老年人上消化道出血的处理

典型的上消化道出血有呕血和黑便不难诊断,若症状不典型,可以结合病史、体格检查、血常规、大便常规、大便隐血、胃镜等检查,能够明确诊断,老年人如果明确了是上消化出血,治疗上主要需要注意以下几点。

(一)饮食调整

若有活动性出血,应该暂时禁食。禁忌饮酒、吸烟,浓茶、浓咖啡不利于消化道炎症的消退和溃疡面的愈合,因而也不宜喝。辛辣及刺激性食物应该避免。牛奶对胃黏膜具有一定的保护作用,但会引起肠胀气。平时宜多吃新鲜蔬菜和水果。

(二)药物调整

如非甾体类抗炎药阿司匹林、抗血小板药氯吡格雷、激素类药物等都会引起上消化道出血,应该避免使用。

(三)去除诱因

严重感染、大手术、大面积烧伤、严重创伤等都是可能的诱因,应该予以去除和积极治疗。

(四)一般治疗

上消化道出血,尤其是呕血者,建议头侧位,防止窒息,必要时吸氧、禁食。少量出血可适当进食流食或半流质。密切观察生命体征,开放静脉通路。

血色素低于 70 g/L、老年人≤80 g/L;收缩压低于 90 mmHg 时,应立即输入足够量的血液。肝硬化患者应输入新鲜血液,老年患者常伴心功能减退,输血需控制输液速度,防止诱发心力衰竭。

（五）止血措施

1. 药物治疗

对上消化道出血疗效最好的药物是质子泵抑制剂(PPI)如奥美拉唑、雷贝拉唑、埃索美拉唑等药物,病情较轻可以选择口服药物,若较为严重应该使用 PPI 针剂。H_2 受体拮抗剂西咪替丁也可以使用,还可以配合使用口服凝血酶。近年来使用生长抑素,对上消化道出血的止血效果较好,不良反应不明显。

2. 三腔气囊管压迫止血

适用于食管、胃底静脉曲张破裂出血。如药物止血效不佳,可考虑使用,但老年人耐受性差难以配合,有较多并发症,目前已经较少使用。

3. 内镜直视下止血

局部注射肾上腺素盐水、电凝止血、钛夹止血等措施都可以酌情使用。

4. 手术治疗

大多数上消化道出血经上述内科处理可停止,如仍然无法控制者可考虑手术治疗。如并发溃疡穿孔、幽门梗阻或怀疑有溃疡恶变者应及时手术。由于老年人身体基础情况差,内科疾病多,并发症和死亡率都较高,因此,选择手术尤其需要谨慎。

（顾　磊）

老年人经常反酸的原因是什么

几乎每个人一生中都会出现反酸的症状,有人发作频繁,每天都会受其困扰，有的人偶然发生，同时还会伴有胃灼热、嗳气、腹部疼痛、消化不良等症状，症状比较频发的患者会严重影响日常生活。引起以上症状最为常见的原因即为胃食管反流病，在老年人中尤为常见，据统计，有 5％～7％的老年人每天发作，每周有症状者为 10％～14％，每月有症状者为 15％～44％。

一、什么是胃食管反流病

胃食管反流病是指胃十二指肠内容物反流入食管引起的以胃灼热、反酸为主要特征的临床综合征，一般可以分为糜烂性食管炎（reflux esophagitis，RE），非糜烂性食管炎（non-ensive reflux disease，NERD)和 Barrett 食管，大部分患者是 NERD 类型。

二、为什么老年人容易患胃食管反流病

（一）下食管括约肌功能减弱

下食管括约肌静息压降低，抗反流能力下降；或者因食管蠕动异常而使食管清除能力降低。

（二）服用了降低食管下括约肌张力的药物

例如抗胆碱能药物、硝酸酯药、钙离子拮抗剂、茶碱等。

（三）长期卧床或者很少运动

（四）其他疾病的影响

例如糖尿病、帕金森病都可以影响胃肠功能。

三、老年人胃食管反流病的临床特点

老年人胃食管反流病的临床症状不典型。典型胃灼热症状少见，消化道外的症状反而比较多。如胸痛有时较为剧烈，可以放射至颈部、后背，需要与心源性胸痛鉴别。也可以表现为声音嘶哑、咽部不适、不明显原因的咳嗽、哮喘，反复发作的肺炎等，尤其是长期卧床的老年患者，出现以上症状，需要考虑到胃食管反流病的可能。

四、老年人胃食管反流病的诊断

常用的检查手段有胃镜、上消化道钡餐、食道压力测定、24 小时食管 PH 监测等，不能耐受侵入性检查的患者可以考虑 PPI 诊断性

治疗。

有典型症状的患者,结合内镜结果,一般诊断并不困难。症状不典型的患者,往往表现为消化道外症状,在老年人中较为常见。

五、老年人胃食管反流病的治疗

(一)改变不良的生活习惯,规律饮食

尽可能吃容易消化的食物,忌食辛辣刺激油腻食物,戒除烟酒,浓茶咖啡等,进餐半小时后尽可能慢走半小时。肥胖的患者应该适当减肥。便秘患者要及时治疗,保持大便通畅。如果夜间反酸较为明显,可以考虑把床头抬高 10～15 cm。

(二)药物因素

很多药物可以引起或者加重反酸,如抗胆碱能药物、硝酸酯、茶碱、α受体阻断药、钙通道阻断药等,尽可能停药或者更换其他替代药物。

(三)药物治疗

(1)首选的药物为PPI类药物,奥美拉唑、泮托拉唑、兰索拉唑、雷贝拉唑、埃索美拉唑等都可以选用,剂量和疗程因个体和病情而异。

(2)H_2受体阻滞剂,如西咪替丁、雷尼替丁等药物,疗效不如PPI,但对于有夜间反酸的患者可以考虑和PPI联用。

(3)胃黏膜保护剂,如铝碳酸镁,可配合使用。

(4)促进胃动力药物,如莫沙比利、伊托必利等,可以促进胃排空,增加食管下括约肌的张力,从而减少反流。

(5)心理治疗。部分患者反酸还可能与心理因素有关,适当的心理咨询和疏导及服用抗焦虑抑郁药物,可以起到事半功倍的效果。

（顾　磊）

如何防治老年人大肠癌

大肠癌包括结肠癌与直肠癌,是常见的恶性肿瘤。近 20 多年来，世界上多数国家大肠癌（主要是结肠癌）发病率呈上升趋势。我国大肠癌发病率上升趋势亦十分明显。

一、老年人大肠癌一般有哪些征兆

老年人大肠癌起病隐匿，早期常仅见粪便隐血阳性，可出现下列临床表现。

（一）排便习惯与粪便性状改变

常为本病最早出现的症状。多以血便为突出表现，有时表现为顽固性便秘，大便形状变细。也可表现为腹泻与糊状大便，或腹泻与便秘交替。

（二）腹痛

也是本病的早期症状，多见于右侧大肠癌。表现为右腹钝痛，或同时涉及右上腹、中上腹。因病变可使胃结肠反射加强，可出现餐后腹痛。大肠癌并发肠梗阻时腹痛加重或为阵发性绞痛。

（三）腹部肿块

肿块位置取决于肿瘤所在部位。

（四）直肠肿块

因大肠癌位于直肠者占半数以上，故直肠指检是临床上不可忽视的诊断方法。多数直肠癌患者经指检可以发现直肠肿块，质地坚硬，表面呈结节状，有肠腔狭窄，指检后的指套上有血性黏液。

（五）全身症状及并发症

可有贫血、低热，晚期患者有进行性消瘦、腹水等。左、右侧大肠癌临床表现有一定差异。一般右侧大肠癌以全身症状、贫血和腹部包块为主要表现，左侧大肠癌则以便血、腹泻、便秘和肠梗阻等症状为主。并发症见于晚期，主要有肠梗阻、出血及癌肿腹腔转移引起的相关并发症。左侧大肠癌有时会以急性完全性肠梗阻为首次就诊原因（图 3 - 5）。

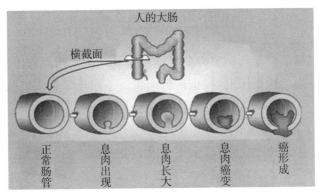

图 3 - 5　大肠癌变过程

二、老年人大肠癌如何才能早期发现

（一）健康体检

定期去医院进行检查很有必要。目前较常用的筛查手段有肛指检查、大便隐血检查,其中免疫法粪便潜血试验不受食物和药物影响,检测敏感性和特异性较化学法粪便潜血试验高;粪便 DNA 检测的敏感性较免疫法粪便潜血试验高,但特异性降低。筛查发现问题的老年人及高危人群应选择肠镜检查。

（二）积极治疗相关性疾病

如发现大肠腺瘤性息肉、溃疡性结肠炎等应进行积极治疗。

（三）有家族史

如大肠息肉综合征或家族遗传性非息肉大肠癌或一级血缘亲属中有大肠癌者,应定期行大便隐血试验及肠镜检查,这是目前早期诊断大肠癌的有效手段。必须强调的是,许多早期大肠癌并没有症状,千万不能认为,没症状就是没病。

三、老年人大肠癌的治疗方法

大肠癌的治疗关键在早期发现与早期诊断,从而获得根治机会。

（一）外科治疗

大肠癌的唯一根治方法是癌肿的早期切除。对有广泛癌转移者,如病变肠段已不能切除,则应进行捷径、造瘘等姑息手术。

(二)经结肠镜治疗

结肠腺瘤癌变和黏膜内的早期癌可经结肠镜用高频电凝切除。结肠癌并发急性肠梗阻时,也可行内镜下结肠支架置入解除急性肠梗阻。

(三)化学药物治疗

老年患者选择化疗方案的原则始终是争取疗效的最大化和不良反应的最小化。早期癌根治后一般不需要化疗。目前,多种化疗药物及靶向药物(贝伐单抗、西妥昔单抗等)联合应用,使化疗有了多种选择方案也提高了化疗的整体效果。

(四)放射治疗

用于直肠癌,术前放疗可提高手术切除率和降低术后复发率;术后放疗仅用于手术未达根治或术后局部复发者。

(五)手术后的肠镜随访

鉴于术后有可能发生其他部位的多源性大肠癌,故主张术后仍需密切随访肠镜。

四、健康的生活方式有利于预防大肠癌

(一)改进饮食习惯

从预防大肠癌的角度,欧洲癌症预防组织和国际营养学联盟提出了如下饮食建议。

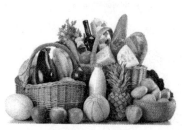

图3-6 蔬菜水果

(1)减少高脂肪、高蛋白类食物的摄入,增加绿色叶类和根类蔬菜、水果的摄入(图3-6)。

(2)多吃淀粉和纤维多的食物(如粗粮、蔬菜和水果等)。

(3)多吃新鲜食物,少吃腌、熏食物,不吃发霉食品,少饮含酒精饮料。

(4)保持适当的体重。

（5）每天的食盐摄入低于 5 g。

（二）应积极防治大肠癌的前期病变

对结肠腺瘤性息肉,特别是家族性多发性肠息肉病,须及早切除病灶。

（三）注意随访

对病程长的溃疡性结肠炎应注意结肠镜随访。

（四）保持良好的排便习惯

注意保持排便通畅。

（五）养成良好的生活习惯

戒酒戒烟,劳逸结合,适当运动,乐观处世,保持良好心境。

（王悦之）

如何早期发现老年人胰腺癌

胰腺癌是一种恶性程度极高的消化系统恶性肿瘤,有人称其为"癌中之王"。在我国,近年来胰腺癌的发病率呈逐年上升趋势,患者群主要为老年人,80%的患者确诊时超过 60 岁,男女比例为 2∶1,胰腺癌 5 年生存率不到 6%,中位生存期只有 6 个月。由于胰腺的解剖位置特殊及胰腺癌的生物学特性,早期往往无特异性症状。但如果能争取早期发现,手术治疗是唯一可能根治胰腺癌的手段。然而老年人群对疾病敏感性低,疾病早期症状更不明显,多数患者就诊时已属中晚期,大大影响了胰腺癌的治疗和预后。

那么对于老年人如何做到早期发现胰腺癌呢? 出现以下预警信号大家一定要高度重视。

1. 腹痛

腹痛是胰腺癌的主要症状,60%~80% 的患者会出现持续或间断性的上腹部疼痛,肿瘤在胰头(胰头癌)通常为右上腹痛,胰体尾部癌则偏左,疼痛可牵扯到腰和背部,呈束带状。典型的胰腺癌腹痛在仰卧时加重,特别在夜间尤为明显,患者会坐起或向前弯腰、屈膝以求减轻疼痛。

2. 消化道症状

最常见为食欲变差、饮食量明显减少,其次有恶心、呕吐,可有腹泻或便秘等。

3. 消瘦、乏力

患者可出现明显消瘦,体重可以在数月内下降 10～20 斤或者更多,伴有全身无力(乏力),需引起高度警惕。

4. 黄疸

眼睛和皮肤发黄,尿色黄,医学上称之为"黄疸",黄疸属于梗阻性,伴有深黄色小便和陶土色大便,胆红素升高还会引起顽固性的皮肤瘙痒。少数黄疸患者可在右上腹触及肿大而无压痛的胆囊,应该立刻引起注意,医学上称其为 Courvoisie 三联征,对胰头癌有诊断意义。

5. 症状性糖尿病

少数患者起病的最初表现为糖尿病,可先于腹痛、黄疸等症状出现。如果糖尿病患者出现不明原因的血糖明显波动,也应进行相关检查。

6. 其他

不明原因的低热,腹胀,面色苍白(贫血),锁骨上、腋下或腹股沟触到肿大发硬的淋巴结等,无明显诱因的血栓性静脉炎或动脉血栓等,都可能是胰腺癌的表现。

基于胰腺癌患者的发病特点,目前认为,40 岁以上、无诱因腹痛、饱胀不适、食欲不振、消瘦、乏力、腹泻、腰背部酸痛、反复发作性胰腺炎、无家族遗传史的突发糖尿病,应警惕胰腺癌可能。

老年人,尤其是高危人群,如家族中有消化系统肿瘤者、长期大量吸烟酗酒者、高脂肪高动物蛋白饮食者等,如出现以上症状,应该及时到医院就诊检查。有些胰腺癌早期可能没有任何自觉症状,健康体检就显得更为重要了,建议每年体检 1～2 次,包括胰腺 CT,消化道肿瘤标志物等。肿瘤标志物中 CA199 是胰腺癌的首选肿瘤标志物,作为胰腺癌辅助诊断的一个比较特异和敏感的检测指标,其阳性率为 85%～95%。其他消化道肿瘤标志物如 CEA、CA125 等也有助于胰腺癌的诊断,但是其检测敏感性和特异性低于 CA199。如果体检发现 CA199 升高,或胰腺有占位病灶,要进一步检查胰腺薄层 CT、胰腺磁共振、MRCP 或 PET-CT 检查等。

(林佳瑶)

老年人便血应警惕哪些疾病

血液由肛门排出,大便带血或全为血便,颜色鲜红、暗红,或呈柏油样,或大便无外形改变而潜血阳性,均称为便血。老年人便血常无明显疼痛症状,容易被忽视,而且痔疮和肠癌的早期症状都是便血,二者的症状非常相似,临床上凭肉眼观察难以准确区分。曾有些老人反复出现便血,但是没引起重视,就诊时已经是肠癌晚期,非常可惜。所以,多了解便血潜藏的健康危机,才能做到早发现、早治疗、早康复。

一、引起老年人便血的原因很多,常见下列疾病

（一）下消化道疾病

老年人便血较常见的有肠癌、肠道息肉、痔、肛裂、缺血性结肠炎、细菌性痢疾、溃疡性结肠炎、结肠憩室炎等。

（二）上消化道疾病

最常见为消化性溃疡,其次有急性糜烂出血性胃炎、胃癌等,其他常见的原因还有食管胃底静脉曲张破裂或门脉高压性胃出血等。有些临近组织如胆道系统肿瘤及壶腹部肿瘤均可引起大量血液流入十二指肠导致便血。

（三）全身性疾病

白血病、血小板减少性紫癜、血友病等。

二、如何根据便血颜色鉴别常见疾病

便血颜色可因出血部位不同、出血量的多少以及血液在肠腔内停留时间的长短而异。如出血量多、速度快则呈鲜红色；若出血量小、速度慢，血液在肠道内停留时间较长，则可为暗红色。上消化道出血多表现为黑便。消化道出血每日在 5 ml 以下者，无肉眼可见的粪便颜色改变，称为隐血便，隐血便须用隐血试验才能确定。

（一）鲜红色

多为即时出血，血液流出血管外很短时间就经肛门随粪便排出，或便后直接流出。流出的血液外观类似外伤出血，颜色鲜红或紫红、暗红，时间稍久后可以凝固成血块。鲜血便常见以下疾病。

1. 痔疮

各期内痔和混合痔均可引起大便出血，一般为粪便表面附有鲜血或便后滴血。

2. 肛裂

一般是便后擦手纸带血，大部分伴有疼痛，也有少部分肛裂无痛，有时也会滴血。

3. 缺血性肠炎

除了鲜血便，还伴有腹部疼痛和腹泻的症状，是老年患者常见的便血原因。这类患者一般有高血压、糖尿病、高脂血症、心房颤动等危险因素。

4. 直肠息肉或肿瘤

多为无痛性大便出血。排便时出血，排便结束后停止，量多少不等。一般血液不与粪便相混，如息肉位置高、数量多，也可与粪便相混。

（二）脓血便

即排出的粪便中既有脓液，也有血液，血液较稀薄，有时含有大量黏液。脓血便或含有黏液的血便，往往见于直肠或结肠内的肿瘤及炎症。以下是几种常见疾病。

1. 直肠癌

血色较新鲜或暗红色,粪便中可有黏液,往往血液、黏液、粪便三者相混。

2. 结肠癌

随病程延长逐渐出现大便出血,多为含有脓液或黏液的血便,血色较暗。患者除了便血,也可伴有腹部肿块,大便变细,腹部疼痛,大便习惯改变等症状。

3. 溃疡性结肠炎

黏液便或脓血便,可同时伴有左下腹痛或下腹疼痛。

（三）黑便

黑便是指大便呈黑色或棕黑色,又称为柏油样便,为上消化道出血最常见的症状,往往伴有呕血、心悸、乏力、贫血等其他症状体征。

1. 消化性溃疡

患者平时可有中上腹痛、嗳气、腹胀等消化不良的症状,部分患者伴有呕血。另外需要注意的是老年患者中心脑血管疾病的发病率逐年上升,NSAIDS、抗血小板、抗凝药物的应用较广泛,而这些药物最显著的不良反应就是引起不同程度的消化道黏膜损伤和消化道出血。

2. 胃癌

早期胃癌多数无明显症状,随着肿瘤生长,可出现上腹不适,进展期上腹痛加重,但一般无明显周期性和节律性,可有呕血和黑便,如出血量不大,一般在检查大便隐血时才能发现。

3. 食管胃底静脉曲张

多有肝硬化病史,患者可有蜘蛛痣及肝掌,便血可能与肝硬化门脉高压有关。此类患者严重者可出现急性大量出血,甚至危及生命。

三、便血需要做哪些检查

胃肠镜检查是诊断便血的主要方法,若患者无严重心、脑、肺疾病及休克等情况,便血患者均应行胃肠镜检查,以尽快明确病因,及时治疗,以免延误病情。对于胃肠镜检查未发现病灶者,可进一步行腹部 CT、小肠镜、胶囊内镜、介入治疗,必要时反复检查,以最大限度降低漏诊率。

(王悦之)

老年人胃癌手术前后饮食应该注意什么

胃是人体重要的消化器官之一,胃癌(见图 3-7)是常见的恶性肿瘤,可能和胃息肉、胃溃疡、饮食、环境、遗传等因素有关。确诊胃癌后,如果患者条件允许,首选手术治疗。手术前后饮食是否正确,对于手术是否能够成功和术后的恢复都非常重要,那么手术前后患者的饮食应该注意些什么?

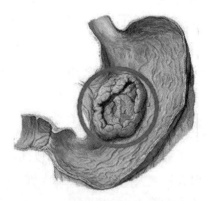

图 3-7 胃癌

一、术前饮食指导

术前患者应食用易消化,含蛋白质、脂肪较丰富的食物;减少摄入粗纤维含量高和不易消化的粗糙食物;禁烟、酒、辛辣刺激性食物。

一般术前 3 天进食流质饮食,术前 10～12 小时禁食、禁水。

二、术后饮食指导

患者在胃癌手术后,胃的运动、贮存及分泌功能发生了不同程度的变化,可能出现倾倒综合征、低血糖、体重下降和贫血等并发症。为了适应消化道重建,饮食应注意逐渐过渡,从稀到稠、少食多餐、定时定量、从量少到量多、从低热量到高热量,使糖、蛋白质、脂肪的摄入逐渐与机体需要相适应。术后饮食是否正确对老年患者顺利康复至关重要,应注意以下这些问题。

(一)禁食

术后需禁食,待肠蠕动恢复,肛门排气,拔除胃管后当天可少量饮水,每次 4～5 汤匙,2 小时一次。

(二)清流质饮食

患者如无不适反应,次日可给适量清流质饮食,每次 50 ml～80 ml,总量逐步增加,不宜增加过快,应该注意避免给予牛奶、豆浆类食物,以免出现肠胀气。

(三)全量流质饮食

如无不适,第 3 日可给全量流质饮食,每次 100～150 ml,每日 6～7 餐。饮食原则为食物无刺激性,少食多餐。每 2～3 小时进食一次,宜选不宜胀气、甜淡适宜的食物,如鸡蛋汤、米汤、菜汤、藕粉等。餐后宜平卧 20～30 分钟。

(四)低脂半流质饮食

若患者术后恢复良好,约两周后可进食低脂半流质饮食,如稀饭、面条、馄饨等,每日 5～6 餐。饮食原则为呈半流质状,其蛋白质含量达到正常需要量,纤维含量极少,少量多餐。

(五)软质饮食

患者出院后可进食软质食物,主食与配菜宜选营养丰富,易消化食物,忌食生冷、油煎、酸辣等刺激、易胀气的食物,患者应细嚼慢咽,多食新鲜蔬菜水果和富含优质蛋白的食物,不吃高脂食物,腌制品、适量补充铁剂和维生素,禁忌烟酒,饮食有规律。

(六)干稀分离

进餐时只吃较干食物,不喝水,进餐后 30 分钟再喝水可避免食物快速进入小肠,并能够缓慢通过小肠,促进食物进一步吸收。避免高糖半流质食物,少食多餐,进食时宜较慢,餐后平卧半小时左右。做到以上可以一定程度上避免倾倒综合征出现。

倾倒综合征指患者在胃部手术尤其是胃癌毕 2 式手术后,进食 1 小时左右出现的腹部症状和全身性症状。腹部症状有腹胀、不适感、腹痛及腹泻;全身性症状有乏力、恶心、眩晕、头痛、心悸、呼吸困难及出汗等。其发生机制主要为:胃容量的减少;控制胃排空的幽门缺失;胃空肠吻合术后食物直接进入空肠,使十二指肠反馈性抑制胃排空功能丧失等。

(七)恢复普通饮食

术后 3~6 个月后患者可逐渐据身体情况恢复到普通饮食。饮食内容以低渣、温和、易消化为原则,少食多餐,并避免过甜、过咸饮食,如进食后出现恶心、腹胀等症状,应暂停进食。

（顾　磊）

老年人如何正确服用阿司匹林

阿司匹林(Aspirin)是大家非常熟悉的一种药物,其具有良好的解热镇痛作用,广泛应用于治疗疼痛、风湿性疾病,还能抑制血小板聚集,用于预防和治疗缺血性心脏病、脑血管栓塞,一般在放置支架术后也常规使用,而且价格相对比较便宜,很受广大患者欢迎,尤其在老年患者中应用较多,被称为"万能药"。但是,在阿司匹林使用过程中,也会给患者带来很多困扰,比如胃部不适、消化道出血等并发症,需要引起注意。

一、哪些人适合服用阿司匹林

对于心脑血管疾病的中、高危人群及大部分血压控制稳定的高血压患者,非瓣膜性房颤患者及颈动脉狭窄患者,如果无明确禁忌证,阿司匹林可用作一级预防。对于已有心脑血管疾病的患者,使用阿司匹林能降低心肌梗死、卒中以及死亡的风险。有轻、中度高血压的患者,同时服用阿司匹林可以预防心血管事件发生。有疼痛、发热、风湿性疾病的患者也可以临时或者长期服用阿司匹林。

二、使用阿司匹林有可能发生的不良反应

阿司匹林的消化道反应可能是最为常见的不良反应,可以有恶心、呕吐、腹痛等症状,消化性溃疡和消化道出血症状比较常见。神经系统不良反应可表现为,服用剂量较大时会眩晕、耳鸣、头痛,甚至出现惊厥、昏迷。长期使用阿司匹林还可能带来肝肾功能损害。少数患者对阿司匹林过敏,甚至引起哮喘。

三、哪些情况不宜服用阿司匹林

(一)绝对禁忌证

活动性消化性溃疡、重度胃炎、活动性消化道出血、脑出血、血友病、比较明显的肝肾功能损害等都应该禁忌使用。妊娠期妇女因为可能引起胎儿异常,还可能延迟分娩,故分娩前3个月禁忌使用。为防止出血,手术患者术前1周应该停用阿司匹林。对阿司匹林过敏者禁用。

(二)相对禁忌证

有消化性溃疡或上消化道出血史的患者建议慎用阿司匹林。因为阿司匹林在体内的分解产物会阻碍铁的吸收,因此缺铁性贫血患者不宜服用。以上患者可以考虑使用其他替代药物治疗,若必须使用,则需要密切监测不良反应。

四、老年人服用阿司匹林的正确方法

(一)个体化治疗

无明显禁忌证的老年患者服用阿司匹林时,建议首先确定适合自己的剂量,强调个体化治疗,使用最小的有效剂量同时尽可能减少

不良反应,比如治疗心绞痛一般每天需要 75 mg,预防脑卒中每天需要 50 mg 才会有效果,小剂量(每天 75 mg～150 mg)的获益/风险比最高。当每天剂量＞325 mg 或 500 mg 时出血的风险会明显增高。身高体重不同的患者需要适当增减,不同个体还存在对药物代谢的差异。过大的剂量并不能给患者带来益处反而不良反应会明显增加。

（二）服药的时间和剂型选择

普通剂型的阿司匹林尽可能饭后服用,同时较多饮水,减少对胃肠道的刺激。肠溶片应该在餐前空腹服用,因为该药的肠衣在空腹状态下的胃内强酸性环境中不会崩解,到了十二指肠内的碱性环境下方能崩解,故不会对胃黏膜产生直接的刺激和损伤。若餐后服用,食物会改变胃内的酸碱环境,可能导致阿司匹林在胃内崩解,从而产生胃部不良反应。

（三）药物之间的相互作用

老年人服用药物多,也需要注意阿司匹林和其他药物的相互作用。激素类药物本身会引起消化道溃疡,和阿司匹林联用会增加消化性溃疡的风险。部分降糖药物如优降糖(格列本脲)和阿司匹林联用可能增强降糖效果而引起低血糖。镇静药物如鲁米那(苯巴比妥)则会降低阿司匹林疗效。

（四）定期监测复查

老年患者服用阿司匹林时,应该定期监测血常规、肝肾功能、血小板聚集率、大便隐血等指标,若发现不良反应,应及时停药、换药或减量,并积极处理不良反应。

（顾 磊）

老年人慢性腹泻的原因有哪些

老年人腹泻,是一组由多病因、多因素引起的消化道疾病,临床可见排便次数增多,粪质稀薄,或带有黏液、脓血、未消化的食物。腹泻可分为急性与慢性两种,超过两个月或症状反复发作者属慢性腹泻。

一、老年人慢性腹泻的常见病因

（一）消化系统疾病

1. 胃部疾病

如慢性萎缩性胃炎、胃手术后及胃癌等,由于胃酸缺乏,食物在胃内停留时间较短,使食物消化受影响而引起腹泻。

2. 肠道感染

如慢性细菌性痢疾、肠道霉菌病和病毒感染等。

3. 肠道非感染性病变

如炎症性肠病、肠易激综合征、结肠多发性息肉、吸收不良综合征等。

4. 肠道肿瘤

肠道恶性肿瘤,患者除有腹泻还有腹痛或者腹部肿块、便血等症状。

5. 消化系统其他疾病

如慢性胆囊炎、胆石症、胰腺炎或其他胰腺疾病,可因脂肪消化不良而导致脂肪泻、大便恶臭、有泡沫和脂肪油滴。

（二）全身性疾病

老年人慢性腹泻病因除了消化道本身疾病外,也要考虑到全身性疾病,这点常被忽略。最常见伴有慢性腹泻的全身性疾病如下。

1. 糖尿病

可有多饮多食多尿的症状,监测血糖不难发现。

2. 甲状腺亢进

甲亢患者胃肠道蠕动加快,食物吸收不完全,容易导致慢性腹泻,可有突眼、消瘦、甲状腺肿大等症状,可查甲状腺功能和超声检查明确诊断。

3. 肝硬化

有肝炎史,肝脾肿大或有腹水者应警惕,查腹部 CT、B 超、肝功能等可确诊。

4. 尿毒症

多有慢性肾病史,可做尿常规及肾功能等检查。

5. 药物

不少药物可引起慢性腹泻,易被忽略,在老年人中,最常见的是抗生素相关性腹泻,腹泻常发生于抗生素治疗的过程中或停药后 1~2 周内,临床上表现为腹泻和假膜性肠炎两种类型,前者病情较轻,后者严重,大便中可见漂浮的假膜。

其他可导致慢性腹泻的药物还有利血平、甲状腺素、洋地黄类药物、利胆片和某些抗肿瘤药物等。

二、如何预防老年人慢性腹泻

(1)防止进食腐败、不新鲜、不洁之食物。

(2)急性腹泻者,应及时治疗,切勿拖延。

(3)老年人饮食量以七八成饱为宜,或少量多餐。吃清淡易消化吸收、富有营养之食物,避免暴饮暴食、过凉的食物,腹部要注意防止受凉。

三、老年人慢性腹泻的治疗方法

腹泻只是症状.病因治疗是根本。

(一)病因治疗

应积极治疗原发疾病,例如肠道细菌感染,应选用相应的抗生素治疗;对乳糖不耐受者饮食中应避免乳制品、对乳糜泻患者应予无麦胶饮食、抗生素相关性腹泻应及时停用原抗菌药物、服用调整肠道菌群药物,必要时加用万古霉素和甲硝唑治疗、胃泌素瘤患者应予抑酸剂和手术切除肿瘤等。

(二)支持和对症治疗

1. 纠正水、电解质和酸碱平衡失调

如病情较重,有明显消瘦、衰竭或病因难以去除及无法在短期内去除者,应配合静脉补充营养,必要时给予全肠外营养支持治疗。

2. 止泻药

轻症患者可选用吸附药如蒙脱石散剂等,重症患者可使用苯乙哌啶(地芬诺酯)或洛哌丁胺等。中药如黄连素(小檗碱)、香连片等效果也较好。但切记腹泻主要还应针对病因治疗,止泻药不可盲目使用需要在医生指导下用药。

3. 肠道微生态制剂

肠道菌群紊乱可导致腹泻,长期腹泻也会引起正常肠道细菌减少。目前大量的临床研究均表明益生菌(图3-8)和益生元能调节肠道菌群,改善肠道微生态环境,可作为相关慢性腹泻的主要治疗或辅助治疗。

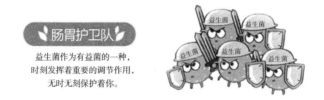

肠胃护卫队

益生菌作为有益菌的一种,时刻发挥着重要的调节作用,无时无刻保护着你。

图3-8 益生菌保护肠道

4. 生长抑素

适用于类癌综合征、VIP瘤和其他内分泌肿瘤引起的腹泻,对特发性分泌性腹泻也有一定疗效。

(三)替代疗法

主要是针对胰源性消化不良,治疗需补充胰酶。各种胰酶制剂的脂肪酶、蛋白酶、淀粉酶的含量不同,可根据病情选择,应该在进餐时服用,并根据临床症状调整用药剂量。

(王悦之)

老年人结肠息肉如何防治

结直肠癌是常见的消化系统恶性肿瘤，严重威胁着人类的健康。我国结直肠癌的发病率和死亡率正逐年升高，且有年轻化趋势。结直肠癌大多由结直肠息肉发展演变而来，结肠镜下切除息肉以及结肠镜预防性筛查能有效降低结直肠癌的发病率和死亡率。

息肉指突出于肠腔表面的隆起，以结直肠多发，根据息肉与肠壁的附着关系可分为带蒂息肉、亚蒂息肉和广基息肉。随着年龄的增长，肠道息肉的检出率呈增加趋势，有研究表明，老年人群结肠息肉的发病率是中青年人群的 6 倍左右（图 3－9）。

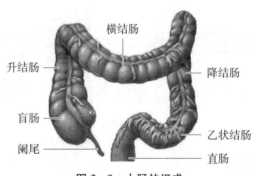

图 3－9　大肠的组成

一、结直肠息肉的分型

根据世界卫生组织消化系统肿瘤分类，结直肠息肉分为腺瘤、增生性息肉和错构瘤。

（一）腺瘤

腺瘤分为管状腺瘤、管状绒毛状腺瘤、绒毛状腺瘤。各种息肉的细胞均有可能发生一定程度的异型性，以绒毛状腺瘤多见。

家族性腺瘤性息肉病（familial adenomatous polyposis，FAP）常

见表现是各种息肉，胃和十二指肠频发，偶尔会伴随各种肠外表现。该疾病是由 5q21 染色体上的 APC 基因所导致，该基因在患者中 100% 表达，后代约有 50% 的遗传概率，有癌变倾向。

（二）增生性息肉

主要为锯齿状腺瘤，分为广基锯齿状腺瘤和传统锯齿状腺瘤。90% 的锯齿状腺瘤 < 3 mm，组织学上呈锯齿样外观，通常被视为良性息肉，一般情况下没有恶变倾向。但是，目前已从锯齿状腺瘤中找到肿瘤细胞的存在，以右侧结肠多发，老年女性和吸烟是其相关的危险因素。

（三）错构瘤

包括 Cowden 相关性息肉、幼年性息肉、Peutz-Jeghers 综合征。

二、结肠息肉有哪些症状

大多数患者无明显症状。少数患者有间断性便血或大便表面带血，多为鲜红色，致大出血者少见。继发炎症感染者可伴多量黏液或黏液血便，可有里急后重、便秘或便次增多，长蒂或位置近肛者可有息肉脱出肛门。少数患者可有腹部闷胀不适、隐痛等症状。直肠指诊可触及低位息肉。

三、结直肠息肉的诊断方式

结直肠息肉（图 3 - 10）的诊断对结直肠癌的二级预防有着关键意义。钡灌肠检查曾经是低位胃肠疾病诊断的主要方法，但是阳性率较低。

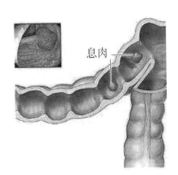

息肉

目前，结肠镜检查被认为是结直肠疾病筛检的金标准，是检查高危人群的首选，并可以通过内镜进行息肉切除。CT 仿真结肠镜是近年兴起的一种无创检查方法，具有一定优势，但是在结直肠上皮内肿瘤的诊断中只能起到一定

图 3 - 10 结直肠息肉

的补充作用,而不能完全取代结肠镜。

四、结直肠息肉的治疗措施

通过干预结直肠息肉的自然疾病史,可以减少甚至避免结直肠癌的发生。目前主要有内镜下治疗、手术治疗和药物治疗。

(一)内镜下治疗

内镜治疗为目前常用方法,包括镜下套扎或电切。此外还有微波、氩气凝固术、激光治疗等切除手段。对于较大的息肉或无蒂息肉,内镜联合腹腔镜治疗也取得了较好的效果。

(二)手术治疗

结直肠切除肛管吻合重建已成为最常用的推荐术式,主要针对家族性结肠息肉病和息肉有癌变患者。

五、肠道息肉如何预防

(1)多吃水果、蔬菜和谷物。

(2)戒烟戒酒。

(3)坚持体育锻炼,保持健康体重。

(4)有研究认为非甾体类抗炎药可减少结直肠腺瘤的发生,但是临床证据有限,并且存在药物的不良反应。

(5)应对压力保持良好的心态,劳逸结合。

(6)不要食用被污染的食物,如被污染的水、农作物、家禽鱼蛋、发霉的食品等,防止病从口入。

六、结直肠息肉切除后的随访

大肠腺瘤切除后监测若为高危腺瘤(有绒毛组织或高度异型增生或直径≥10 mm,或数量≥3 个的腺瘤以及直径≥10 mm,或伴异型增生的锯齿状息肉)的患者应在 3～6 个月内复查结肠镜,其他类型的息肉则建议 1～3 年内复查。

(王悦之)

老年人中上腹痛的原因有哪些

腹痛(abdominal pain)是临床上极其常见的症状。老年腹痛以中上腹痛较多见,其病因复杂、临床表现多样,除部分患者症状、体征典型,能较快明确诊断外,多数老年患者难于在短时间内明确诊断,易漏诊或误诊。尤其老年患者病情变化快,预后差,更需关注。

一、老年人中上腹痛的临床特点

老年人腹痛症状和体征与年轻人明显不同。老年腹痛有如下特点。

(1)腹痛程度不同,病情变化快,反复发作。

(2)症状与体征不一致,往往腹痛较轻或无痛,缺乏特异性。

(3)发病短期内血象正常或稍高。

因此,老年人出现腹痛症状时,应考虑多种疾病可能。心电图、胸部 X 线检查、血生化和心脏彩超等辅助检查对腹腔外器官致腹痛意义重大。

二、老年人中上腹痛的原因如何识别

(一)消化系统疾病

1. 急性胆囊炎

右上腹持续性疼痛、发热、呕吐为急性胆囊炎常见症状,若并发急性化脓性胆管炎,部分患者将出现休克的症状。但相当一部分老年患者无明显腹痛出现。因此,及早行相关检查对诊断老年急性胆囊炎至关重要。

2. 急性胰腺炎

老年人急性胰腺炎的病因包括酗酒、胆道疾病、感染、高甘油三酯血症等。老年患者多表现为恶心、呕吐、脱水和中上腹部疼痛。可查血清淀粉酶、腹部 B 超和 CT 诊断。

3. 急性胃肠炎

腹痛以上腹部与脐周部为主,呈持续性急痛伴阵发性加剧。常伴恶心、呕吐、腹泻,亦可有发热。结合发病前可有不洁饮食史不难诊断。

4. 消化性溃疡及穿孔

非甾体类消炎药和幽门螺旋杆菌感染是老年人消化性溃疡最重要的危险因素。老年患者常无明显腹痛症状,以急性穿孔为首发症状。发生穿孔时,患者表现为腹痛突然发作,多位于上腹部,伴有腹部强直。腹部 X 线、CT 扫描等有助于诊断。

5. 肠梗阻

肠梗阻患者多表现为腹胀、呕吐、腹部绞痛,甚至停止排便排气,腹部可触及包块。腹部 X 线对于诊断肠梗阻具有重要意义。

6. 消化系统肿瘤

老年人群是恶性肿瘤的高发人群,例如肝癌、胃癌、食管癌、胰腺癌或者胆囊癌都会引起上腹部疼痛,根据疾病发展的快慢、发生的部位、肿瘤生长的时间,其症状也有所不同。早期消化系统肿瘤可以无任何症状,多在健康检查时偶然发现。中晚期肿瘤一般会有梗阻的症状,伴有呕血、体重下降、便血、腹部包块等。如出现以上情况,应该及早就医。但是如果有以下预警信号,如不明原因的体重下降、无规律的腹痛,或出现便血及无法解释的大便潜血阳性,也应该及时就医,做胃肠镜检查及 CT 检查,明确病因。

7. 缺血性肠炎

缺血性肠炎多见于老年人,主要表现为便血、腹泻、腹部阵发性疼痛等症状,容易误诊为急性肠炎、肠道内出血等疾病,行肠镜检查及肠系膜血管造影可明确诊断。

(二)非消化系统疾病

1. 腹主动脉瘤

吸烟、高血压、外周血管疾病和具有家族史的老年人更易发生腹主动脉瘤。腹主动脉瘤破裂三联症为低血压、背痛和搏动性肿块。可行急诊 CT 扫描,以便判断是否存在主动脉夹层动脉瘤。

2. 急性心肌梗死

我国老年人群中有 1/3～1/4 的急性心肌梗死患者症状不典型，而是以消化系统表现就诊，极易被认为是消化系统疾病，故老年人腹痛一定不能排除急性心肌梗死的可能。多数患者都有心绞痛的病史，近期加重或频繁发作。发病时突然发生胸骨后或心前区剧烈疼痛，持续时间长，并且大汗淋漓。有时疼痛可放射到左肩和左上肢，有的可表现为恶心、呕吐、腹泻等。

3. 输尿管结石

输尿管结石的患者表现为上腹痛，伴有血尿、肾区叩击痛等症状，泌尿系彩超可见输尿管结石，尿常规可见红细胞。

总而言之，由于老年人群较为特殊，很多疾病临床表现都不典型，而腹痛可能是很多危重疾病的先兆。当出现腹痛时，千万不可掉以轻心，不要以为只有肠胃病会引起腹痛，一定要及早就医，以免延误病情。

（王悦之）

老年人体检发现肝囊肿要紧吗

老王今年做体检时，腹部 B 超提示：肝右叶见一个 1.0 cm×1.2 cm 囊性无回声区，边界清晰、内透声好、无血流信号，结论是肝囊肿。虽然肝功能、肿瘤标志物等检查指标都正常，最近也没有任何不适症状，但他仍然紧张焦虑了起来，肝囊肿到底是什么？是肝脏肿瘤吗？严重吗？

肝囊肿最早被人们所认识是通过外科手术以及尸体解剖，如今，随着影像学技术的发展和普及，藏在肝脏里的囊肿可以被 B 超、CT 及时发现，肝囊肿成了临床上的常见病。通俗地说，肝囊肿就是肝脏上的水泡，可以完全在肝脏深部，也可以突出肝脏表面。囊肿一般是封闭的腔隙，内含液体（囊液），和周围的肝内胆管系统、肝动静脉和门静脉系统是不相通的。囊肿的大小差异悬殊,有像排球一样大的,也有像黄豆一样小的,但以直径几毫米至几厘米的最多见。囊肿在数量上可以是单个的,也可以是多发的。

肝囊肿是从何而来的呢?一般认为囊肿是起源于肝内胆管。在胚胎发育期,一些多余的胆管自行退化,并逐渐与周围胆道分隔开来,不再相通,形成独立的水泡样结构。因此,肝囊肿属于先天性发育异常,不是到了老年才发病的,如果在青年或中年时期做肝脏 B超,往往就能发现此时已经有肝囊肿的存在了。

肝囊肿的症状和囊肿的大小、位置、是否受到外力撞击,以及是否继发感染等因素有关。大多数肝囊肿并不生长处于静止状态,有些生长缓慢,多数患者无明显症状,仅在体检时被偶然发现;而有些较大囊肿突出肝脏表面,患者在右上腹摸到肿块而就诊。有些肝囊肿可能压迫胆管出现黄疸,压迫胃和十二指肠,引起消化不良、恶心呕吐等症状。极少数的巨大肝囊肿,挤压正常肝组织,可以出现腹水、门静脉高压甚至肝功能衰竭。有些患者腹部受到较大外力撞击时,囊肿可发生破裂,囊内液体继发感染,可出现畏寒、发热、腹痛等类似肝脓肿或腹膜炎的症状。但是以上情况较为少见。

肝囊肿其中有一种特殊类型,称为多囊肝,即多发性肝囊肿(图3-11)。多囊肝可同时合并多囊肾,同时在胰腺、脾脏、甚至肺及女性卵巢都有囊性病变。这是一种常染色体显性遗传病,如果家族中有多囊肝的患者,建议可以查一下其他部位是否也有囊性病变。家族中其他亲属也应去医院做一下相关检查。

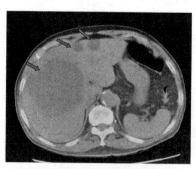

图 3 - 11 多发性肝囊肿

肝囊肿是良性的还是恶性的?良性的。肝囊肿将来会癌变吗?一般不会发生癌变。但要注意,首次发现肝囊肿时,一定要明确诊断,与囊肿样肝癌及其他肝内占位性病变,比如肝脏肿瘤、肝脏血管瘤、肝脏某些寄生虫病等进行鉴别。其次要定期随访。肝脏 B 超是首选的最简单易行、无创又费用低廉的方法,有经验的 B 超医生能准确地判断肝内病灶的性质,可明确囊肿大小、数量和位置,给予临床医生很有价值的参考。每半年到一年复查一次肝脏 B 超。较小的肝囊肿无须治疗,较大的囊肿(5 cm 以上)建议到肝胆外科密切随访,必要时可采用 B 超引导下穿刺抽液,再注入纯酒精抑制囊肿生长的方法进行治疗。如出现压迫、破裂出血或继发感染的症状等,立刻急诊就诊,并告知医生肝囊肿病史。

(林佳瑶)

老年人肝功能异常的常见原因有哪些

　　老年人在体检和就医过程中常常会检查肝功能,肝功能异常意味着肝脏细胞出现损伤。那肝脏损伤通常是什么原因引起的呢? 有很多原因,首先和不良生活习惯有关,比如过度疲劳、高强度运动、熬夜、高脂肪饮食、酗酒、抽烟等。还有就是疾病原因引起的肝损伤,下面就几种常见的肝脏疾病进行逐一介绍。

一、病毒性肝炎

　　病毒性肝炎分为甲、乙、丙、丁、戊五种类型。而在这五种病毒性肝炎中,甲肝和戊肝是通过胃肠道传播的,通常是吃了被肝炎病毒污染的不洁食品后感染,比如 1989 年上海甲肝大流行,带病毒的毛蚶是此次肝炎爆发的罪魁祸首。这两种肝炎患者临床上常表现为急性肝炎,痊愈后能获得终身免疫抗体。其余的 3 种肝炎,乙肝、丙肝、丁肝传播途径为血液、性接触和母婴传播,而日常生活中的接触比如握手、拥抱、同桌吃饭等一般不会感染。这 3 类肝炎患者常表现为慢性肝炎,其中乙肝最为常见,也最容易发展为肝硬化,对患者肝脏的威胁非常大。可以通过检查病毒抗体,了解是否携带或感染某种肝炎病毒。如果携带或感染肝炎病毒应及时就医,定期复查肝功能和肝脏超声。

二、药物性肝损伤

肝脏是人体内药物代谢的主要器官,因此较容易受药物的损害。在已经上市的药物中,报道有 1 000 种以上可能引起肝脏损伤,其中以心血管药物居多,其次为抗生素和抗肿瘤药物,中草药和保健品引起的肝损伤也不少见。老年人更容易发生药物相关性的肝损伤,可能与老年人肝脏生理性的衰老退化、药物吸收和排泄较慢有关。而且老年人同时服用多种药物的情况十分普遍,药物在人体内相互作用从而引发肝脏毒性。老年人药物性肝损伤起病隐匿,其中无症状性的肝功能(转氨酶)升高者占半数以上,容易被忽视。因此服用新的药物或保健品应谨慎,并定期检查肝功能。

三、酒精性肝病

很多老年爱酒,尤其是外出宴请和聚餐时,"把酒言欢、以酒助兴",经常喝着喝着就喝多了。酒精是通过肝脏代谢的,长期过量饮酒,酒精与其衍生物乙醛会引发酒精性肝损伤,如果仍不加以重视,会发展成酒精性肝硬化。有研究报道,继乙肝、丙肝之后,酒精肝已逐渐成为肝硬化发病的罪魁祸首,并有低龄化趋势。酒精性肝病的发展与饮酒的剂量呈正比,流行病学调查显示,每日酒精摄入量>40 g、饮酒时间>10 年,与酒精性肝损害的发生密切相关。轻度酒精性肝病常无症状,中、重度酒精性肝病可出现类似慢性肝炎的表现,如全身不适、乏力、食欲不振、恶心呕吐、腹胀等。一旦得了酒精肝,需要严格禁酒,同时合理饮食,并到正规医院接受治疗。

四、非酒精性脂肪肝

随着生活条件的改善,高糖高脂饮食又缺乏锻炼,肥胖、代谢综合征和脂肪肝的发生比例越来越高,威胁着中老年人的肝脏健康。

在正常体重人群中脂肪肝的发病率为 12％～20％,而在肥胖人群中可达到 50％以上。早期脂肪肝一般没有症状,若不加以控制会引起肝细胞炎症坏死,其发展过程是:脂肪肝—脂肪性肝炎—脂肪性肝纤维化—脂肪性肝硬化,而且脂肪肝患者心脑血管疾病的发生率明显升高。因此发现得了脂肪肝千万不要掉以轻心,尤其合并肝功能异常者更要立刻就诊。早期的脂肪肝是一种可逆性疾病,如果及时诊治预后良好。

五、胆道疾病

胆囊胆管炎症、胆道阻塞(如结石、肿瘤、寄生虫等)引起胆汁淤积,如时间过长,滞留的胆汁会损害肝细胞,引起肝功能异常。老年人如肝功能中除了转氨酶升高,同时总胆红素和直接胆红素明显升高,临床上有畏寒、发热、右上腹疼痛、腹胀,应想到胆道疾病的可能,应立刻到医院就诊,进一步检查。

综上所述,引起老年人肝功能异常比较常见的有病毒性肝炎、药物性肝损伤、脂肪肝、酒精性肝损伤、胆囊及胆道疾病如结石、肿瘤等,其他还有一些全身疾病如慢性心功能衰竭、重度感染等,都有可能导致肝功能异常。如果老年人出现肝功能异常一定要去医院检查治疗,千万不要盲目用药、盲目治疗。同时老年人日常生活中应注意清淡均衡饮食,戒烟戒酒,不要迷信保健品,保证充足的睡眠,保持心情舒畅,这些都是对肝脏最好的保养。

(林佳瑶)

老年人得了脂肪肝该怎么办

老年人因代谢、肥胖、饮酒、服用药物等因素,脂肪肝的发病率较高。脂肪肝是一个常见的临床现象,而不是一个独立的疾病,脂肪肝具有可逆性,早期诊断并及时治疗常可恢复正常。

一、老年人脂肪肝的常见病因和危险因素

一般我们将脂肪肝分为酒精性脂肪肝和非酒精性脂肪肝。

（一）酒精性脂肪肝

长期大量饮酒对人体消化、神经、循环等系统都有严重的危害，尤其对肝脏有直接毒害作用，其损害程度与饮酒量、饮酒时间和方式均有密切关系。一般而言，平均每日摄入乙醇 80 g 达 10 年以上会发展为酒精性肝硬化，如果短期反复大量饮酒也可发生酒精性肝炎。

（二）非酒精性脂肪肝

肥胖、2 型糖尿病、高脂血症等单独或共同成为非酒精性脂肪肝的易感因素。非酒精性脂肪肝的发病与代谢综合征密切相关，有人认为本病是代谢综合征的一种表现。代谢综合征是指伴有胰岛素抵抗的一组疾病（肥胖、高血糖、高血脂、高血压、高胰岛素血症等）的聚集。非酒精性脂肪肝多伴有中心性肥胖、2 型糖尿病以及脂质代谢紊乱等。因此，胰岛素抵抗被认为是导致肝脏脂质过度沉积的原发病因。

二、老年人脂肪肝与年轻人有什么不同

老年人脂肪肝起病隐匿，发病缓慢，常无症状。少数患者可有乏力、右上腹轻度不适、肝区隐痛或上腹胀痛等非特异症状。严重脂肪性肝炎可出现黄疸、食欲不振、恶心、呕吐等症状。常规体检部分患者可发现肝脏肿大。发展至肝硬化失代偿期则其临床表现与其他原因所致肝硬化相似。老年患者中脂肪性肝炎和晚期纤维化的发病率都较高。而且常伴随有特征性的严重肝脏病理学改变（图 3 - 12）。

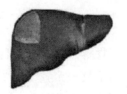 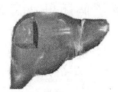

正常肝脏　　　　　　　　　单纯性脂肪肝

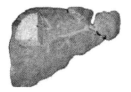
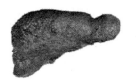

脂肪性肝炎/肝纤维化　　　　　脂肪性肝硬化

图 3‑12　脂肪肝的演变过程

三、诊断脂肪肝一般需做哪些检查

（一）血清学检查

血清转氨酶和 γ‑谷氨酰转肽酶水平正常或轻、中度升高（小于 5 倍正常值上限），通常以丙氨酸氨基转移酶（ALT）升高为主。

（二）影像学检查

B 超检查是诊断脂肪性肝病重要而实用的手段，其诊断脂肪性肝病的准确率为 70％～80％。CT 平扫肝脏密度普遍降低，肝/脾 CT 平扫密度比可明确脂值降低，有助于脂肪性肝病的诊断。

（三）病理学检查

肝穿刺活组织检查是确诊脂肪肝的最特异方法，对鉴别局灶性脂肪性肝病与肝肿瘤、某些少见疾病如血色病、胆固醇酯贮积病和糖原贮积病等有重要意义，也是判断预后最敏感和特异的方法。但不建议作为常规检查。

四、老年人得了脂肪肝该怎么办

（一）针对病因的治疗

戒酒是治疗酒精性肝病的关键。早期的酒精性脂肪肝，戒酒 4～6 周后脂肪肝可停止进展，最终可恢复正常。彻底戒酒可使轻、中度的酒精性肝炎临床症状、血清转氨酶升高乃至病理学改变逐渐减轻，使酒精性肝炎、肝纤维化及肝硬化患者的存活率明显提高。但对老年患者临床上出现肝功衰竭表现（凝血酶原时间明显延长、腹水、肝性脑病等）或病理学有明显炎症浸润或纤维化者，戒酒未必可阻断病程发展。

如能控制引起非酒精性脂肪肝的病因,单纯性脂肪性肝病和脂肪性肝炎可以逆转乃至完全恢复。减肥和运动是治疗肥胖相关非酒精性脂肪肝的最佳措施。运动锻炼要足量、要坚持。对高脂血症者饮食限制及饮食结构调整是主要措施。一般认为降脂药只用于血脂升高明显者,用药过程中应密切监测肝功能情况。对糖尿病患者应积极控制血糖。

(二)合理膳食

饮食要营养平衡,热量适当和低糖。可适当选用高蛋白食物,如瘦肉、牛奶、鱼虾、鸡蛋、豆制品等。富含膳食纤维,如粗粮、杂粮、干豆类等。同时注意补充维生素、矿物质和微量元素,多食如新鲜蔬菜、水果、菌藻类食物等。

(三)药物治疗

至今尚无防治脂肪肝的特效药物。如果患者发展为脂肪性肝炎,可适当应用双环醇、水飞蓟宾、多烯磷脂酰胆碱、甘草酸制剂等保肝药物治疗,同时仍需加强病因治疗,戒酒及控制体重。

（王悦之）

如何看待老年人幽门螺杆菌感染

众所周知,幽门螺杆菌(helicobactor pylori, HP)(图 3－13)感染率随着年龄增长而逐渐升高,而老年人生理机能衰退、储备能力下降,感染 HP 后更易诱发多种消化道疾病甚至胃癌。HP 感染还与多种胃肠外疾病的发生密切相关,对老年人的健康造成很多潜在的危害。如果老年人幽门螺杆菌检测结果阳性该怎么办？是否一定要根治？

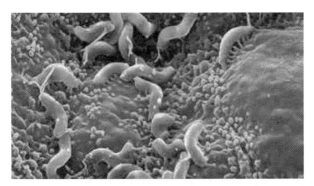

图 3-13　幽门螺杆菌

一、哪些老年人需要根除幽门螺杆菌感染

（一）必须根除治疗的情况

①胃和十二指肠溃疡；②胃黏膜相关淋巴组织淋巴瘤患者，如果 HP 阳性，必须治疗；③早期胃癌已行内镜下切除或胃次全手术切除；④慢性胃炎伴有胃黏膜萎缩或糜烂；⑤慢性胃炎伴肠上皮化生、上皮内瘤变；⑥有胃癌家族史者。

（二）伴有慢性胃病症状者

如有上腹痛、嗳气、上腹胀、恶心、呕吐、食欲差、早饱等消化不良症状时，对于老年人，应先做胃镜检查明确诊断后再进行治疗。

（三）不伴有慢性胃病症状者

虽然没有慢性胃病症状，但有高血压、冠心病、脑梗死，医生建议服用非甾体抗炎药如阿司匹林治疗者，应该先检测 HP，如果阳性，应该治疗，因为少部分人服用阿司匹林可以引起胃溃疡，甚至发生胃出血。有反酸、胃灼热（胃食管反流病）长期服用质子泵抑制剂等抑酸药物的老年人，HP 阳性，也应该治疗。另外，幽门螺杆菌感染与不明原因的缺铁性贫血、特发性血小板减少性紫癜、维生素 B_{12} 缺乏症等疾病相关。在这些疾病中，也应检测和根除幽门螺杆菌。

一般来说，老年人（尤其高龄老人）根除治疗的药物不良反应风险增加,因此对老年人治疗应该进行获益-风险综合评估,个体化处理。

二、幽门螺杆菌感染的检测方法

幽门螺杆菌的实验室检查分为侵入性方法和非侵入性方法。侵入性的方法主要是胃镜下行快速尿素酶试验,具有快速、简便和准确性相对较高的优点。非侵入性的方法主要是 C^{13} 或 C^{14} 呼气试验,敏感性和特异性均较高,操作方便且不受菌群在胃内分布的影响,是临床最常应用的非侵入性试验,也是 HP 根除治疗后的复查首选。

三、老年人根除幽门螺杆菌的治疗方案

目前推荐铋剂四联(PPI + 铋剂 + 2 种抗菌药物)作为主要的经验根除治疗方案,绝大多数研究采用 14 天疗程,尽管非铋剂四联方案有可能获得与铋剂四联方案接近或相似的根除率。但与前者相比,选择铋剂有以下优势:铋剂不耐药,铋剂短期应用安全性高,治疗失败后抗菌药物选择余地大。因此,除非有铋剂禁忌或已知属于低耐药率地区,经验治疗根除 HP 应尽可能应用铋剂四联方案。

但要注意,老年人普遍对根除 HP 药物的耐受性和依从性降低,多药应用情况下发生不良反应的风险增加。老年人身体状况不同,根除 HP 获益各异,因此老年人抗 HP 时应个体化治疗,建议在医生指导下合理用药。

(王悦之)

如何与"菌"共处——人体菌群与健康

提到细菌,传统观念里总会想到感染和致病(即我们说的病原菌)。然而,我们身体中存在着大量的正常菌群,它们如同我们身体的一部分,与我们同生共栖,共同维持着我们的健康。离开了它们,我们甚至也难以生存。随着对菌群的认识,人类正在深度解析其组成、功能、与健康和疾病的关系,甚至利用它们作为健康评估的指标和干预的手段。

目前已被公认人体的五大部位存在正常菌群,分别是皮肤、口腔、上呼吸道、消化道和泌尿生殖道,它们如同一道天然屏障隔绝外界病原体等有害物质的入侵,调节我们身体的免疫稳态,合成必需的多种营养成分(如维生素),合成身体必需的重要神经递质前体,调节我们的内分泌稳态等。可以说这群数量庞大的菌群,如同附属在我们身体中的一座座工厂,维系着人体正常的生理运行。

当然它们也不是一成不变的,随着年龄、外界环境、身体状态等因素的变化,也会发生变化;只是多数情形下,它们的变化是缓和的、渐进的,不易被我们感知。但是,它们长期的积累或重大刺激导致其急剧改变,可能导致我们的健康状态发生变化。菌群的改变既是身体健康与疾病状态的反映,也是影响身体健康和疾病进展的重要因素。它们与健康的关系逐渐被人类认知,从相关到互为因果,甚至开始用来作为一些复杂疾病的治疗手段。目前,已经发现菌群与代谢性疾病、肿瘤、免疫相关疾病、消化系统疾病、神经退行性疾病(如老年痴呆)、精神障碍和感染性疾病以及衰老和亚健康等状态相关,也与个体对药物的不同反应性相关。

随着年龄的增加,特别是在老年人体中,菌群的组成发生了显著改变。主要表现为菌群的多样性(组成菌群的细菌种类)下降;优势菌群的成分改变,如益生菌种类和数量的减少;结构不稳定性增加,菌群受外界影响发生改变后更加难以恢复;与年轻人相比,不同老年人的菌群表现出更大的个体间差异等。这些改变,使菌群相关的功能水平下降,即人体更容易遭受内外因素的打击,健康状态更容易被影响;同时,老年菌群的特点,也从一个侧面解释了老年人对多种疾病的易感性增加、多病共存、慢病较多以及个体间健康状态和病情复杂度差异较大等问题。当然,对于菌群的精确检测与人体健康状态的精确关联,仍需要大量的数据和证据积累。但目前已公认,以菌群的改变,特别是重要的结构性变化,作为多种疾病易感因素评估、疾病早期筛查、疾病进展评估和预后预测、干预手段疗效的辅助评价等具有不可比拟的优势。

既然菌群对我们的健康如此重要，那么我们是否可以维持甚至通过促进菌群健康来达到维系机体健康的目的呢？答案是肯定的。目前对于菌群的维系和促进已经有了不少可供选择的手段，包括益生菌的补充、益生元的补充、合生元的补充、药物调节、饮食方式和习惯的调节，其至菌群移植等方法。这些措施被用于菌群相关性疾病的预防和干预，如最新研究中利用阿克曼菌属对于肿瘤免疫治疗的增效应用，药物改善菌群对早期阿尔茨海默病的干预等。当然，需要指出的是，保护我们健康的菌群，远比纠正不健康的菌群容易得多，例如良好的卫生习惯、合理均衡的饮食、良好的作息和心态调节、避免抗生素等药物的滥用、及早干预慢性疾病防止对免疫系统的长期负荷等，都是简单有效维系健康菌群的好方法。

我们身体的正常菌群，如同我们身体的宝库，它们的状态与我们的身心健康息息相关。学会与"菌"共处，我们的健康菌群必定会帮助我们维系健康状态。

（赵　超）

第四章

老年人心血管系统疾病

老年人低血压有什么危害

低血压是指体循环动脉压力低于正常的状态。一般认为成年人上肢动脉血压低于 12/8 kPa(90/60 mmHg)即为低血压。低血压在老年人群中很常见,而且对老年人的健康危害极大。长期的症状性低血压严重影响老年人生活质量,导致各种重要脏器功能进行性衰退;突发的低血压则可导致老年人晕厥、跌倒、外伤、急性心肌梗死、脑卒中甚至危及生命,因此必须予以高度的重视。

一、老年人常见的七种低血压

(一)体位性低血压

即躺着或坐着突然站立时出现的一过性低血压,可表现为头晕目眩、眼前发黑、站立不稳甚至跌倒。这是由于起立后的血压突降引起了脑部缺血。30%老年高血压患者可发生体位性低血压。

(二)餐后低血压

该类型是老年人所特有的,是指老年人在进食后 2 小时内,收缩压下降超过 20 mmHg;或原收缩压在 100 mmHg 以上,下降至 90 mmHg 以内,并伴有头晕、嗜睡等表现。最常发生于早餐后。大多数老年人可以通过自身调节较快地恢复血压水平,但也有部分老年人餐后血压降低十分明显,持续时间较长,恢复较慢,导致心脏和大脑缺氧、缺血严重,甚至可能引起缺血性脑卒中等不良后果,因此绝不应忽视。餐后低血压可能与胃肠血液循环增加有关，所以建议老年人饭后不要马上运动或锻炼。

（三）季节性低血压

季节交替对血压也有一定影响。夏季外界气温较高，体表的毛细血管会舒张，加上热天出汗较多，若是没有及时补充水分，血容量也会下降，这些均可引起血压降低。因此，老年高血压患者在夏季应根据医生指导适量减少降压药，以免血压过低。

（四）疾病导致的低血压

心梗、脑梗、心脏瓣膜病、心衰、心律失常等心脑血管疾病均是老年人的常见病，在老年高血压患者中较常发生。这些疾病发展到一定程度，都有可能引起血压降低。糖尿病可造成血管调节功能紊乱，机体对血压的调节功能变差。此外，严重感染、失血过多、休克等也是低血压的诱因。

（五）药物导致的低血压

研究显示，同时使用 3 种或 3 种以上降压药的患者，低血压的风险会明显升高。另外，如果同时服用降压药和某些扩血管药物，形成降压作用的叠加，部分患者也会出现低血压反应。

（六）假性高血压

患者血压测出值是高于实际血压的，多与老年人动脉发生硬化、血管壁僵硬以及血压调节中枢功能减退有关，无论是血压正常者或高血压患者都可能发生。假性高血压后果十分严重，很容易导致过度的降压治疗。

（七）排尿性低血压

排尿中或排尿后突然晕倒、神志不清，发作后 2～3 分钟恢复正常。主要原因是老年人排尿时屏气用力，使迷走神经的张力增高，血管、小静脉相应扩张，回心血量相对减少。另外老年人夜间膀胱充盈后突然排空使腹腔压力骤减、静脉扩张、回心血量减少，最终导致血压下降。

二、针对不同病因的低血压采取的相应防治措施

（一）体位性低血压

患者应避免久站、久蹲、久坐，在变换体位时速度不宜过快，如由卧位到坐起、直立和行走等每种体位最好保持 1～2 分钟，经观察无症状、无低血压发生，方可进入下一体位。

（二）餐后低血压

患者应避免暴饮暴食，少食多餐，摄入低碳水化合物饮食，另外餐前饮水可以使自主神经损害者的餐后血压下降幅度减少。

（三）季节性低血压

患者需遵守饮食起居规律，适量运动。夏季出汗多，需多饮水，适量增加盐的摄入。

（四）心脑血管疾病及糖尿病

患者低血压发生的概率明显增加，平时应注意自我血压监测。

（五）药物导致的低血压

服用多种降压药物或同时服用降压药及扩血管药物的患者应警惕药物导致的低血压。建议在平时加强血压监测，必要时调整用药方案。

（六）假性高血压

当高血压患者出现降压药物治疗无效及长期高血压或怀疑严重高血压而缺乏靶器官损害时，要警惕假性高血压的可能，应进一步进行相关的检查，以便早期确诊。

（七）排尿性低血压

避免长时间憋尿，避免紧张和过度用力。

（周市委）

老年人高血压有什么特点

高血压已成为全球病死率最重要的影响因素，是全球疾病负担的第三大主要原因。血压升高并非衰老过程的必然现象,但随着年龄增长,血压升高及高血压病患病率增加非常明显。我国已步入老龄化社会,我国老年人高血压的防治形势非常严峻。

老年高血压的定义:年龄≥60 岁、血压持续或 3 次以上非同日坐位收缩压≥140 mmHg(1 mmHg = 0. 133 kPa)和(或)舒张压≥90 mmHg。若收缩压≥140 mmHg,舒张压<90 mmHg,为单纯收缩期高血压。

与年轻成人相比,老年人高血压有其独特的特点,需要在诊疗过程中特别注意。

一、病理生理特点

随着年龄增长,老年人动脉壁弹力纤维减少、胶原纤维增加导致动脉硬化、血管顺应性及弹性降低,表现为收缩压进一步升高、舒张压降低、脉压增大,外周血管阻力显著增高。

老年高血压患者心脏舒张和收缩功能下降,更容易发生心功能不全和心律失常。增龄相关的肾脏结构改变导致细胞外容量增加和水钠潴留,而长期的高血压促进肾血管灌注压自身调节的阈值升高并加剧肾功能的减退。

老年人对血压波动缓冲能力及调节能力降低,进而导致血压变异性增大。而老年高血压患者常伴有动脉粥样硬化性心血管疾病,当血压急剧波动时,发生心脑血管事件的风险增加。

老年高血压患者在治疗过程中容易发生血压波动和药物不良反应。

二、临床特点

(一)收缩压增高为主,脉压增大

收缩压与心、脑、肾等靶器官损害的关系更为密切,是心脑血管事件更重要的独立预测因素。脉压增大是老年高血压的特点,定义为脉压>40 mmHg。多项研究显示,老年人脉压与全因死亡、心血管死亡、卒中以及冠心病发病呈正相关。

(二)血压波动大

老年高血压患者的血压容易随情绪、季节和体位的变化明显波动,清晨高血压多见。血压的急剧波动也会显著增加心脑血管事件及靶器官损害。

（三）容易发生体位性低血压

体位性低血压是指从卧位改变为直立体位(或至少 60°的直立倾斜试验)3 分钟内,收缩压下降≥20 mmHg 或舒张压下降大于等于10 mmHg,同时伴有头晕或晕厥等脑循环灌注不足的症状。在老年人高血压诊治过程中需要注意测量卧、立位血压。

（四）餐后低血压常见

餐后低血压定义为进餐后 2 小时内收缩压下降≥20 mmHg 或餐前收缩压≥100 mmHg、餐后收缩压<90 mmHg,并于进餐后出现头晕、晕厥、心绞痛等低血压相关症状。

（五）血压昼夜节律异常

健康成年人的夜间血压水平较日间降低 10%～20%(杓型血压节律)。而老年人常发生血压昼夜节律的异常,表现为夜间血压下降幅度<10%(非杓型)或超过 20%(超杓型),导致心、脑、肾等靶器官损害的危险增加。

（六）诊室高血压常见

容易导致过度降压治疗,应鼓励患者家庭自测血压,必要时行动态血压监测评估是否存在诊室高血压。

（七）多病共存、并发症多

老年人高血压存在的上述特点,在防治过程中需要特别注意。

（周市委）

老年人血压降到多少比较合适

随着年龄的增长,老年人高血压患病率持续增加,我国约每 5 位老年人中就有 3 人患高血压。老年高血压患者合并心脑血管病危险因素、靶器官损害及其他疾病的比例高于中青年患者。此外高血压是脑卒中最重要的危险因素。对老年高血压患者大量的随机安慰剂对照临床试验证实,降压治疗可以明显降低心脑血管疾病的发病率和病死率,且安全性良好。有效地降压治疗可使死亡、卒中、心肌梗死的发生率明显下降,发展为慢性肾脏病和充血性心力衰竭的概率也明显降低。因此,在老年人群中进行降压治疗是安全有效的。

一、老年人血压测量有哪些注意事项

准确测量血压对于老年高血压的诊断和治疗效果的评价都至关重要。

(1)测量血压前患者需静坐 5 分钟,一般测量坐位血压,将血压袖带与心脏保持同一水平。

(2)与诊室血压测量相比,非诊室血压检测(特别是家庭自测血压)有助于提高血压评估的准确性。但对于精神紧张或焦虑的老年患者不鼓励自测血压。

(3)首次就诊应测量双侧上臂血压。

(4)首次就诊或调整治疗方案后需测量卧立位血压,观察有无体位性低血压。

(5)家庭自测血压可测量 2～3 次取平均值。

(6)测量血压时测量脉率。

二、老年高血压的治疗目标是什么

老年高血压治疗的主要目标是保护靶器官,最大限度地降低心脑血管事件和死亡的风险。起始治疗的血压值为≥150/90 mmHg。年龄≥65 岁老年人推荐血压控制目标为＜150/90 mmHg,若能够耐受可降低至 140/90 mmHg 以下。在治疗过程中需要监测血压变化以及有无心、脑、肾灌注不足的临床表现。

三、老年高血压如何设定合适的降压目标

根据 2017 版老年高血压的诊断与治疗中国专家共识,针对不同年龄以及合并心脑肾等靶器官损害的老年患者,建议采取个体化、分级达标的治疗策略：

首先将血压降低至＜150/90 mmHg,耐受良好者可降低至 140/90 mmHg。

对于年龄＜80 岁且一般状况好、能耐受降压的老年患者,可降至 130/80 mmHg。

80 岁或以上老年人定义为高龄老年人。≥80 岁的患者,建议降至＜150/90 mmHg,如能耐受降压治疗,可降至＜140/90 mmHg。强调降压达标的同时,需要注意伴随疾病的影响并加强靶器官的保护,避免过度降低血压,避免血压降低速度过快和大幅度血压波动,警惕体位性低血压与餐后低血压。若治疗过程中出现头晕、心绞痛等心脑血管灌注不足症状时应减少降压药物治疗剂量并寻找可能的诱因。

对于有症状的颈动脉狭窄患者,降压治疗应慎重,不应过快过度降低血压,如能耐受可降至 140/90 mmHg。

对于脑卒中患者,需要根据不同的情况分别制定降压治疗目标。急性缺血性卒中发病 1 周内降压治疗需谨慎,拟溶栓治疗者血压应控制在 180/100 mmHg 以内,缺血性卒中血压长期控制目标为＜140/90 mmHg。急性脑出血如无禁忌,血压可降至 140/90 mmHg;颅内压增高血压≥180/100 mmHg 时应给予降压治疗,目标血压为160/90 mmHg;脑出血患者血压长期控制目标＜130/80 mmHg。

对于冠心病患者,血压控制目标为＜140/90 mmHg,如能耐受降压治疗可降至 130/80 mmHg。慢性心力衰竭患者血压控制目标为＜130/80 mmHg,高龄患者为＜140/90 mmHg。对于伴有缺血性心脏病的老年高血压患者,在强调收缩压达标的同时应关注舒张压,舒张压低于 60 mmHg 时应在密切监测下逐步达到收缩压目标。

对于肾功能不全患者,血压控制目标为＜130/80 mmHg,高龄患者为＜140/90 mmHg。

对于糖尿病患者,血压控制目标为＜140/90 mmHg,如能耐受可降至 130/80 mmHg。

四、老年高血压在治疗过程中有哪些注意事项

需要注意的是,过度降压不利于各重要脏器的血流灌注,会增加老年人晕厥、跌倒、骨折和死亡的风险。降压药物的降压幅度与基线血压水平相关,基线血压越高其降压幅度越大。降压药物更多降低收缩压,对舒张压的降幅较小。老年患者降压治疗应强调收缩压达标,强调在患者耐受的前提下逐步降压达标,避免过快过度降低血压。

（周市委）

老年人高血压如何用药

现如今,高血压病已是老年人生活中所面临的一种非常常见的疾病。可是降压药物种类如此繁多,老年人到底该如何选择呢(图 4-1)?

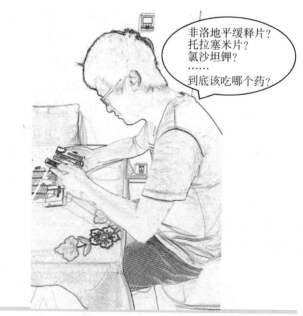

图 4-1　老年高血压如何用药

一、临床常用降压药物?

(一)钙通道阻滞剂

钙通道阻滞剂(calcium channel blocker，CCB)用于老年人降压治疗耐受性好，尤其适用于左心舒张功能降低、血管弹性差、合并其他心血管异常的老年患者，可与其他四类降压药物联合使用。包括二氢吡啶类和非二氢吡啶类，前者代表药物有氨氯地平、拉西地平、硝苯地平等，后者代表药物有维拉帕米、地尔硫䓬等。其中，硝苯地平、维拉帕米、地尔硫䓬为第一代 CCB 药物，降压作用持续时间短、不良反应多。硝苯地平控释片、氨氯地平、非洛地平缓释片等长效二氢吡啶类 CCB，降压作用平稳、安全，不良反应少，无绝对禁忌证，是老年高血压患者降压治疗的基本药物。CCB 类药物常见不良反应有心跳加快、面色潮红、牙龈增生等。

(二)利尿剂

利尿剂既是老年高血压患者的初始之选，又可用于联合降压治疗，也是难治性高血压的基础药物之一，尤其适用于合并心力衰竭或水肿的老年人。包括襻利尿剂(如托拉塞米、呋塞米)、噻嗪类利尿剂(如氢氯噻嗪、吲达帕胺)和保钾利尿剂(如螺内酯、阿米洛利等)。其中，噻嗪类利尿剂可明显降低老年患者心脑血管事件和肾脏损害的发生率，对于老年高血压患者，可使用小剂量噻嗪类利尿剂(如氢氯噻嗪每日 6.25～12.5 mg、吲达帕胺每日 1.25～2.5 mg)作为降压治疗的初始药物。对于慢性肾脏病 4 期(肌酐清除率 < 30 ml/min/1.73 m²)的老年患者，应使用襻利尿剂。保钾利尿剂可用于继发性或顽固性老年高血压的治疗，用药期间需监测肾功能及血钾；慢性肾脏病 4 期患者慎用，血钾 > 5.5 mmol/L 时禁用。长期服用利尿剂有引起电解质紊乱和糖脂代谢异常的风险，故使用期间需定期监测肾功能和电解质，警惕电解质紊乱及高尿酸血症的发生。

(三)血管紧张素转换酶抑制剂或血管紧张素Ⅱ受体拮抗剂

血管紧张素转换酶抑制剂(angiotensin converting enzyme

inhibitor，ACEI)和血管紧张素Ⅱ受体拮抗剂(angiotensin receptor inhibitor，ARB)这两类药物对于高肾素活性的高血压患者具有良好的降压效果,还具有明确的肾脏保护作用,尤其适用于糖尿病、慢性肾脏疾病或有蛋白尿的老年高血压患者。ACEI 常用药物有卡托普利、培哚普利、福辛普利等;ARB 常用药物有氯沙坦、贝沙坦等。服用这两类药物期间需监测肌酐清除率以及血钾,慢性肾脏病 4 期患者慎用,血钾＞5.5 mmol/L 时禁用,另外双侧重度肾动脉狭窄患者禁用。ACEI 常见不良反应有咳嗽、血管神经性水肿等,不能耐受者可使用 ARB。

（四）β受体阻滞剂

此类药物的降压作用主要通过抑制交感神经活性、降低心肌收缩力和减慢心率来实现,尤其适用于合并慢性心功能不全、冠心病、快速心律失常、血压波动大伴交感神经活性高的老年高血压患者。代表药物有美托洛尔(倍他乐克、倍他乐克缓释片)、比索洛尔等。因老年人易伴有窦性心动过缓、窦房结功能异常,因而需根据每个患者的具体情况决定能否使用及使用剂量。服用时需从小剂量开始,根据血压及心率调整剂量。病窦综合征、Ⅱ度及Ⅱ度以上房室传导阻滞、支气管哮喘患者禁用。长期大量使用有引起糖脂代谢紊乱的风险。

（五）α受体阻滞剂

大多情况下,此类药物并非老年高血压患者的一线用药,可用于伴有前列腺增生症状的老年高血压患者。其代表药物有多沙唑嗪、他拉唑嗪等。最主要的不良反应是体位性低血压,故而需要睡前服用,从小剂量开始,根据患者的疗效逐渐调整剂量,服药期间需监测立位血压,警惕体位性低血压的发生。

二、降压药物到底能不能联合应用

当单一药物的常规剂量不能达到降压目标时,需要联合使用降压药物。老年高血压患者常常需要服用 2 种或 2 种以上的降压药物,以使血压达标。确定联合治疗方案时,可根据每位老年患者的具体情况,比如患者的基线血压水平、并存的心血管病危险因素以及靶器官损害等,选用不同作用机制的降压药物,以协同增效、减少不良反应。其中固定复方制剂(如海捷亚、倍博特)可使降压效果增强,同时避免或减少不良反应,有助于提高患者服药依从性。

(杨海静)

老年人房颤要紧吗

房颤是老年人最常见的心律失常,估计全国约有近千万房颤患者。随着人口老龄化,房颤已成为老年人的常见病。与较年轻的人群(51~60岁)相比,71~80岁的人群房颤患病率增加了5倍,80岁以上的高龄老年房颤患病率增加了6倍。

一、老年人房颤的危害有多大

老年人房颤虽不会即刻有生命危险,但可造成患者不适及血流动力学障碍,尤其伴有明显器质性心脏病时可使心脏功能恶化,出现低血压、休克或心衰加重。

老年人房颤并发栓塞的比例更高,其导致的缺血性脑卒中是非房颤患者的5倍。老年房颤脑卒中患者30天病死率高达24%,且幸存者多遗留身体残疾。房颤是冠心病死亡的独立预测因素,合并房颤的冠心病死亡风险较无房颤患者增加1倍。合并房颤的心衰患者病死率高于窦性心律的心衰患者,4年内死亡风险增加52%。

二、老年人房颤的治疗

降低房颤的病死率、卒中率、住院率是房颤治疗排在前三位的目标。老年房颤的治疗目标是缓解症状、保护心功能和预防栓塞,治疗主要包括室率与节律控制(药物及非药物)及抗栓治疗,其中室率控制和抗栓治疗贯穿房颤治疗的全程。

抗栓治疗跃居第一位。老年人出血风险高,抗凝治疗应严格。但是出血风险增高者发生血栓栓塞事件风险往往也高,这些患者接受抗凝治疗的净获益可能更大。因此只要具备抗凝适应证就进行抗凝药物治疗,加强监测,而不应将出血评分系统增高视为禁忌证。

多项研究结果显示,心室率控制和节律控制相比全因死亡、心血管致死和致残率、脑卒中、心衰进展及生活质量间差异均无统计学意义。早期节律控制的益处并未体现。即使选择节律控制,始终应注意控制心室率,无论是室率还是节律控制,均应以房颤相关症状的控制为主,还要尊重患者的意愿。老年房颤急性期心室率控制的建议＜每分钟 110 次,达标后症状控制不满意者,进行更加严格的控制,将室率目标下调至每分钟 80～100 次。严格室率控制在降低死亡率、预防血栓、缓解症状方面并无明显优势,而宽松室率控制能降低住院率。抗心律失常药物维持窦性心律主要目的是减轻房颤相关症状,发作减少即为治疗有效而非消除;抗心律失常药物维持窦性心律的效果一般,一种药物无效可换用其他药物;抗心律失常药物的促心律失常作用多见,药物安全性比有效性更重要。

（张佳明）

老年人得了房颤该如何预防脑梗

房颤是老年人常见的一种心律失常,在 80～89 岁的老年人群中房颤发生率高达 23.5%,而房颤与脑卒中发生明确相关,是老年人致残或致死的重要原因。因此对于老年房颤患者需进行必要的干预,以预防脑卒中的发生。目前指南建议根据 CHA2DS2 - VASc 评分(见表 4-1)对房颤患者进行卒中风险评估。如评分为 0 分,或女性 ＝1 分时不需要抗凝治疗;男性 1 分,女性 2 分根据获益和风险衡量可考虑进行抗凝治疗;男性≥2 分,女性≥3 分建议进行抗凝治疗。

表 4-1　CHA2DS2-VASc 评分

项目	CHA2DS2-VASc 评分
年龄≥75 岁	2
年龄 65～74 岁	1
高血压：至少 2 次静息血压>140/90 mmHg 　　　　或目前正进行降压治疗	1
糖尿病：空腹血糖>125 mg/ml(7 mmol/L) 　　　　或口服降糖药(或)胰岛素	1
充血性心力衰竭、心力衰竭的症状或体征；左心室射血分数减少的客观证据	1
既往卒中、短暂性脑缺血发作、血栓栓塞	2
女性	1
血管性疾病：既往心梗、外周动脉疾病或主动脉斑块	1

　　根据指南可以发现对于 75 岁以上的老年男性房颤患者或合并一种心衰、高血压或糖尿病等慢性病的女性房颤患者，均需要长期抗凝治疗。尽管指南如此建议，但老年患者往往担心如颅内出血等出血风险，目前老年房颤患者的抗凝治疗是远远不足的。以往常使用阿司匹林或氯比格雷单联抗血小板聚集治疗以预防房颤患者发生脑梗，目前指南不推荐使用单联抗血小板治疗来预防卒中发生，但如患者不愿接受抗凝治疗，可视患者意愿考虑单药抗血小板治疗，但不推荐该方案。

　　目前临床上应用的抗凝药包括华法林和新型口服抗凝药(non-vitamin K oral anticoagulant，NOAC)。华法林是应用最为广泛的一种维生素 K 拮抗剂，可以降低 2/3 的卒中发生风险，但因其需密切监测国际标准化比值(international normalized ratio，INR)并调整剂量而应用受到限制。NOAC 包括 Xa 因子抑制剂利伐沙班、阿哌沙班、艾多沙班及 IIa 因子抑制剂达比加群酯。越来越多证据证实 NOAC 的抗凝效果不弱于甚至优于华法林，且无须常规监测。如无

NOAC 禁忌,优先选用 NOAC 作为初始口服抗凝药物(中度以上二尖瓣狭窄及机械瓣置换术后的房颤除外),也可选用华法林抗凝,但应密切监测 INR。

无论是华法林或 NOAC 都存在一定出血风险,这往往也是老年患者担心的问题。应用抗凝治疗后可能发生颅内出血、消化道大出血等重大出血事件。因此对于需开始口服抗凝治疗的患者需进行出血风险评估。常用的有 HAS-BLED 评分(见表 4-2),HAS-BLED 评分≥3 分为出血高危患者。

表 4-2　HAS-BLED 评分

项目	评分
高血压(收缩压>160 mmHg)	1
肝、肾功能不全(肝酶 3 倍、胆红素 2 倍以上或肌酐≥200 umol/L)	各 1 分
脑卒中	1
出血史(既往出血、出血倾向、贫血等)	1
异常 INR(过高或不稳定、不达标占 60%)	1
年龄>65 岁	1
药物(抗血小板药物联用、非甾体类抗炎药)或饮酒	各 1 分

当出血评分高时,应积极纠正可干预的出血危险因素,但评分高并不意味着停用抗凝治疗,如年龄≥75 岁同时是缺血性卒中和出血发生的预测因素,应该听从专科医生意见,综合判断卒中和出血风险高低,以决定是否应用抗凝治疗预防脑梗。

总而言之,对于老年房颤患者应进行卒中风险评估,如无卒中危险因素的,不推荐使用抗凝治疗预防卒中发生;有卒中危险因素的可考虑抗凝治疗,开始抗凝治疗前必须同时评估出血风险,避免发生严重出血;不推荐抗血小板治疗预防脑梗。

（陈雯洁）

新型口服抗凝药比华法林好吗

新型口服抗凝药（non-vitamin K oral anticoagulant，NOAC）是指一类非维生素 K 拮抗剂口服抗凝剂，包括 Xa 因子抑制剂（利伐沙班、阿哌沙班、艾多沙班）及 IIa 因子抑制剂（达比加群酯）。华法林是一种维生素 K 拮抗剂，临床应用最为广泛，应用了近 70 年，但因其治疗窗口狭窄、需密切监测国际标准化比值（international normalized ratio，INR）并调整剂量及与多种食物、药物之间的相互作用而应用受到限制。尽管 NOAC 价格昂贵，但其具有剂量固定、无须进行常规抗凝监测、药物食物相互作用少、起效快、失效快等优势，因此在临床中已经广泛应用。

NOAC 疗效不弱于华法林，预防卒中及全身性栓塞的效果甚至显著优于华法林；但在出血风险方面，安全性更优，致命性出血的发生率更低。标准剂量的 NOCA 比华法林更有效，低剂量的 NOCA 的有效性和华法林相似，安全性更高。

在慢性肾脏病（chronic kidney disease，CKD）患者中使用 NOAC，相比华法林疗效及安全性相对更好，轻中度 CKD 患者的卒中、全身性栓塞及出血发生率更低。缺点是在肾功能不全患者中使用 NOCA 需要调整剂量。因为老年患者经常合并慢性肾脏病，肾脏是 NOAC 代谢清除的重要途径，因此伴随着年龄、肌酐清除率的下降，利伐沙班、阿哌沙班、艾多沙班、达比加群需减量使用，建议定期监测肾功能，及时调整用药剂量。阿哌沙班可用于严重肾功能不全透析的房颤患者，其余口服 NOAC 应用于血透患者的临床证据仍有限，华法林仍是目前透析患者较合适的选择，但由于透析患者的出血风险增加，需要加强监测。

相比华法林可以检测 INR 以判断抗凝效果，NOAC 缺乏快速定量检测手段判断其抗凝效果。通常达比加群不需要常规监测，但活化部分凝血活酶时间（activated partial thromboplastin time，APTT）、凝血酶时间（thrombin time，TT）可以定性评估其抗凝活性，但无法定量评估其血浆浓度；APTT 延长 2 倍以上提示出血风险，TT 正常提示无抗凝活性。一旦发生药物过量，可能会出现致命性出血。华法林可以静注或肌注维生素 K 以纠正超过治疗安全窗的INR；依达赛珠单抗是达比加群的特异性逆转剂，可强效、快速、持续性逆转达比加群的抗凝活性，用于危及生命或无法控制的出血及外科急诊手术/紧急操作；而 Xa 因子抑制剂特异性拮抗剂目前国内尚未上市。

此外应当注意的是，NOAC 的半衰期较短，如经常发生漏服的依从性差的患者，会降低药物的疗效而出现不良结果，故不推荐应用NOAC。

总而言之，与华法林相比，NOAC 的优点是剂量固定、无须进行常规抗凝监测、药物食物相互作用少、颅内出血并发症少；其缺点是半衰期短，对患者依从性要求高，肾功能不全患者需要调整剂量，无定量检测手段判断其抗凝效果，价格昂贵。因此，是选择新型口服抗凝药物还是华法林，因综合考虑药物适应证、患者临床特征、对药物的耐受性及价格等多方面因素。如目前已服用华法林且 INR 控制较好的患者，无须换用 NOAC，可继续使用华法林治疗。对于未使用过华法林的患者，如条件适宜，或对华法林有顾虑的患者，且不考虑经济因素，优先推荐使用 NOAC 作为初始口服抗凝药物。

（陈雯洁）

老年人脚肿原因有哪些

生活中会碰到一些老年人，发现自己腿脚肿胀，以为是心功能不好引起的，那么腿脚肿胀真的就表示心脏出问题了吗？

事实上,腿脚肿胀的原因很多,并不一定是心脏疾病引起的。当发现下肢水肿时我们首先要做的就是判断是单侧水肿还是双侧水肿。

一、双侧下肢水肿常见原因

(一)心源性因素

常见疾病为右心衰竭。此类水肿的特点是最先出现身体下垂部位,如足、踝、胫骨前水肿,而后向上蔓延,严重时累及双侧大腿,发展缓慢。水肿为对称性、凹陷性。起病早期,患者表现为白天站立后出现双侧下肢水肿,平卧休息后消失,晚期则会出现全身对称性凹陷性水肿,长期卧床患者表现为腰骶部和双侧下肢水肿。当心力衰竭好转时水肿会明显减轻。

心源性水肿还需具备以下要点:①心脏病的病史及症状表现,如心悸、呼吸困难或气急、端坐呼吸、咳嗽、吐白色泡沫样痰等;②心脏病的体征,如心脏扩大、杂音、颈静脉扩张、肺底湿性啰音、肝瘀血肿大等。

(二)肾源性因素

肾脏是排泄水的主要器官。引起下肢水肿的常见肾脏疾病是各型肾炎和肾病,这两类疾病所致水肿的表现不同。肾炎性水肿的特点是起病早期,于晨起时出现眼睑及颜面水肿,以后逐渐发展为下肢水肿,严重时累及全身,患者一般能平卧,不受体位影响;肾病性水肿多从下肢开始,表现为双侧对称性、凹陷性水肿。肾源性疾病所致水肿常伴有尿常规异常、肾功能损害及高血压等表现。

(三)肝源性因素

常见疾病为肝硬化失代偿期,往往以腹水为主要表现,下肢水肿不明显。常有慢性肝炎病史,并伴有肝功能减退(肝酶异常、胆红素升高、白蛋白减低、凝血功能异常等)和门脉高压(食管胃底静脉曲张破裂、脾大、腹水等)两方面的临床表现。

(四)营养不良性水肿

见于长期营养缺乏、蛋白丢失性胃肠病、慢性消耗性疾病及重度烧伤等疾病,主要是由于营养物质缺乏所引起。此型水肿常常先出现消瘦、体重减轻,水肿发生缓慢,多从足部开始逐渐蔓延至全身,常合并贫血及乏力等不适表现,营养状况改善后,水肿可消退。

（五）黏液性水肿

多见于甲状腺功能减退（简称甲减），由于组织液中蛋白含量过高引起。甲减时患者常表现为颜面和手足水肿,皮肤粗厚,呈苍白色。甲亢时患者可出现眼睑和眼窝周围组织肿胀,眼裂增宽,且眼球突出,球结膜可有水肿,胫前区局部皮肤增厚（称胫前区黏液性水肿）。

（六）药物性因素

临床上常见的可引起下肢水肿的药物如下。①抗高血压药物：钙通道阻滞剂、β-肾上腺素阻滞剂、中枢 α-兴奋剂以及周围 α-阻滞剂；②降糖药物：噻唑烷二酮类、胰岛素；③非类固醇类抗炎药物：糖皮质激素、雄激素、雌激素等。此型水肿常为双侧性,发展缓慢,特点是水肿在用药后发生,停用药物后水肿消失。

二、单侧下肢水肿常见原因

（一）静脉性水肿

最常见于下肢深静脉血栓形成和慢性静脉功能不全。其中,慢性静脉功能不全是老年患者出现下肢水肿的常见原因,可为单侧或双侧凹陷性水肿,起病早期可通过抬高下肢缓解,随着疾病发展,水肿变为非凹陷性,常伴有浅静脉曲张、肢体色素沉着、静脉郁积性皮炎等表现,肢体疼痛较为少见；下肢深静脉血栓所引起的水肿通常是单侧性的,常有红肿热痛表现,多数情况下可通过血管 B 超确诊。

（二）淋巴性水肿

根据病因不同,分为原发性和继发性两种。原发性淋巴性水肿原因不明,临床上少见,可发生在一侧下肢,也可发生在其他部位,表现为水肿处皮肤增厚、粗糙及色素沉着。继发性淋巴水肿较多见,常由区域性淋巴结清扫术、丹毒及丝虫病等引起。

（三）炎症性水肿

临床较常见的引起局限性下肢水肿的原因。炎症区域有红、肿、热、痛典型表现。

（四）变态反应性水肿

常见疾病为荨麻疹。此型水肿实际上是过敏反应，是抗原抗体反应的一种表现形式，可以迅速发生并伴有痒、痛等异常感觉。

（杨海静）

老年人心梗时应选择药物溶栓还是介入手术

心肌梗死根据心电图 ST 段是否抬高分为 ST 段抬高心肌梗死（ST segment elevation myocardial infarction，STEMI）和非 ST 段抬高心肌梗死（NO ST segment elevation myocardial infarction，NSTEMI）。

一、ST 段抬高心肌梗死

心肌总缺血时间（即由胸痛发作开始至恢复有效心肌再灌注的总时间）决定 STEMI 的梗死面积和预后。冠状动脉闭塞 20 分钟后自心内膜向心外膜呈进行性损害直至坏死，闭塞 40 分钟后坏死面积约为总面积的 30%，3 小时约 50%，6 小时约为 70%，24 小时约为 80%。可见，心肌总缺血时间是决定心肌梗死面积大小的最主要因素。因此，STEMI 救治的核心理念是尽可能缩短心肌总缺血时间，并在此前提下，力争尽早开通梗死相关血管，恢复有效、持久的心肌再灌注，才能挽救存活心肌、缩小心肌梗死面积、减少并发症。因此 STEMI 救治应因时、因地制宜，选择合理的策略方法。

已有充分的循证医学证据和临床实践表明 STEMI 发病 3 小时内的溶栓效果与经皮冠状动脉介入治疗（percutaneous coronary intervention，PCI）相似，且溶栓治疗快捷、简便、易行，故如不能于

120分钟内完成PCI,就应在30分钟内进行溶栓治疗。同时应强调,溶栓只是STEMI再灌注治疗的开始而不是结束,溶栓后3～24小时内应及时转运至上级医院行冠状动脉造影或PCI,以进一步评价血管再通与心肌灌注水平。对溶栓开通血管效果欠佳的STEMI患者及时行PCI,以期进一步确认、补救、完善和巩固STEMI再灌注治疗的效果。

由此可见,早期溶栓结合PCI既可把握早期再灌注时间,又可巩固、完善溶栓后的再通效果,有利于缩短心肌总缺血时间,能为患者争取最佳的治疗机会和效果,是目前我国大多数基层医院首选的治疗策略和模式。为尽早实现STEMI患者心肌再灌注,如条件允许,可在救护车上进行溶栓治疗。同时协调转运救护车及时、安全、畅通地转运,并力争一步转运至导管室直接行冠状动脉造影和(或)PCI。这样才能尽可能地缩短心肌总缺血时间,力争第一时间、第一速度、第一效果地救治STEMI患者。

二、非ST段抬高心肌梗死

对于非ST段抬高心肌梗死,不推荐患者行静脉溶栓治疗。应准确危险分层,早期识别高危患者。对于极高危或高危患者,建议采取积极的早期介入策略。

极高危缺血患者,包括:①血流动力学不稳定或心源性休克;②危及生命的心律失常或心脏骤停;③心肌梗死机械性并发症;④急性心力衰竭伴难治性心绞痛和ST段改变;⑤再发ST-T动态演变,尤其是伴有间歇性ST段抬高。建议行紧急冠状动脉造影(<2小时)。

高危缺血患者,包括:①cTn动态改变;②ST段或T波动态演变(有或无症状);③GRACE评分>140分。建议早期介入策略(<24小时)。

中危缺血患者,包括:①糖尿病;②肾功能不全,估算肾小球滤过率(eGFR)<60 ml/(min·1.73 m²);③左心室功能下降(左心室

射血分数＜40%)或充血性心力衰竭;④早期心肌梗死后心绞痛;⑤近期行 PCI 治疗;⑥既往行 CABG 治疗;⑦GRACE 评分＞109 但＜140 分;⑧无创检查时反复出现缺血症状。建议介入策略(＜72 小时)。

此外,老年人应谨慎评估风险及获益、预期寿命、并发症、生活质量、体质和患者意愿后进行血运重建。

(张佳明)

老年稳定性冠心病如何正确药物治疗

药物治疗是老年人稳定性冠心病治疗的主要措施,缓解缺血症状和改善远期预后是主要治疗原则。个体化治疗是管理老年冠心病患者的重要原则,除改善生活方式和控制危险因素,合理使用有循证证据的二级预防药物是改善冠心病患者预后的重要措施。优化药物治疗包括抗血小板药物、他汀类调脂药、β 受体阻滞剂、血管紧张素转换酶抑制剂(ACEI)或血管紧张素受体 Ⅱ 拮抗剂(ARB)。根据心功能情况酌情加用醛固酮受体拮抗剂。

(一)抗血小板治疗

抗血小板药物是冠心病患者二级预防的基本治疗,包括阿司匹林、氯吡格雷、替格瑞洛。目前指南尚无稳定性冠心病患者根据年龄不同给予不同的抗血小板治疗的建议,但高龄患者服用阿司匹林出血风险增加,可适当减量使用,加用质子泵抑制剂可减少消化道出血的风险。不能耐受阿司匹林者可用氯吡格雷替代。不建议替格瑞洛用于高龄老年冠心病患者的二级预防。

(二)调脂治疗

高胆固醇血症是动脉粥样硬化性心血管疾病的重要危险因素。前瞻性研究结果显示,在各年龄段随着胆固醇水平的增加心血管疾病死率增加,降低总胆固醇水平可降低心血管死亡风险。因此,建议已经接受他汀治疗的老年冠心病患者,不必因为年龄的增长而停止治疗,除非患有影响其预期寿命的其他疾患,应该使用中等强度他汀治疗;对于单用他汀低密度脂蛋白胆固醇不能得到适当控制的患者可联合依折麦布治疗。通常情况下他汀在高龄患者中应用是安全的,但应考虑到高龄患者合并多种疾病,常服用多种药物,须注意药物间相互作用。

(三)β受体阻滞剂

老年冠心病患者若无禁忌证,同样应长期使用β受体阻滞剂进行二级预防。但老年患者常合并心动过缓、低血压、心力衰竭、慢性阻塞性肺病、支气管哮喘等情况,应谨慎评估后再加用β受体阻滞剂,且应从小剂量开始,逐渐调整至目标剂量。

(四)ACEI/ARB/醛固酮受体拮抗剂

推荐无禁忌证的心绞痛、心肌梗死(尤其是前壁心肌梗死)患者使用ACEI,应早期用药,从小剂量开始,逐渐递增至目标剂量,强调长期应用;不能耐ACEI的患者可换用ARB治疗。ACEI/ARB禁用于低血压、高血钾、严重肾功能不全、双侧肾动脉狭窄、孤立肾伴单侧肾动脉狭窄及对本类药物过敏的患者。

醛固酮受体拮抗剂可用于已接受β受体阻滞剂和ACEI/ARB治疗的合并左心室功能障碍、心力衰竭或糖尿病的心肌梗死后患者,但血肌酐升高[男性≥2.5 mg/dl(221 μmol/L),女性≥2.0 mg/dl(176 μmol/L)]或血钾升高(≥5.0 mmol/L)者禁用。应用时须注意监测血钾。

(五)钙离子拮抗剂

目前多数指南并不主张钙离子拮抗剂作为冠心病二级预防的首选用药,其主要用于常规冠心病二级预防药物不能使血压达标的冠心病合并高血压患者。

(六)硝酸酯类药物

硝酸酯类药物主要用于治疗或预防各种类型的心绞痛。老年患者机体调节和代偿功能减退,个别患者对硝酸酯类药物高度敏感,小剂量应用可引起体位性低血压、晕厥和心动过速,应当引起重视。

（七）改善代谢药物

有研究报道,曲美他嗪通过抑制脂肪酸代谢,促进葡萄糖有氧代谢途径,改善心肌细胞代谢,提高运动耐量,可应用于老年稳定性冠心病患者。

（八）中成药物

已有研究结果显示,中成药物注射用丹参多酚酸盐、通心络、麝香保心丸、复方丹参滴丸、血脂康等对稳定性冠心病患者有较好疗效。

（张佳明）

老年人血脂异常该怎么治

与高血压、高血糖并称为"三高"的高血脂也是威胁人体健康的重要疾病,老年人群高血脂患者占较高比例。长期处于高血脂的状态,会引起动脉粥样硬化、冠心病、脑梗死等心脑血管疾病。那么当检查发现血脂异常时,我们到底该如何应对?

一、改善生活方式

改善生活方式是第一步,也是血脂异常患者治疗的基础,应贯穿全程,主要包括饮食调节、运动锻炼两个方面。

（一）饮食调节

健康饮食对于每个人来说都至关重要。对于血脂异常的老年患者,更应该选择低脂、低胆固醇和低热量食物,减少肥肉、人造黄油、奶油等食物的摄入,尽可能地摄入高蛋白（如鱼、虾、豆制品）食物、蔬菜水果以及少油少糖的健康食品（图 4-2）。

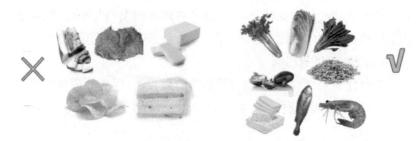

图 4‑2　饮食调节

（二）运动锻炼

经常参加体育锻炼，能够减少血脂异常及其带来的危害。增加体力活动，根据自身情况，量力而行，每日坚持 0.5～1 小时运动，如散步、慢跑、舞剑、跳舞、太极拳、体操等。也可利用工作场合及家务劳动进行锻炼，减少静坐的不良生活方式。

二、降低危险因素

戒烟、限酒和减肥。长期吸烟或酗酒会影响血脂代谢，引起血清胆固醇（cholesterol，CHO）和甘油三酯（triglyceride，TG）水平升高。吸烟可加速动脉粥样硬化的发生和发展，因而需要加强戒烟及限制饮酒。除此之外，尚需要积极治疗原发病，如糖尿病、高血压及其他会干扰血脂水平的疾病。

三、药物治疗

经积极改善生活方式仍无法控制或控制不佳的高血脂患者，则需要进行药物干预。应用较多的调脂药物有他汀类、贝特类、胆固醇吸收抑制剂、烟酸类等。

（一）他汀类

他汀类药物是临床上应用最多的调脂药物，常见药物有辛伐他汀、普伐他汀及瑞舒伐他汀等。这类药物的主要作用是降低 CHO 和低密度脂蛋白胆固醇（low-density lipoprotein cholesterol，LDL‑C），也可使 TG 降低、高密度脂蛋白胆固醇（high-density lipoprotein cholesterol，HDL‐C)升高。用于治疗高胆固醇血症和混合性高脂血症。老年患者长期服用常规剂量的他汀类药物安全性较好,部分患者用药后可能会出现肝酶升高,但往往是一过性的,多发生于用药的初期,继续服用药物 70% 患者肝酶可能会恢复正常。这类药物还可能会引起肌病,比如肌肉疼痛、肌炎或横纹肌溶解等,其发生率一般在 5% 左右。

（二）贝特类

贝特类也是临床上常用的调脂药物,主要包括非诺贝特、苯扎贝特等。这类药物的主要作用是使 TG 显著降低,用于治疗高 TG 血症或以 TG 升高为主的混合型高脂血症。常见不良反应有胃肠道不适(胃肠胀气、恶心、呕吐、食欲不振)及肝酶升高等。

（三）胆固醇吸收抑制剂

代表药物为依折麦布,其通过抑制肠道内胆固醇吸收,达到降低血液中 CHO 和 LDL‐C 的目的。常见不良反应有胃肠胀气、腹痛、疲倦及头痛,肝酶和肌酸激酶升高不常见,单独服用依折麦布不会增加肌病的危险性。

（四）其他

临床上以上述三种药物使用居多。除此之外,尚有其他药物也可用于调脂治疗。

烟酸类药物,属于维生素 B,当用量超过作为维生素作用的剂量时,可有明显的降脂作用,包括普通烟酸制剂和阿昔莫司。此类药物可以降低 CHO 及 TG,并可以升高 HDL‐C。常见不良反应为皮肤血管扩张、面部潮红、消化不良以及腹痛、腹泻等。

胆酸螯合剂主要包括考来烯胺和考来替泊,可降低 CHO 及 LDL‐C,对 TG 无降低作用甚至会引起 TG 略升高。可用于治疗单纯高 CHO 血症,也可与其他调脂药物联合使用治疗混合型高脂血症。

高纯度鱼油制剂可引起 TG 轻度降低、HDL‐C 略升高,对 CHO 和 LDL‐C 无影响,可用于治疗轻度高 TG 血症。

四、透析治疗

透析疗法，能降低总 CHO 和 LDL - C，但不能减低 TG，往往需要每隔一到两周重复进行一次。因有创性，且治疗费用昂贵，因此仅用于药物不能纠正的严重高 CHO 血症，比如遗传性胆固醇代谢异常。

（杨海静）

什么是老化引起的心律失常

一、什么是心脏老化及退行性心律失常

心脏老化是全身衰老进程的一部分，是指随着年龄的增长，心脏出现形态结构和功能代谢退变的一系列改变。老年退行性心律失常是指不伴有其他心血管疾病和危险因素，因增龄引起的退行性变导致的心律失常，正常心脏传导系统见图 4 - 3。

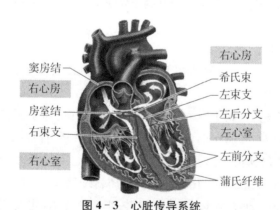

图 4 - 3　心脏传导系统

二、心脏老化会发生哪些电生理改变

（一）自律性

当窦房结纤维化、脂肪组织增多和起搏细胞数量减少到一定程

度时,窦房结自律性下降,窦性停搏、窦房阻滞将随之发生,同时低位节律点的自律性也明显下降。

(二)传导性

老年人心脏传导系统功能下降,可在窦房、房室、房内、房间、室内、室间任何部位发生传导阻滞。老年患者心脏传导阻滞的发生率比一般人群增加2～3倍。

(三)兴奋性

老年人心脏各种心肌组织的不应期均有延长,使心脏的兴奋性下降,但退行性变的心肌细胞兴奋性存在异质性,促进微折返形成,进而发生心律失常。

(四)心电图改变

老年人心电图的生理性改变包括 P 波振幅降低,频率变慢,PR间期轻度或明显延长,甚至发生传导阻滞,QT 间期延长,QRS 波振幅下降,时限增宽,切迹增多,T 波地平,电轴左偏等。

三、老年退行性心律失常有哪些临床特点

(一)发病年龄高

退行性心律失常患者的发病年龄较高,多在进入老龄后发病,或中年发病而进入老年后病情明显加重。应当强调,人体老化的起始年龄、进展速度、严重程度有着明显的个体差异。实际上,从 30～40岁起,人体的老化就已开始,只是程度轻,随着增龄老化现象逐渐加重到一定程度时则形成退行性疾病。

(二)病情进展缓慢

老年退行性心律失常的病情呈缓慢进展,到一定年龄时,严重的老化或老化明显加剧时可使病情加重。

(三)缓慢性心律失常更为多见

老年退行性心律失常多数为缓慢性心律失常,表现为病窦综合征、特发性双分支或三分支阻滞等。少数患者表现为快速性心律失常。

（四）不伴其他心血管病

老年退行性心律失常是一个独立存在的疾病,是指没有或能够排除因其他心血管病引发的心律失常。患者的体检及超声心动图检查常正常,各种影像学及辅助检查未能发现其他明显病变而被诊断为"特发性心律失常"。因此,诊断前需排除其他疾病和病因,才能确诊为老年退行性心律失常。

（五）伴其他老年退行性变的证据

临床最常见的老年退行性心血管病包括老年退行性心脏瓣膜病和老年退行性心脏钙化综合征,当患者已存在这两种疾病时,提示患者确实已存在老年心脏的退行性改变,因而可成为老年退行性心律失常的诊断旁证。

四、老年退行性心律失常该如何治疗

（一）药物治疗

老年退行性心律失常表现为缓慢性心律失常时,如严重心动过缓影响血流动力学,可出现乏力、心绞痛、黑矇、晕厥,甚至危及生命。可短期使用提高心率的药物治疗,如阿托品、异丙肾上腺素、麻黄素等。但是,上述药物均为静脉给药,稳定期时,多数患者仍需要植入心脏起搏器。当患者同时存在快速性心律失常时,则形成慢-快综合征,使单纯抗快速性心律失常的药物治疗面临困难。此时往往需要先植入心脏起搏器,再给予抗心律失常药物治疗。当患者表现为单纯快速性心律失常时,应在医生指导下给予不同的抗心律失常药物治疗。

（二）非药物治疗

老年退行性心律失常多数表现为缓慢性心律失常,非药物治疗主要是心脏起搏器,其不仅治疗自律性较低的心动过缓,还能治疗传导阻滞引起的心动过缓。除此之外,老年退行性心律失常还包括不良性病窦和药物性病窦等,这两类病窦也适合起搏器治疗。近年来有学者提出,应用消融心脏局部迷走神经或神经节,有望提高患者的自主心率或应用生物学方法进行细胞移植治疗缓慢性心律失常,但尚处研究阶段。ICD和射频消融术主要治疗快速性心律失常,虽然治疗没有上限年龄,但老年患者多体质差,心律失常因退行性、病理性等多种原因引起,使介入治疗发生并发症的概率增加。因此,要更慎重。

（王春瑞）

老年慢性心力衰竭患者如何自我管理

一、心力衰竭是什么疾病？它的主要临床特征有哪些

心力衰竭是各种心脏疾病的严重和终末阶段,是由于任何原因造成心肌结构和功能发生改变,导致心脏泵血和（或）充盈功能降低而引起的一组临床综合征。心力衰竭主要临床表现是呼吸困难、乏力和液体潴留。心力衰竭的发生与年龄有着密切的关系,80%的心力衰竭患者都是老年人,其是造成老年人死亡的常见原因。

二、心力衰竭的治疗目标是什么

心力衰竭的治疗目标不仅包括改善症状、提高生活质量,更重要的是改善心肌重构、延缓心功能恶化,降低住院率。心力衰竭自我管理被提倡作为改善预后的一种有效方法,让患者参与疾病的自我管理,有利于控制和预防急性心力衰竭发作。自我管理行为包括调整心态、遵医嘱服药、限水限盐、合理运动、采取预防措施以及监测症状和体征等(见图4-4)。

三、心力衰竭患者如何调整心态

良好的心理状态、乐观豁达的情绪和较强的社会生活适应能力,可使个人神经内分泌调节稳定、协调,有助于预防及改善疾病,提高生活质量。因此,患者要保持健康心态,乐观看待事物,遇事要冷静,能看得开、想得通,不为小事斤斤计较。特别是对待疾病,要积极治

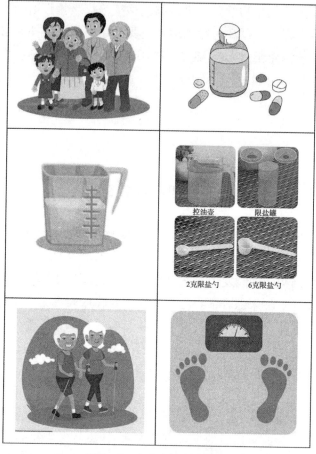

控油壶　　　限盐罐

2克限盐勺　　　6克限盐勺

图 4-4　心力衰竭自我管理

疗,但又不急于求成,这样将有利于疾病康复。

四、心力衰竭患者如何合理用药

用药依从性的好坏决定了患者病情稳定与否。由于心力衰竭是一种慢性疾病,需要患者坚持服药控制病情。随着时间的推移,部分患者可能出现抑郁情绪,或者由于药物不良反应,或者经治疗症状减轻,患者用药依从性降低,甚至擅自停药,这是极其危险的行为,可能导致病情反复或加重。因此,药物调整一定要在医生的指导下进行,切勿自行加减药物。

五、心力衰竭患者饮食方面需要注意什么

推荐心力衰竭患者每天液体摄入量小于 2 L。重度心衰患者每日液体摄入量控制在 1～1.5 L。限盐被认为可以控制重症心力衰竭患者的充血症状和体征。心力衰竭急性发作伴有容量负荷过重的患者,要限制每天钠摄入量＜2 g。而对于轻度或稳定期心力衰竭患者,并不主张严格限盐。

六、心力衰竭患者如何合理运动

近年来有研究表明,运动锻炼可以减少神经系统的激活和减慢心室重塑的进程,对减缓心力衰竭患者的自然病程有利,是一种能改善患者临床状态的辅助治疗手段。对大多数稳定期心力衰竭患者来说,适量运动是健康和安全的。运动基本原则是量力而行,根据心功能确定运动量和时间,循序渐进。活动量以不超过自己的体力为度,即活动后以没有明显疲劳感为准。失代偿期心力衰竭患者则需要卧床休息,通过被动运动以预防深静脉血栓。因此,一定要注意适度,运动量不可过量,也不要过强,对于心力衰竭患者来说,慢走、散步是最好的活动方式。

七、慢性心力衰竭患者如何避免急性发作

心力衰竭的急性发作大多与呼吸道感染、劳累过度、情绪波动、饮食不当(暴饮暴食)及中断药物等有关,这些情况是心力衰竭诱发因素或危险因素。据估计,有 80％～90％ 心血管疾病患者的心力衰竭是由上述因素诱发的。如果能了解这些诱发因素并认真控制,对防治心力衰竭极为重要,可大大降低复发率及病死率。

八、心力衰竭患者如何进行自我监测

家庭自我监测是提高治疗效果、减少再入院、改善预后的一种简单易行的方法。每天记录血压、心率、体重。如 3 天内体重增加超过 2 公斤,或每天体重增长达到 1 公斤以上,认为有液体潴留。每天监

测血压、心率,不仅对病情是否加重有提示作用,还可以作为调整治疗的依据。

九、家中有心力衰竭患者,其他家庭成员该怎么做

家庭成员的鼓励和支持可以提高心力衰竭患者服药和饮食的依从性,对疾病的控制起到积极的作用。因此,应鼓励家庭成员参与到患者的治疗和监测中来,改变家庭的生活模式,从而改善心力衰竭患者的预后。

(王春瑞)

老年人血脂报告该如何分析

血脂异常是诱发冠心病、心肌梗死、心脏性猝死以及脑血管意外的危险因素之一。有研究显示,血清胆固醇水平每升高 1%,冠心病发病率就会增加 2%~3%。老年人血脂异常非常常见,拿到一张血脂报告单(表 4 - 3),到底该怎么看?

表 4 - 3　血脂报告单

项目	结果	参考值
胆固醇(CHO)	5.49	2.80~5.90 mmol/L
甘油三酯(TG)	1.63	<1.80 mmol/L
高密度脂蛋白胆固醇(HDL-C)	1.12	0.80~1.80 mmol/L
低密度脂蛋白胆固醇(LDL)	3.67	1.30~3.70 mmol/L
载脂蛋白-A1(APO-A)	1.00	0.86~1.45 g/L
载脂蛋白-B(APO-B)	0.80	0.47~1.08 g/L
脂蛋白(a)(LP(A))	284	<300 mg/L
非高密度脂蛋白胆固醇(nHDL)	4.37 ↑	理想范围≤4.14 mm

如(表4－3)所示,较全面的血脂报告单一般包含以下项目:胆固醇(cholesterol,CHO)、甘油三酯(triglyceride,TG)、高密度脂蛋白胆固醇(high density lipoprotein cholesterol,HDL－C)、低密度脂蛋白胆固醇(low density lipoprotein cholesterol,LDL－C)、载脂蛋白A(apolipoprotein A,ApoA)、载脂蛋白B(apolipoprotein B,ApoB)、脂蛋白(a)[Lipoprotein a,Lp(A)]、非高密度脂蛋白胆固醇(nHDL－C)。

CHO、TG、LDL－C和HDL－C,是检验血脂水平的四项重要指标,与动脉粥样硬化的发生具有密切关系。其中前三项指标,数值越高越不利于健康,而最后一项HDL－C则相反,该指标越低越不利。

胆固醇,是大家较为熟悉的血脂指标,它是血液中各种脂蛋白所含的胆固醇总和,可以用来评估和预测动脉粥样硬化性疾病的危险性。胆固醇水平升高,患冠心病的危险性也会相应增加。目前认为,降低血清胆固醇水平是冠心病防治的最有效措施。单纯胆固醇升高,称为"高胆固醇血症"。

甘油三酯是在体内合成的,是机体恒定的供能来源,同时也是动脉粥样硬化的危险因素。值得注意的是,单纯性甘油三酯升高并不是冠心病的独立危险因素,当同时伴有高胆固醇血症或低HDL－C血症时,才是冠心病的危险因素。甘油三酯对心脑血管疾病的预测和干预价值一定要在胆固醇的基础上进行分析才有意义。单纯甘油三酯升高,称为"高甘油三酯血症",胆固醇和甘油三酯同时升高,称为"混合性高脂血症"。甘油三酯过高(>5.65 mmol/L)有诱发急性胰腺炎的风险。

LDL－C是形成动脉粥样硬化斑块的最主要病理因素,可以把血液中的胆固醇转移到血管壁内。人体血液中过多的LDL－C可沉积于动脉血管管壁,日积月累,最终形成粥样斑块,斑块一旦破裂,会导致血栓形成,引起血管狭窄,严重时导致急性心肌梗死、脑卒中甚至猝死。LDL－C 水平越高,患冠心病、心肌梗死和脑卒中的危险性就会越高。LDL－C 是评估动脉粥样硬化性心血管疾病危险性的重要指标。目前,LDL－C 已成为指导临床是否进行干预最主要的靶点。

HDL－C 反映血中高密度脂蛋白的浓度。该指标升高有益处,而过低会增加患心血管疾病的风险。HDL－C 抗动脉粥样硬化作用是通过保护血管内皮、抗炎和抗氧化实现的。该指标只能作为心脑血管疾病的预测指标,不建议作为临床是否进行干预的靶点。HDL－C 降低,称为"低 HDL 血症"。

nHDL－C 是指除 HDL 以外的其他脂蛋白中所含胆固醇总和,可通过公式计算得到(nHDL－C＝CHO－HDL－C),除 LDL－C 外还包括 VLDL－C、IDL－C、Lpa、乳糜微粒(chylomicron, CM)及其残余物,这几乎涵盖了引起动脉粥样硬化的所有血脂因素。nHDL－C 可作为冠心病及其高危人群防治时降脂治疗的第二目标。

在血脂指标里还有载脂蛋白,因为 CHO 和甘油三酯不能单独在血液中流动,载脂蛋白是它们的运载工具。ApoA1 运载 HDL－C,可以代表 HDL－C 的水平,与其临床意义基本相似。ApoB 有 ApoB48 和 ApoB100 两种,临床常规测定的 ApoB 通常是指 ApoB100,血清 ApoB 运载 LDL－C,主要反映 LDL－C 水平,临床意义与之相似。另外,ApoE 运载甘油三酯,该数值高低的临床意义也与甘油三酯相似。

Lp(A)是低密度脂蛋白胆固醇中的一种特殊类型,其升高与遗传密切相关。目前认为,该指标升高可能与动脉粥样硬化性心血管疾病相关。

综合以上,血脂异常可以分为 4 种类型:高胆固醇症、高甘油三酯血症、混合型高脂血症、低 HDL－C 血症。

(杨海静)

植入心脏起搏器后需要注意什么

一、心脏起搏器是什么

心脏起搏器(图 4-5)是一种植入于体内的电子治疗仪器,由电池提供能量,通过脉冲发生器发放一定形式的电脉冲,通过导线电极的传导,刺激电极所触及的心肌,使心脏激动和收缩,从而治疗由于某些心律失常所致的心脏功能障碍。或者通过心脏再同步化治疗,使左右心室协调舒缩,改善心功能,提高生活质量。

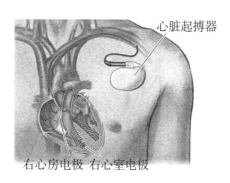

心脏起搏器

右心房电极 右心室电极

图 4-5　心脏起搏器

二、植入心脏起搏器部位感觉不适怎么办

在植入初期部分患者异物感明显,但不要用力按压、挤捏或试图移动心脏起搏器,也不要抓挠或用力搓擦心脏起搏器植入部位的皮肤。如果发现有红肿、皮温增高、疼痛、破损溢液等情况,应立即就诊。

三、植入心脏起搏器后可以运动吗

植入心脏起搏器第一周,植入侧手臂不要反复高举过头或剧烈活动。植入后 3 个月内,植入侧上肢不要做大幅度活动,以防导管电极未被包埋牢固而发生脱位,同时避免植入侧手臂负重。可进行一般的体育活动,如跑步、爬山、游泳、太极拳等,但一些有可能导致胸部受到外力猛烈撞击的运动,如搏击、足球、橄榄球等应谨慎参加。

四、植入心脏起搏器后可以乘坐交通工具吗

植入心脏起搏器后可以乘坐任何交通工具,包括汽车、飞机、轮船、高速火车、磁悬浮列车等。但安检时的金属探测器会探测到心脏起搏器并报警,需要出示心脏起搏器植入证明卡。因此,外出旅行请随身携带心脏起搏器植入卡,如有就诊需求也可以尽快地向医务人员提供准确的信息,及时得到适当的治疗。

五、植入心脏起搏器后可以通过安检系统吗

在通过超市、商场、图书馆等安装有电子防盗装置、电子安检系统防盗门时,按正常速度通过绝大多数都不会对心脏起搏器有影响,请不要在门口长期停留或倚靠在安全门上。若感觉不适,迅速离开以上区域,心脏起搏器可恢复正常。

六、植入心脏起搏器后可以使用电器吗

一般家用电器对心脏起搏器均无影响,可以放心使用,如电视机、收音机、吸尘器、电吹风、电熨斗、洗衣机、电热毯、传真机、复印机、音响、耳机、电脑、冰箱、电炉等。当然对于心脏起搏器依赖的患者,一些直接与身体有电接触或者向外发出电磁波的电器应避免使用,如电磁炉、低高频治疗仪等。

七、植入心脏起搏器后可以使用手机吗

目前国内正在使用的多数心脏起搏器都有抗手机干扰功能,因此一般心脏起搏器患者可以放心使用手机。但是仍建议不要将手机放在植入同侧的上衣口袋里,接听电话时保持手机与心脏起搏器的距离在 15 cm 以上,并尽量用心脏起搏器植入对侧耳朵接听。

八、植入心脏起搏器后可以进行磁共振检查吗

由于强磁场可干扰心脏起搏器正常工作,因此,植入传统心脏起搏器被列为磁共振检查的禁忌证。目前,已有磁共振兼容的心脏起搏器及导线,植入此类起搏器是可以进行磁共振检查的。当然,检查

前务必咨询医生，明确自己的起搏器类型。

九、植入心脏起搏器后有哪些地方禁止进入

由于心脏起搏器的工作性能可受强磁场、电流的干扰。因此，安装心脏起搏器后禁止进入强磁场、电视和电台发射站、雷达地区、变电站、有电弧光焊接的场所，以免干扰心脏起搏器工作。

十、植入心脏起搏器后如何随访

为了评估心脏起搏器的工作状况、调整起搏参数、优化起搏方案、评估心脏起搏器电量等，务必按照医生要求定期随访。一般出院后随访周期为心脏起搏器新植入后的第 1、3、6 个月，以后可根据情况每半年至 1 年随访一次。如出现意外碰撞或自觉胸闷、气促、乏力、心悸等情况，需要及时就诊。心脏起搏器使用近担保年限后必须增加随访次数，避免电池耗竭而发生意外。

十一、植入心脏起搏器后生活中还有哪些注意事项

日常生活中要保持良好的生活规律，改变不良生活习惯，适量运动。保持稳定良好的情绪，注意心理平衡，保证充足睡眠。每天固定时间测量脉搏，若有较大变化应及时就诊。心脏起搏器仅起到控制心律失常或者改善心脏不协调运动的作用，如因合并其他心脏疾病需要长期服药治疗的，切勿擅自停药，调整药物剂量等也应咨询医生。

（王春瑞）

第五章

老年人内分泌系统疾病

如何看待老年人甲状腺结节

在自从甲状腺超声检查作为常规体检项目开展以来,甲状腺结节的检出率明显增多,很多人闻结节而色变。首先,请不要紧张,甲状腺结节很常见。甲状腺疾病的增多,可能与检测技术的发展有关。事实上,绝大多数甲状腺结节都是良性的,恶性结节仅占甲状腺结节的5％～15％,而且即使是恶性甲状腺结节,其侵袭性也比其他恶性肿瘤小得多。绝大部分甲状腺癌发展很慢,有'懒癌'之称,而且预后良好。所以,一旦发现有结节,不必恐慌。老年甲状腺结节诊断的目的在于区分良恶性,早期识别甲状腺癌,及时治疗,以延长生存期,改善生存质量。

甲状腺结节是指在甲状腺内的肿块,可随吞咽动作随甲状腺而上下移动,是临床常见的病症,可由多种病因引起。临床上有多种甲状腺疾病,如甲状腺退行性变、炎症、自身免疫以及新生物等都可以表现为结节。甲状腺结节可以单发,也可以多发,多发结节比单发结节的发病率高,但单发结节甲状腺癌的发生率较高。

甲状腺结节非常善于伪装,要想识别其良恶性需要遵循以下鉴别诊断要点。

一、病史与体格检查

甲状腺结节的病因复杂,目前认为可能与放射性接触、遗传、碘摄入等因素有关。绝大多数甲状腺结节发病隐匿，较少有明显的症状和体征，常常是通过体格检查、自身触摸、影像学检查而发现。发现甲状腺结节，我们首先要做的是去医院就诊。

甲状腺结节如伴有声嘶、呼吸困难、吞咽困难、颈部异常肿大淋巴结等均是恶性肿瘤的临床征象。

总体而言，病史和临床表现在良恶性甲状腺结节的鉴别诊断中仅仅起到参考作用，其敏感性和特异性均较低，确诊需要参考其他辅助检查指标。

二、实验室生化检查

甲状腺功能、自身抗体及肿瘤标志物的测定等生化检查对鉴别结节良恶性来说必不可少。

（1）所有甲状腺结节患者均应进行甲状腺功能检查。

（2）如果合并甲亢，提示有甲状腺高功能腺瘤，多为良性。

（3）甲状腺过氧化物酶抗体（TPOAb）和甲状腺球蛋白抗体（TgAb）水平的检测有助于慢性淋巴细胞性甲状腺炎诊断。

（4）血清降钙素（calcrtonin，CT）水平明显增高提示甲状腺髓样癌。

三、影像学检查

（一）甲状腺超声检查

超声检查是临床使用最广泛的评估甲状腺结节的检查手段，是评价甲状腺结节最敏感的方法，为甲状腺结节的筛查提供了无创、便利、可重复性的良好条件，显著提高了甲状腺结节的检出率，并帮助鉴别良恶性。也可以在超声引导下行甲状腺穿刺和细胞学、组织学检查。

（二）甲状腺核素现象

对甲状腺结节的诊断敏感性并不强，但此检查方法的特点是能够评价结节的功能。依据结节对放射性核素摄取能力将结节分为"热结节""温结节"和"冷结节"。提示热结节者，几乎可以判断为良性结节,但冷结节对诊断良恶性帮助不大。

(三)磁共振显像(MRI)和CT检查

对判断甲状腺结节良恶性敏感性差,且价格昂贵,不推荐常规使用。

四、甲状腺细针穿刺和细胞学(FNAC)检查

穿刺是鉴别甲状腺结节良恶性最可靠、最有价值的检查方法,简单易行,准确性高。随着超声引导下甲状腺细针穿刺和细胞学检查的普及,诊断率进一步提高。但是能否完全替代术中病理检查尚存在争议。

如果良性结节生长过大,出现压迫食管、气管、神经导致吞咽困难,呛咳,呼吸困难和声音嘶哑等相应的症状时,需要进行治疗;如果结节能够自主分泌甲状腺激素,出现心慌、多汗、消瘦等甲亢的症状,或者是恶性的甲状腺结节,需要进行相应的治疗。绝大多数的良性结节不会引起任何主观不适症状,每半年到一年定期复查即可。

总之,知道了甲状腺结节的这些特点后大家可以自己摸摸甲状腺(图5-1),看能不能发现结节。但是,这只属于自查,不要自己给自己下诊断,要确诊记得一定要去医院。

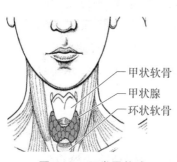

甲状软骨
甲状腺
环状软骨

图 5-1 正常甲状腺

(陈 蔚)

老年人甲亢为什么容易漏诊

甲状腺是人体最大的内分泌腺体,具有维持调节人体正常体温,促进体格智力生长发育,调节物质代谢,维护重要脏器功能等一系列

作用。因此,当甲状腺出现问题时,不仅会影响到局部器官,还会引发一系列全身症状。近年来,甲状腺疾病明显增多。甲亢是易发生于任何年龄段的一种常见甲状腺疾病,多发于中青年女性,以身体代谢快、神经兴奋高为主要特征。

提起甲亢,人们总认为患者有突眼、粗脖子、多言、易激动、性情急躁、食欲亢进等症状。但是,对于老年性甲亢患者来说则并非如此,他们大多没有上述典型症状,甚至会出现截然相反的表现。据调查,老年性甲亢的发病率较年轻人高,并且已成为老年人的常见病。只是老年甲亢起病缓慢,病程较长,症状较轻微、不典型,临床表现不明显,容易误诊和漏诊而延误治疗。约1/3的老年患者没有任何临床表现,而是在检查其他疾病时才发现,有的可长达数年之久。由于长期不能确诊,甲状腺功能得不到控制。

老年甲亢的临床表现多无典型的高代谢症状和神经兴奋症状,常因为某一系统的突出表现而掩盖甲亢的典型症状,易被误诊为心脏病、胃肠道疾病、恶性肿瘤等。

一、心血管异常

10％～20％的甲亢患者以心脏疾病为主要表现,有时甚至是老年甲亢患者的唯一表现。由于身体大量分泌甲状腺素,导致心脏负担过重,出现房颤、房扑、房动过速、心绞痛、心衰。有时则表现为频发心绞痛,甚至心肌梗死。由于表现为气短、出汗、心慌等症状,容易被误诊为心脏病,忽略了甲亢的可能。老年性甲亢患者容易并发器质性心脏病,因为很多老年人原来就患有高血压性心脏病、动脉硬化性心脏病等。但也有一些是由甲亢引起的,多见于年龄较大,或病程较久,未得到适当治疗的甲亢患者,由于心血管症状表现突出,故常误诊为其他原因的心脏病。

二、消化道不适

患者肠道蠕动快,体内蛋白、糖、脂肪分解快,经常感觉饥饿,食量大、腹泻、消瘦、全身乏力等。由于中老年人身体消化机能逐渐减退,胃酸分泌不足,表现为厌食、纳差、腹泻、便秘,或腹泻与便秘交替,有的甚至伴顽固性呕吐,易被误诊为胃癌或慢性消化系统疾病如慢性结肠炎、胃炎等。

三、体重下降或消瘦

与典型甲亢食欲亢进相反,患者往往食欲不振,有40％老年甲亢患者会产生不同程度的像肿瘤患者一样的恶病质,如明显消瘦、衰弱等,易被误诊为恶性肿瘤。

四、精神异常

有的老年人甲亢以焦虑、神经过敏、易激动、失眠等交感神经兴奋为主要表现,这在女性中多见,易被误诊为更年期综合征、神经衰弱等病。反之,有的老年人甲亢又表现为表情淡漠、反应迟钝、抑郁不欢、面容憔悴,称为淡漠型甲亢,这是甲亢中的一种特殊类型,易被误诊为老年性痴呆或抑郁症。甲亢如果没有及时治疗,还会出现甲亢危象。

五、低血钾和肌麻痹

有的老年人甲亢以低血钾和肌肉麻痹为主要表现,易被误诊为低血钾肌麻痹。

六、甲状腺肿大常不明显

老年人由于内分泌功能减退,下丘脑和垂体对甲状腺的调节作用减弱,甲状腺组织出现萎缩和纤维化,甲状腺激素的合成与分泌减少,同时周围组织对甲状腺激素反应减弱。所以老年甲亢患者的甲状腺肿大常不明显,甚至体检时发现甲状腺不大,甲状腺区杂音也很少听见;老年甲亢合并甲亢眼征的患者较少。实验室检查表明,老年甲亢患者甲状腺激素升高程度不及年轻甲亢患者明显。因为正常老年人的血清甲状腺激素轻度减低,尤其是 T_3 下降更为明显。

由此可见,靠不典型的临床表现来诊断老年性甲亢,显然是有困难的。子女需要多留意,当老年人出现心动过速、心房颤动、体重急剧下降、极度厌食或精神抑郁等情况时,要想到甲亢的可能,尽快地到医院做详细检查,采取合适的治疗方法。

(陈　蔚)

老年人甲减都需要治疗吗

甲状腺机能减低症简称甲减,是由于各种原因造成甲状腺素生成减少,或因外周组织对甲状腺素的敏感性减低,继而引起一系列代谢减退的表现。很多人都知道甲亢,但对于甲减却知之甚少。事实上,近年来甲减的发病率已经超过甲亢,一跃成为威胁百姓甲状腺健康的头号杀手。但因其起病隐匿、症状不典型,早期难以发现,往往长期被漏诊或误诊,因而所带来的健康危害更大,故应引起高度重视。甲减疾病在老年人群中发病率很高,危害不容忽视,一定要及时治疗。下面我们就认识一下老人甲减的病变。

老年人患甲减常见的原因是桥本甲状腺炎,还有一部分原因是原来因甲亢做过碘-131治疗或因为甲状腺结节或癌症做过甲状腺手术。

由于年龄较大,老年人甲减发病隐匿,有些人没有太多的典型症状,甲状腺也不肿大。临床上不典型症状比较多,如体重增加、表情淡漠、四肢肿胀、胆固醇升高、便秘、贫血,主要损害心血管系统、消化系统及神经精神系统,表现为动脉硬化、心跳过缓、厌食便秘、全身浮肿、记忆力下降、反应迟钝、老年痴呆、精神抑郁等。严重者可导致黏液性水肿昏迷而危及生命,多见于60岁以上长期未被诊断和治疗的患者。

由于症状不典型,加上年龄偏大,患者容易被误诊为老年性退行性变,或者老年痴呆而延误治疗。因此,关键在于提高对疾病的认识,当老年人出现上述症状后,应及时进行甲状腺功能检查,明确是否存在甲减,做到早期诊断、早期治疗。甲减的预后一般良好。老年人甲减若长期得不到合理治疗,会对身体器官产生一定伤害。老人的身体状况较差,一定需要特别注意。对于甲减患者应及时治疗,千万不能等待病情加重才治疗,否则会给治疗增加难度。

老年人甲减治疗需特别谨慎,老人基础代谢率低,左甲状腺激素从小剂量开始,特别是合并心脑血管疾病者,可以从每天 12.5 μg 开始,然后根据甲功的结果逐渐增加剂量。而且老年人甲减的治疗目标与年轻人不同,不需要把 TSH 降至非常低的水平,特别是亚临床甲减。

甲减纠正后,很多患者便急于停药,这是不可取的。导致甲减的病因很多,如慢性淋巴细胞性甲状腺炎、甲状腺手术或放疗后、抗甲状腺药物服用过量、碘缺乏、亚急性甲状腺炎的甲减期等。其中,大多数甲减(如桥本甲状腺炎、甲状腺手术或放疗后)都是永久性的,需要终身服药。只有少部分甲减(如亚急性甲状腺炎、药源性甲减或碘缺乏甲减)是暂时性,可经治疗后痊愈,而无须终身服药。许多患者将终身服药看成一种负担,其实大可不必。甲减表明体内缺少甲状腺激素,终身服药的目的就是补充身体缺少的甲状腺激素,一般服用几周后甲状腺功能便可基本恢复到正常水平。如果随意停药,原来消失的症状可在 1~3 个月内再次出现,患者会出现怕冷、少汗、乏力、体温偏低等一系列代谢降低的症状,而且对脏器的损伤往往是不可逆的。

优甲乐(左甲状腺素)最好选在清晨空腹服用,这样有利于吸收。如果服用剂量较大,也可以分次服用,但不建议晚上服用,因为这是兴奋性激素,晚上服用可能会导致失眠等情况的发生。另外,优甲乐应避免与铁剂、钙剂、复合维生素制剂、豆制品一起服用,间隔应在 4 小时以上,因为上述药物会影响甲状腺素的吸收。

不少人以为,所有甲减皆与缺碘有关,患者应多吃高碘食物,其实不然,甲减患者是否需要补碘关键要看导致甲减的原因。只有单纯缺碘引起的甲减,才需要在医生的指导下适当补碘。事实上,临床大多数甲减是慢性淋巴细胞性甲状腺炎（即"桥本氏病"）所致，其病因是自身免疫紊乱，这时，非但不宜吃海带、紫菜、海苔等高碘食物，反而要适当控制日常生活中碘的摄入量。这是因为高碘饮食会激活甲状腺的自身免疫机制，破坏甲状腺组织，诱发并加重甲状腺炎，导致患者甲状腺功能进一步降低。当然，也没必要禁碘，正常进食即可。总之，平常我们所吃的加碘盐已经适量，不用再额外摄入碘。

（陈　蔚）

老年人尿酸增高的原因和危害是什么

高尿酸血症是血尿酸水平高于正常标准的一种状态，可以伴或不伴有临床症状。临床上，尿酸正常值男性是 $149\sim416\ \mu mol/L$，女性是 $89\sim357\ \mu mol/L$。而痛风是嘌呤代谢紊乱和（或）尿酸排泄障碍所致血尿酸增高的一组临床症候群，其临床特征是高尿酸血症，表现为反复发作的痛风性关节炎、痛风石沉积和特征性的关节畸形，可累及肾脏引起慢性间质性肾炎和尿酸性肾石病。

在日常生活中高尿酸血症通常是什么原因引起的呢？当体内嘌呤增多，不管这些嘌呤是外源性还是内源性产生的，都会产生较多的尿酸，如果肾脏不能及时将尿酸排出体外，这些尿酸就会留在血液中，引起高尿酸血症。

如果不吃药不打针，自然情况下人体内的尿酸怎么清除呢？正常情况下，体内尿酸每日的生成量和排泄量是大约相等的，生成方面，三分之一是由食物而来，三分之二是体内自行合成；排泄途径则是三分之一由肠道排出，三分之二从肾脏排泄。上述各种途径只要有任何一方面出现问题，就会造成尿酸升高。尿酸上升，则会阻碍血液分泌尿酸的过程，导致尿酸无法排出。尿酸过高，还会引发其他疾病。

老年人是高尿酸血症的高发人群,高尿酸血症的发生具有增龄效应,年龄是影响老年人血尿酸水平的因素之一,随年龄的增高,血尿素和肌酐水平的增高,以及很多老年人因高血压经常服用利尿剂,均是导致高尿酸血症及痛风的独立危险因素。

研究显示,约 90％原发性老年高尿酸血症患者是由于肾脏的尿酸排泄减少所致,仅有少数患者存在内源性尿酸生成增多。原因是肾脏排泄尿酸的能力随年龄的增长而下降。此外,老年人发生慢性肾功能损伤的概率高于年轻人,这也是导致高尿酸血症发病率增高的原因,尤其以老年女性居多。

另外,降压药、化疗药等药物因素及肾病、血液病、糖尿病等也会引起尿酸增高,同时应避免肥胖、高嘌呤及高热量饮食、酗酒、过度疲劳、精神紧张、创伤、湿冷等诱发因素。高尿酸血症跟饮食有一定的关系,随着社会富裕程度的提高,饮食结构的改善,饮食行为导致的营养相关性疾病日益增加,痛风如肥胖、糖尿病、高血压一样,呈现增加的趋势。

尿酸高的危害不只是痛风。很多人以为尿酸高的危害就是痛风,只要没有发展为痛风,血尿酸高一点没有关系。然而,多项临床研究发现,高尿酸血症不仅仅能引起痛风,还与多种疾病相关。大量临床研究表明,高尿酸血症与心脑血管疾病、内分泌疾病和慢性肾脏疾病等密切相关,是这些疾病发生和发展的独立危险因素。也就是说,痛风只是高尿酸血症所致危害的冰山一角。

很多人都认为尿酸高的危害不大,没有及时诊治。高尿酸血症对中老年人身体健康的危害,等同于高血压、糖尿病,是不容忽视的问题。下面介绍一下高尿酸的危害。

一、导致关节组织纤维化甚至坏死

尿酸高引起的这种危害主要在于尿酸随着血液进入人体的关节软组织中,导致尿酸盐的沉淀,引起关节出现病态现象,临床中较为严重的高尿酸患者基本上都会出现关节活动能力下降,骨骼出现程度不一的纤维化,同时还容易引起骨折。

二、导致痛风病的出现

无症状期的痛风病就是高尿酸血症,可以说只要有痛风病,血尿酸肯定处于偏高现象。当因尿酸高的原因引起痛风病发作的时候,患者会出现关节麻木、疼痛剧烈、肿胀、皮肤发热、暗红等明显不适症状(图5-2)。

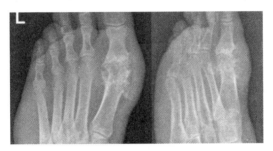

图5-2 痛风骨关节改变

三、对患者肾脏功能产生影响

尿酸高最为严重的危害就是对患者的肾功能有很大的损伤,长时间处于血尿酸偏高状态的患者可以导致急性尿酸性肾病和慢性尿酸性肾病,乃至肾功能衰竭。

四、增加心血管疾病的发病风险

研究显示,高尿酸血症和痛风也是心肌梗死和外周血管病变的危险因素。

所以老年人为了预防尿酸增高,平时一定要多喝白开水或淡茶水,每天的排尿量最好控制在2 000 ml左右,这样可以有效使尿酸随尿液排出;适当有氧运动,但不可以做剧烈运动;科学饮食,营养全面,尤其要少吃含嘌呤高的食物,比如动物肝脏类、虾、带壳的海鲜(螃蟹、蛏子等)、红肉(牛肉、羊肉、猪肉)、沙丁鱼等。

(陈 蔚)

痛风的老年人该如何正确饮食

痛风是中老年人的高发疾病之一。常表现为夜间或清晨突然出现的游走性关节疼痛、红肿发热、活动受限,同时伴有皮肤潮红、瘙痒、低热乏力等。痛风最常发生于第一跖趾关节,其次多见于足背、踝关节、足跟、膝关节、腕关节、手指、肘关节等部位。痛风的治疗主要是通过一般治疗、药物治疗和手术治疗。一般治疗主要包括休息(避免剧烈运动)、食疗和限制饮酒。食疗,是目前治疗痛风比较健康的方法,不仅不会对身体产生不良反应,还能调节身体的各项机能,缓解痛风的症状,抑制痛风的发作。那么,老年人痛风如何饮食才健康?

一、多喝水

每天饮水量要在 2 000 ml 以上。通过大量饮水,促进排尿,帮助尿酸排出,保护肾脏。在炎热的夏季,尿量往往较少,故更应注意多饮水。可考虑碳酸氢钠片,其能够碱化尿液,帮助尿酸排出。禁酒,尤其是啤酒。酒精在肝脏中代谢需要大量的水,影响尿酸结晶的溶解。禁用使神经系统兴奋的食物,如浓茶、咖啡等饮料。少吃盐,每天应该限制在 5 g 以内。

二、吃低嘌呤食物

主食如米饭、面食、玉米、苏打饼干,奶类如鲜奶、酸奶、奶酪,荤食如鸡蛋、猪血、鸭血,以及新鲜蔬菜等都是可以的。

三、避免高嘌呤食物

饮食上尽量不要吃豆类、动物肝脏类、虾、带壳的海鲜(螃蟹、蛏子等)、红肉(牛肉、羊肉、猪肉)、沙丁鱼等,因为这些食物含有高嘌呤,其实痛风这个"帝王病"归根结底是由"嘴馋"这个"小毛病"引发的,因为含高嘌呤的食物大多为大鱼大肉、海鲜、动物内脏之类的美食,所以要尽量避免。

四、适当限制蛋白质的摄入

适当限制蛋白的摄入,以减轻肾脏排泄蛋白质代谢产物的负担。蛋白质可根据体重,按照比例来摄取,1公斤体重应摄取0.8～1 g的蛋白质,并以牛奶、鸡蛋为主。如果是瘦肉、鸡鸭肉等,应该煮沸后去汤食用,避免吃炖肉或卤肉。

五、限制总热能

一般情况下痛风患者均较胖,且脂肪具有阻碍肾脏排尿酸的作用,故应限制饮食中的脂肪。痛风并发高脂血症者,脂肪摄取应控制在总热量的20%～25%。

六、多吃碱性食品

一般包括蔬菜、水果等,比如葡萄、柑橘、黄瓜、胡萝卜。含碱性物质具有降低体内尿酸的效果,可促进尿酸排泄,保护肾脏,倡导食用。

七、多吃清淡食物

清淡食物不引起神经系统兴奋,不影响痛风患者正常的尿酸排泄。蔬菜除龙须菜、芹菜、菜花、菠菜、香菜外,其他均可食用。

八、烹调方法

多用烩、煮、蒸、汆等,少用煎、炸、熬方法。应尽量食用易消化食物。

九、多选用富含维生素 B$_1$ 及维生素 C 的食物

可用食物有米、面、馒头、牛奶、鸡蛋、水果及各种植物油。

十、保持理想体重

超重或肥胖就应该减轻体重。不过,减轻体重应循序渐进,否则容易导致酮症或痛风急性发作。

十一、碳水化合物

适量碳水化合物可防止组织分解代谢产生酮体,使尿酸清除率和排泄量增加,应作为热能的主要来源。患者可食用富含碳水化合物的米饭、面食等。

十二、宜吃补肾食物

肾主排泄，想要尿酸尽快排泄出去，就得倚仗肾功能。平时可以多吃一些固肾的食物如熟地、山药、茯苓，能起到滋阴补肾的功效。

总之，高尿酸血症的膳食治疗最主要的是禁用高嘌呤食物、限制嘌呤食物、减少外源性蛋白，以降低血清尿酸水平并增加尿酸的排出。由于老年人身体的各项器官功能已出现退化趋势，肝肾代谢能力大幅下降，如果使用常规药物则不可避免的会产生不良反应，甚至还可能会对老人身体造成无法承受的危害。如果从日常饮食中加以调节和控制，就能以最温和、最健康的方法减少老人痛风的困扰。

（陈　蔚）

老年人继发性高血压的病因有哪些

高血压是常见的心血管疾病，也是危及人体健康甚至生命的常见疾病。

高血压可分为原发性高血压即大家常说的高血压病，和继发性高血压即由于某些疾病引起的症状性高血压。继发性高血压通常和一些疾病有着密切的联系，那么继发性高血压都和哪些疾病有关呢？如何预防这些疾病引起高血压病征呢？

一、肾脏疾病

肾脏疾病引起的高血压，是继发性高血压中最常见的，称为肾性高血压。

（一）肾实质性病变

如急慢性肾小球肾炎、慢性肾盂肾炎、先天性肾脏病变（多囊肾、肾发育不全）等。

（二）肾血管病变

各种原因引起的肾动脉或其分支狭窄，如肾动脉粥样硬化、肌纤维增生,缩窄性大动脉炎、肾静脉血栓及肾动脉瘤等。

（三）尿路梗阻性疾病

如尿路结石、肾脏肿瘤及各种原因导致的尿路受压。

二、内分泌疾病

肾脏上方的小腺体——肾上腺的增生或肿瘤是引起继发性高血压的重要原因。肾上腺的外面为皮质,中间为髓质。

（一）肾上腺皮质疾病

肾上腺皮质的增生或肿瘤主要引起两种病:库欣综合征和原发性醛固酮增多症。

1. 库欣综合征

患者的肾上腺皮质过多分泌糖皮质激素。除有高血压外,常有向心性肥胖、四肢肌肉消瘦、满月脸、面红(多血质),腹部和大腿内侧出现紫纹,皮肤痤疮,体毛增多、增粗,女性月经失调和不同程度的男性化。因其他疾病而长期服用泼尼松、地塞米松等药物治疗的患者也会出现上述临床表现。

2. 原发性醛固酮增多症

肾上腺皮质分泌过多的醛固酮激素。醛固酮过多使大量水和钠潴留体内,而使钾从尿中的排出增多。患者除有血压升高外,还有高血钠和低血钾。患者由于低血钾而出现乏力、肌肉无力、间歇性麻痹和抽搐,夜尿多也为常见症状。

（二）肾上腺髓质疾病

主要是嗜铬细胞瘤。肾上腺髓质间歇或持续分泌过多的肾上腺素或去甲肾上腺素,这两种物质可使心率加快、血管收缩,使患者的血压发作性或持续性增高,常见的三个症状为发作性的剧烈头痛、出汗、心悸。但这三个症状未必在一个患者身上同时出现。其他症状包括面色苍白、恶心、腹痛、呼吸困难等。

（三）其他内分泌性的症状性高血压

包括腺垂体功能亢进(肢端肥大症)、甲状腺功能亢进或低下、甲状旁腺功能亢进(高血钙)、类癌和绝经期综合征等。

三、血管病变

如主动脉缩窄、多发性大动脉炎、动脉粥样硬化等。主动脉缩窄患者的上肢血压明显升高,而下肢血压低,甚至血压测不出。大动脉炎多发于年轻女性,常累及身体一侧的动脉,测血压时可发现两上肢血压明显不同,一侧多异常升高,另一侧低,甚至测不出。大动脉炎也可累及肾动脉,导致肾动脉狭窄。老年人常见的动脉粥样硬化也可引起两上肢血压明显不同。

四、颅内疾病

如颅部创伤、脑瘤等引起颅内压增高者。

五、药源性高血压

如女性口服避孕药、长期应用肾上腺皮质激素等,常可发生高血压。

六、妊娠高血压综合征

高血压是妊娠高血压综合征的主要表现之一,多在妊娠晚期出现血压升高。妊高征的诊断一般不困难。妊高征患者多有水肿,查尿时有增多的蛋白,即有蛋白尿。

七、其他

如结缔组织病,高原心血管病及女性绝经期前后,常有血压升高表现。

总之,生活中继发性高血压还是比较多发的,一定要多了解一些这种疾病的常识,做好预防工作,并且从根本上治疗疾病,避免病情的不断恶化。

(陈　蔚)

"千金难买老来瘦"——老年肥胖有哪些危害

随着现代社会人们生活方式及饮食结构的改变,肥胖的患病率正逐年上升,老年人由于机体代谢速度降低,运动不足,更容易发生肥胖。那么怎样才能判定自己是否肥胖呢? 一般我们会计算体重指数[BMI＝体重(kg)/身高(m)²],按照WHO对肥胖的诊断标准,如果BMI在25～29.9为超重;BMI≥30为肥胖。由于种族、地域和人口体质的差别,中国专家又对我国的肥胖诊断标准进行了修订,中国人BMI24～27.9为超重,BMI≥28为肥胖。

俗话说"千金难买老来瘦",虽然这句话存在一定的片面性,但是肥胖对于老年人的危害毋庸置疑,老年人肥胖往往和糖尿病、高血压、心脑血管疾病如影随形,对老年人群的健康造成巨大的影响。

一、代谢性疾病

（一）高脂血症与脂肪肝

老年肥胖患者常常合并脂肪代谢紊乱,血浆游离脂肪酸升高,胆固醇、甘油三酯、低密度脂蛋白等血脂指标普遍增高。同时也可导致甘油三酯在肝脏内沉积,引发脂肪肝,严重的脂肪肝会还出现肝功能异常。

（二）糖尿病

肥胖同样也是2型糖尿病的独立危险因素。约75％肥胖者发生2型糖尿病。肥胖症者进食量超过机体需要,过多进食刺激胰岛分泌过量胰岛素,出现了高胰岛素血症,但由于肥胖症者对胰岛素不敏感,存在"胰岛素抵抗",并进一步导致血糖升高。

（三）尿酸升高与痛风

痛风是由于嘌呤代谢紊乱和尿酸排泄障碍导致的疾病。肥胖患者常伴有嘌呤合成增加以及尿酸排泄减少,从而导致血尿酸水平增高并进一步诱发痛风。

二、动脉粥样硬化性疾病

（一）脑血管疾病

肥胖是脑血管疾病的重要危险因素,肥胖患者血脂异常会损伤血管内皮,并且通过受损的内皮进入血管壁,沉积于血管内皮下,逐渐形成动脉粥样硬化斑块,如果这种改变发生于脑动脉,就会导致脑血管事件如脑梗死的发生。脑动脉粥样硬化的肥胖患者如果体重控制不佳,则容易发生血管破裂,引起脑出血,甚至危及生命。

（二）冠心病

肥胖症者高脂血症可造成动脉粥样硬化,而体重超重、体表面积增大、脂肪组织过多、心脏负荷加重等因素可引起心脏缺血缺氧。肥胖者心输出量增加从而增加心脏氧耗量,因此更易发生劳力型心绞痛。另外,老年肥胖者血容量、心搏出量、左心室充盈压增加,引起左心室肥厚、扩大,心肌脂肪沉积致心肌劳损,易发生充血性心力衰竭。

（三）高血压

肥胖是发生高血压的独立危险因素。体内脂肪每增加 10% 可使收缩压和舒张压平均增加 6 mmHg 和 4 mmHg。在肥胖中腹型肥胖高血压患病率最高,女性腰围>88 cm,男性>102 cm,高血压发生率增加 1 倍。长期高血压可导致心脏负荷过重使左心室肥厚、左心房增大并对心功能产生影响。

三、消化系统疾病

（一）胃食管反流病

肥胖者(尤其是腹型肥胖)腹腔压力增加,加上老年人食管括约肌功能退化,较为松弛,更容易发生胃食管反流病,常常表现为反酸、胃灼热、上腹不适、嗳气,腹胀等。

（二）胆道疾病

老年肥胖症与胆石症密切关系,肥胖可增加胆石症的发生率。一旦结石导致胆道梗阻,会诱发胆道感染甚至急性胰腺炎,由于很多老年患者心肺功能基础差,只能采取内科保守治疗,失去手术的机会,严重时可危及生命。

四、阻塞性睡眠呼吸暂停综合征

约 60% 老年肥胖者患有阻塞性睡眠呼吸暂停综合征(obstructive

apnea syndrome，OSAS)，肥胖者由于上气道狭窄，导致呼吸时气道容易阻塞，睡眠时常常打鼾伴有呼吸暂停，夜间反复发生低氧血症、二氧化碳潴留和睡眠结构紊乱，导致白天嗜睡、心脑血管并发症乃至多脏器损害，称之为 OSAS。此外，肥胖者胸壁和腹壁脂肪过多，增加呼吸系统机械负荷，呼吸活动受到限制，因此肺通气功能也会受到影响。肥胖老年人一旦合并肺部感染，更容易出现二氧化碳潴留及呼吸衰竭的表现。

五、老年肥胖与肿瘤

老年肥胖者恶性肿瘤发生率升高，肥胖妇女子宫内膜癌比正常妇女高 2～3 倍，绝经后乳腺癌发生率随体重增加而升高，胆囊和胆道癌也较为常见。肥胖男性结肠癌、直肠癌和前列腺癌发生率较非肥胖者高。

六、脊柱关节病变

老年肥胖患者长期过度负重常可伴有腰背痛及关节病变，增加患腰椎间盘突出症及脊柱压缩性骨折的概率。体重超标让膝关节承受过大的压力以及关节退行性病变等各种原因使老年肥胖患者膝关节受损加剧。

七、老年肥胖与疝气

老年肥胖患者腹腔内脂肪过多，导致腹压增大，加之老年人肌肉松弛，张力减低，腹腔内脏器容易通过腹壁薄弱的肚脐、腹股沟等地方膨出，形成疝气。

由此可见，肥胖给老年人带来的健康隐患不容小觑，因此老年肥胖患者应该尽早意识到这一点，防患于未然。老年人平时注意调整自己的饮食结构，避免高热量、高胆固醇食物的摄入，增加膳食纤维及维生素的摄入。老年肥胖患者适宜选择比较温和的减肥方式，以有氧运动为主，如打太极拳、快走、慢跑、跳健身操、游泳等。运动时最好结伴而行，不要独自一人去僻静处锻炼，以免发生意外。运动强度不宜过大，一般 60 岁以上的人运动时，心率维持在每分钟 100～

120 次即可。要循序渐进,运动量由小到大,节奏由慢到快,时间由短到长。减肥是一份漫长的事业,老年人只要抱着持之以恒的态度,一定会有所收获。

(夏燕萍)

老年人盐吃得越少越好吗

王阿婆由于长期患有高血压、冠心病,因此非常注重日常饮食调理,听人说"高血压、心脏病的患者饮食一定要清淡,尽量少吃盐",王阿婆将此奉为宝典,严格执行,可是最近渐渐觉得全身无力、精神疲惫,胃口越来越差,有时还会觉得恶心,这几天甚至经常小腿抽筋。到医院一查,医生告诉她得了低钠血症,而罪魁祸首竟然就是因为饮食过于清淡,盐吃少了!

一、老年人为什么容易发生低钠血症

低钠血症是临床常见的电解质紊乱,正常人的血清钠在 135～145 mmol/L 之间,如果血清钠<135 mmol/L,称为低钠血症。老年人由于其临床表现隐匿,很多低钠血症的症状往往被理解成年老体虚,常常被人忽视,一直到发生严重并发症时才想到就医。

老年人本身消化吸收功能减弱,进食减少,而且常常选择少油少盐的清淡饮食,导致盐的摄入减少。此外,老年高血压、心功能不全的患者临床上常常需要使用口服或静脉使用利尿剂,而这一类药物会使钠从尿液中排泄增加,也是导致老年人出现低钠血症的重要原因。当然,也有一部分是颅内肿瘤、出血、外伤等中枢神经系统损害、盐皮质激素缺乏、肾小管损害等疾病因素导致的低钠血症。

二、低钠血症有什么危害

低钠血症主要可造成心血管系统、运动系统、消化系统和神经系统损害,其中心血管系统可出现血压降低、心率增快;运动系统表现为乏力,肌肉疼痛和痉挛;消化系统表现为食欲减退、恶心、呕吐等症状;神经系统表现为颅内压增高导致的头痛、烦躁不安、定向力障碍(对时间、地点、人物以及自身状态的认知能力减退),严重时甚至出现抽搐、木僵、昏迷和脑疝。

人体正常的血钠水平为 135～145 mmol/L,血钠越低、血钠下降速度越快,临床症状可能越明显,产生的危害也越严重。急性低钠血症可危及生命,血钠低于 120 mmol/L 时,病死率可达 30%,低于 114 mmol/L 时,患者病死率可高达 40%。而一旦发生低钠血症,补钠的速度也有讲究,如果过度、快速的纠正慢性低钠血症,可引发严重的神经系统改变如渗透性脱髓鞘病变甚至死亡。

三、盐究竟应该怎么吃

食盐是我们日常生活中烹饪食材最常用的调味料,它的主要化学成分是氯化钠(NaCl),对维持人体健康有着重要意义。首先盐的咸味,能刺激人的味觉,增加口腔唾液分泌,从而增进食欲和提高食物消化率。其次,盐是构成体液的重要成分,它参加体液代谢,起到维持人体渗透压及酸碱平衡的作用。所以那些高温作业得了急性胃肠炎上吐下泻的人、大失血的人都需要补充生理盐水,正是因为这个原因。诚然,通过以上病例我们知道盐不能吃太少,但也不是越多越好,任何事物矫枉过正都会出现问题。那么,盐究竟怎么吃才合适呢?

根据世界卫生组织推荐的标准,每个人每天摄入食盐 6 g 左右,包括通过各种途径(酱油、咸菜、味精等调味品)摄入的盐总量,而对合并有高血压、肾脏病的患者推荐的盐摄入量为每人每天 3～6 g。一般 20 ml 酱油中含有 3 g 食盐,而 1 g 食盐大约相当于中牙膏盖平平一盖的量。只要掌握了这个适宜的量和度,相信每一位老年人都能科学地吃盐,均衡膳食。

(夏燕萍)

为什么老年性骨质疏松症被称为静悄悄的流行病

随着人口老龄化的进展,骨质疏松症正悄然来袭,在中国乃至全球都是一个值得引起重视和关注的问题。据统计,目前中国 60 岁以上人群骨质疏松症总体患病率高达 36%,其中男性为 23%,女性更是接近 49%,因此称之为老年人的流行病毫不为过。那么骨质疏松症究竟是一种什么样的疾病呢? WHO 定义骨质疏松症是一种以骨量低下、骨微结构破坏、骨脆性增加、易发生骨折为特征的全身性骨病。就好比原本坚固的木头由于长年累月蚂蚁的蛀蚀,变得千疮百孔,直到木头蛀空,哪怕轻轻摇动甚至没有外力,木头也会折断。

一、骨质疏松是老年患者的"隐形杀手"

骨质疏松是一种症状不明显但却不断进展的疾病,令人担忧的是,相比心脑血管疾病和癌症这些比较热门的疾病,目前骨质疏松并未被大众重视。它通常静悄悄地来,早期不会有很明确的临床症状,即便有,也往往是以腰酸背痛、身材短缩、驼背等非特异性的症状为主,很多人老年人常常会将这些症状理解为机体老化的表现,没有引起足够的重视,直到骨折了才发现自己已经患上了重度骨质疏松症。老年人中最多见的是髋部骨折(图 5-3)、上臂桡骨远端骨折及脊柱压缩性骨折,导致局部疼痛和关节畸形、肢体麻痹、活动障碍,使老年人生活质量严重下降,甚至部分患者因长期卧床并发肺部感染、褥疮、深静脉血栓等而危及生命。因此,

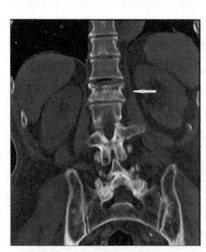

图 5-3 腰椎压缩性骨折

老年人群应该高度警惕这一"静悄悄的流行病",做到早发现、早诊断、早治疗,防患于未然。

二、骨质疏松的危险因素有哪些

既然骨质疏松的危害如此之大,如何早期发现自己患了骨质疏松症呢? 一般具备以下特征的老年人群更容易发生骨质疏松,需要提高警惕,及时到医院进行相关的检查,做到早期诊断,及时治疗。

（一）种族、遗传及年龄

白种人和黄种人患骨质疏松的风险高于黑人,体格瘦小、老龄、女性停经过早(40 岁以前)也是导致骨质疏松的危险因素。此外,如果家庭成员有骨质疏松症史,那么其将有 50％～85％的风险发展成骨质疏松症。

（二）生活习惯因素

不良的生活习惯包括嗜烟嗜酒、大量摄取咖啡浓茶,以及过度节食减肥者,饮食过于清淡、体力活动缺乏的人群都易患骨质疏松症。

（三）营养因素

饮食中营养失衡,蛋白质摄入过多或不足,高钠饮食,低体重,钙、维生素 D 缺乏(缺乏光照少或摄入少)都是导致骨质疏松的重要影响因素。

（四）疾病因素

包括糖尿病、甲状腺功能亢进、性腺功能低下,慢性胃肠功能紊乱,慢性肝肾功能不全,卵巢、子宫、胃大部、小肠切除者等,这些疾病的老年患者往往都伴有骨质疏松症。

（五）药物因素

服用糖皮质激素、抗癫痫药、甲状腺激素及甲氨蝶呤等影响骨代谢药物。糖皮质激素治疗 6 个月以上的患者中,骨质疏松的发病率大约为 50％。

三、如何诊断骨质疏松

目前通过双能 X 线吸收法(dualenergy x-ray absorption, DEXA)

扫描来测量骨密度是诊断骨质疏松的金标准。一次 DEXA 扫描只需要 10 分钟左右，安全无痛，辐射暴露量仅相当于胸片检查的十分之一，因此老年人可以放心检查。那么如何看骨密度检查的报告呢？通常我们根据报告上的 T 值来评判。T 值为 -1.0～-2.5，表明已经有骨量减少（但尚未达到骨质疏松的诊断标准），T 值低于 -2.5，则可诊断为骨质疏松症。

老年人一旦确诊为骨质疏松，就应该正确面对它，早期进行规范有效的干预及治疗，力争控制骨质疏松症进展的速度，将危害降到最低，避免脆性骨折的发生。

（夏燕萍）

骨质疏松只需要补钙吗

很多老年患者会有这样的疑问：为什么我每天坚持吃钙片，还是会有骨质疏松呢？其实，在骨质疏松的治疗上，补钙只是万里长征第一步，补充的钙质如何能够被人体充分吸收，在体内经过调控转运及合成，最后沉积在成骨细胞分泌的类骨质而形成骨，这其中的每一步都非常重要。接下来，我们就介绍一下骨质疏松的预防措施及目前临床上常用的几大类抗骨质疏松药物。

一、老年性骨质疏松症患者生活方式的干预

（一）控制饮食结构

应选择含钙、蛋白质高的食物如肉蛋类、奶制品、豆类及豆制品、虾皮、海带、乳酪、芹菜、木耳和柑橘等。还应摄入丰富的蔬菜及水果补充维生素 C。

（二）养成良好的生活习惯

尽量减少吸烟及浓茶、咖啡的摄入。同时适当户外运动，因为运动可促进人体的新陈代谢，进行户外运动以及接受适量的日光照射，

都有利于钙的吸收。

（三）防止跌倒

老年骨质疏松患者一旦跌倒极易导致脆性骨折，因此需要加强自身和环境的保护措施，比如使用拐杖、床栏、助步器等；此外还需注意是否有增加跌倒危险的药物，如安眠药、降压药及降糖药等。

二、老年骨质疏松症的药物治疗

目前临床用于治疗骨质疏松症的药物大致分为两大类，第一类为抑制骨吸收药，其目的是减少骨质的流失，包括钙剂、维生素 D 及活性维生素 D、降钙素、二磷酸盐、雌激素以及雌激素受体激动剂；第二类为促进骨形成药，目前临床上常用的有甲状旁腺激素、氟化物。

（一）钙剂和维生素 D 制剂

钙剂和维生素 D 制剂是预防和治疗骨质疏松的基线用药，50 岁以上者每日应摄入 1 000 mg 元素钙，而我国传统膳食含钙量偏低，因此需要额外补充。中老年人最好每晚睡觉前服用一次钙剂，以抵消夜间增加的尿钙流失。维生素 D 及活性维生素 D（如罗盖全、阿法骨化醇）可以促进小肠钙的吸收和骨的矿化，促进骨形成。维生素 D 推荐摄入量为每日 400～800 IU（国际单位）。临床上也有维生素 D 和钙的联合制剂（如钙尔奇）可供选择。

（二）双磷酸盐制剂

双磷酸盐制剂能特异性抑制破骨细胞介导的骨吸收并增加骨密度，目前临床上常用的有阿仑膦酸钠、利塞膦酸钠以及帕米膦酸钠等。

（三）雌激素替代疗法

雌激素替代疗法被认为是治疗绝经后妇女骨质疏松症的最佳选择，但也可能引发不良反应，包括增加乳腺癌、子宫内膜癌、静脉血栓的风险，因此必须在妇科医生的指导下应用。目前还有一种选择性雌激素受体调节剂可应用于骨质疏松的治疗，该类药物既能防止骨质疏松、还能减少心血管疾病、乳腺癌和子宫内膜癌的发生率，较传统的雌激素替代治疗具有更高的安全性。

（四）降钙素

降钙素可以快速抑制破骨细胞活性，缓慢作用可以减少破骨细胞的数量，其还具有止痛作用，尤其对于伴有骨痛症状的患者更为适用。

（五）甲状旁腺激素

甲状旁腺激素促进成骨祖细胞增生分化，目前临床上常用的特立帕肽（复泰奥），是迄今唯一被 FDA 批准用于治疗骨质疏松的促骨形成药物。

（六）氟化物

目前应用于临床的氟化物如特乐定，是单氟磷酸谷氨酰胺和钙组成的混合物，其氟离子可以促进成骨细胞形成新骨，钙盐可以使形成的新骨得以矿化，从而恢复丢失的骨量。

对于老年性骨质疏松症的患者，其实也不必过于紧张，只要在医生的指导下及时纠正不良的生活习惯及饮食方式，规范用药，那么就可以将骨质疏松症的危害降到最低，最大限度地避免脆性骨折的发生。

（夏燕萍）

老年糖尿病有什么特点

中国糖尿病防治指南将老年糖尿病患者定义为年龄＞60 岁的糖尿病患者，包括 60 岁前及 60 岁以后被诊断为糖尿病者。由于老年人群存在多器官功能退化、认知功能不全、机体抵抗力及代偿能力下降等特点，因此对于老年糖尿病患者，有着很多与年轻患者不同的特点。

一、症状不典型

我们都知道"三多一少"是糖尿病患者的典型症状，即多饮、多食、多尿、乏力和消瘦,但是由于老年人口渴中枢敏感性较年轻人低,因此出现口渴、多饮症状并不多见;而且老年人肾小球滤过率降低,肾糖阈较年轻人高,早期也不会出现尿糖增高和多尿症状,所以老年糖尿病的诊断往往是在常规体检或因其他疾病检查血糖或尿糖时被发现,约半数以上没有典型的"三多一少"症状,有些患者仅表现为疲乏、无力、多汗、皮肤瘙痒及视力改变等症状。也有一部分老年糖尿病患者首发表现非常重,常因高血糖高渗昏迷,心、脑血管意外等并发症在急诊就诊中被确诊。

二、患病率高,死亡率高

随着年龄的增长,糖尿病的患病率也在逐年增高,我国 60 岁以上的老年人糖尿病患病率已超过 20%。随着我国人口老龄化的加速进展,糖尿病的患病率将会进一步增加,因此老年人群进行定期的血糖检查非常重要。而且老年人餐后高血糖的比例明显高于年轻人,单纯测定空腹血糖可使部分老年糖尿病患者漏诊,因此建议同时进行空腹和餐后 2 小时的血糖检测。糖尿病患者的死亡率也随年龄增长而逐渐上升,心、脑血管疾病是老年糖尿病患者的主要死亡原因,糖尿病患者较非糖尿病患者心脑血管病的发病率和病死率高 2～3 倍。

三、2 型糖尿病居多

1 型糖尿病多于儿童和青少年时期发病,2 型糖尿病则多见于中老年人群,虽然近年来 2 型糖尿病的发病年龄有逐渐年轻化的趋势,但是在老年人群中仍以 2 型糖尿病多见。

四、并发症多

老年糖尿病患者常伴有多种代谢异常,如肥胖、高血压、高脂血症等,因此老年糖尿病患者大血管并发症(动脉粥样硬化)的危险显著升高,发生冠心病、心肌梗死、脑血管意外的风险也相应增加。此外老年糖尿病患者周围神经病、自主神经病变以及白内障、视网膜病变的发生率也较年轻人多。老年人由于机体的抵抗力下降,更容易发生感染,部分糖尿病患者足部皮肤感染破溃导致"老烂脚",严重时甚至需要截肢,给患者的生活质量带来很大的影响。老年糖尿病患者感染后常常会诱发糖尿病酮症酸中毒或高渗性昏迷等急性并发症,导致各种神经精神症状,如抽搐、失语、昏迷等,严重者可致死亡。

五、易发生低血糖

老人肝肾功能差,对降糖药物的代谢和清除速度都会下降,很容易导致降糖药物在体内的蓄积,诱发低血糖。由于老年人感觉迟钝,而且慢性病多,可能同时服用多种药物,一些药物如 β 受体阻滞剂〔倍他乐克(美托洛尔)、心得安(普萘洛尔)〕会抑制低血糖产生的症状,以致不能及时发现老年人低血糖,严重者可导致昏迷乃至死亡。

六、依从性差

老年人记忆力减退,部分脑血管病患者会有不同程度的认知障碍,临床上降糖药物的种类繁多,一般都需要同时合用多种降糖药物,而每一种降糖药物的服用方法和时间又各不相同,很多老年糖尿病患者不能完全掌握。另外,部分老年人比较排斥用药,因此不敢吃药,盲目认为"胰岛素会上瘾",更不愿注射胰岛素。老年糖尿病患者对治疗的依从性比较差,常使血糖难以达到理想状态。

基于以上这些特点,临床上对于老年糖尿病患者应该给予更多的关注,定期体检筛查,定期进行多点血糖监测,同时关注心脑血管并发症的规范治疗,耐心地向病患解释药物治疗的必要性并指导患者学会自我管理,制定个体化的治疗方案,以改善患者的生活质量,延缓病情进展。

（夏燕萍）

降糖药物使用方法有何讲究

目前临床上使用的降糖药物种类繁多,服用方法也各有不同,很多患者都觉得云里雾里,搞不清楚到底应该餐前吃、餐中吃还是餐后吃? 胰岛素应该什么时候打? 万一忘了吃药或者打胰岛素应该怎么办? 下面我们就详细介绍一下各类降糖药物的具体使用方法和给药时间。

一、口服降糖药

(一)磺脲类

磺脲类是通过刺激胰岛 β 细胞分泌胰岛素而发挥降糖作用,一般服用后 2～3 小时达到血药浓度高峰,这样就可以把餐后血糖控制在稳定范围,因此推荐磺脲类药物在餐前 30 分钟服用。这类药如果到了吃饭时突然想起来漏服,可以将吃饭的时间后延半小时,如果吃饭的时间不能改变,则要适当减少药量,这样可以减少下一餐前出现低血糖的风险。如果到了两餐之间才想起来漏服,则需要根据当时的血糖情况来决定是否补服,若血糖只是轻微升高,可以增加活动量而不再补服;若血糖明显升高,可以适当减量补服。但是如果到了下一餐前才想起来漏服,那就不用补服了。

(二)非磺脲类胰岛素促泌剂

临床常用的如瑞格列奈(诺和龙)、那格列奈(唐力),这类药物也是通过刺激胰岛 β 细胞分泌胰岛素起作用,但它的起效速度比传统的磺脲类药物更快,因此饭前 15 分钟吃就可以了。漏服此类药物的处理方法与短效磺脲类药物类似,需据当时的血糖情况来决定是否补服。

(三)二甲双胍

双胍类药物是通过促进外周组织对葡萄糖的摄取和利用,抑制肝糖原异生来发挥其降糖作用,因此对降低空腹及餐后血糖都有作用,和进食没有直接的关系,所以理论上这种药饭前、饭中、饭后服都可以,但是由于双胍类容易产生胃肠道反应,例如恶心、呕吐、腹胀等,所以一般推荐患者在餐后半小时服用。如果单用二甲双胍治疗的糖尿病患者出现漏服可以按原剂量补服,但要是已经到了下一次使用二甲双胍的时间就无须再补服；如果是联合用药，则需根据血糖情况而定，如果血糖只是轻度升高，可以适当增加运动量不必补服，如果血糖升高明显，则需按原剂量补服。

（四）α-糖苷酶抑制剂

代表药物有拜唐苹、倍欣等，这类药物可以延缓进食后碳水化合物在肠道的吸收，以降低餐后血糖为主，一般推荐在餐中服用，与第一口饭同时嚼服。这类药物如果进餐中想起漏服还可以补上，如果已经吃完饭就不必再补。

（五）噻唑烷二酮类

这类药物是通过改善胰岛素抵抗、增强胰岛素敏感性来发挥药效的，如盐酸吡格列酮，饭前饭后都可以服用，没有太大讲究。但值得注意的一点是这类药物有可能会导致水钠潴留并诱发心血管不良事件，因此如果有心脏病基础的患者需谨慎用药。这类药物如果发生漏服怎么办呢？一般单用噻唑烷二酮治疗的患者漏服当日均可补服，联合用药的患者只要血糖不低也可当日补上，到了次日则无须再补。

二、胰岛素的使用时间

（一）速效胰岛素

如门冬胰岛素（诺和锐）、赖脯胰岛素（优泌乐），这类胰岛素注射后 5～15 分钟就可起效，因此推荐在餐前即刻注射，注射完马上就可以进餐。

（二）短效胰岛素

如诺和灵 R、优泌林 R，这类胰岛素起效时间在 15～60 分钟，一般推荐在餐前 15～30 分钟注射。

（三）预混胰岛素

如诺和灵 30R、诺和灵 50R、优泌林 30R、诺和锐 30、优泌乐 25 等，这类胰岛素由速效或短效胰岛素与中长效胰岛素混合而成，其中的数字就代表短效或速效胰岛素所占的百分比，注射时间也取决于其中短效或速效胰岛素的种类。如果是由短效胰岛素与中长效胰岛素混合,那一般于餐前 15～30 分钟注射,如果是由速效胰岛素与中长效胰岛素混合,则推荐于餐前即刻注射。

(四)中长效胰岛素

中效的如诺和灵 N、优泌林 N,长效的如来得时(甘精胰岛素)、诺和平(地特胰岛素),这类胰岛素具有起效慢、效果持续时间长的特点,一般会推荐在睡前注射,这样胰岛素在体内缓慢起效,能够覆盖整个睡眠时间甚至全天所需要的基础胰岛素。

胰岛素漏打了怎么办? 如果是速效或者短效胰岛素餐前漏打,可于餐后立即补打,对疗效影响不大。预混胰岛素如果早餐前忘记,可于餐后立即补打,但要注意监测血糖,因为有可能会发生午餐前的低血糖。如果是快到中午才想起来,则应先测定午餐前血糖,如明显升高,可以在午餐前临时注射一次短效胰岛素,如升高不明显,则不必补打,在晚餐前按原计划注射下一顿预混胰岛素。如果是长效胰岛素,漏打一次,尽快补上即可,但如果距离下次注射时间已非常接近,则需密切监测血糖,防止低血糖的发生,也可将下一顿注射时间相应顺延。

值得注意的是,不论是速效胰岛素、短效胰岛素还是预混胰岛素,由于其中都含有起效快的胰岛素成分,所以一定要遵循不吃饭不打胰岛素,一旦注射了胰岛素就必须进食的原则,否则非常容易导致低血糖的发生。

(夏燕萍)

空腹血糖高要增加降糖药量吗

天气不热但"糖友"老王近来夜间常出汗,自我检测晨起空腹血糖 7～8 mmol/L 之间,比以前高了。他去医院内分泌门诊要求加大降糖药的剂量控制空腹血糖,但医生却让他先监测血糖,尤其还要监测半夜和凌晨血糖,排除夜间低血糖可能。并告诉他如果擅自加大降糖药物量可能会造成严重后果。老王不明白,明明血糖高了,怎么又会低血糖呢?糖尿病患者空腹血糖增高都有哪些原因呢?

一、空腹高血糖原因

(一)降糖药物不足

常见因晚餐进食量较大,活动量少,相对晚餐前降糖药物用量不足,晚餐后血糖没有很好控制。还有些老年患者喜欢晚餐后看电视时吃些瓜子、花生等坚果。或有些老年患者喜欢晚上睡前喝杯牛奶,这些都容易导致夜间基础血糖偏高,延续到清晨引起清晨高血糖。

(二)黎明现象

黎明现象是一种正常的人体生理反应。健康人从凌晨开始各种升糖激素,如生长激素、皮质醇、肾上腺素、去甲肾上腺素分泌增加,之后肝葡萄糖生成增加;而此时外周葡萄糖利用也随之增加,同时降糖的胰岛素分泌也增加。升糖和降糖处于动态平衡,因此健康人血糖可以维持稳定。而糖尿病患者升糖激素与健康人类似,但肝糖输出提前,而此时外周葡萄糖的利用并未增加,平衡被打破,因此出现清晨高血糖。

糖尿病病程越短、血糖控制越差、肝糖生成越高,外周葡萄糖利用越低,则黎明波动幅度越大。未能控制黎明现象会进入全天高糖的恶性循环,不利于糖尿病并发症的预防和控制。

(三)苏木杰现象

这是一种继发于严重低血糖后人体的保护性反应。一般人体内升糖激素和降糖激素保持动态调节。当血糖浓度升高时,β细胞分泌足量的胰岛素降低血糖;当血糖降低时,升血糖等激素分泌增加以提高血糖,因此正常人即使发生低血糖,也不会出现反跳性高血糖,保持血糖维持在相对正常范围内。

糖尿病患者多因降糖药物用量偏大,或病情控制较好后活动量增加等因素诱发低血糖所致。发生低血糖后由于机体自身的反馈调节,促使体内胰升糖素、生长激素、肾上腺皮质激素及肾上腺素等升糖激素均显著分泌增加,出现高血糖;同时由于糖尿病患者分泌胰岛素的 β 细胞功能减退,当出现血糖升高后,又不能分泌足够的胰岛素保持血糖在正常范围,所以出现低血糖后反跳性高血糖。像前面的病例,很可能就是这种情况。

二、如何鉴别空腹高血糖的真正原因

通过多点监测血糖来鉴别空腹血糖高的原因。具体可以晚餐前、晚餐后 2 小时、夜间零点开始,每隔 2 小时测一次血糖,直至第二天早上。如果夜间有血糖低于 3.3 mmol/L,之后血糖上升,说明是由于低血糖后的高血糖,这就是苏木杰现象。如果夜间没有低血糖,而是血糖逐渐升高,说明空腹血糖升高是由于黎明现象。如果晚餐后血糖较高,之后血糖虽然缓慢下降但一直处于高位直至清晨,说明是由于晚餐前或夜间降糖药物剂量不足,血糖未控制好。

三、针对不同空腹高血糖的治疗

综上所述,空腹高血糖有多种原因,针对不同原因在治疗上也各不相同,有的甚至截然相反,如果贸然都增加降糖药物的剂量,很有可能会发生严重的不良后果甚至危及生命。

(一)药物剂量不足

可以通过增加降糖药物剂量、饮食适当控制、增加适量的活动来降低血糖。

(二)黎明现象

在药物治疗选择上,二甲双胍可以抑制肝糖的输出,可一定程度控制黎明现象。胰岛素促泌剂(如磺脲类或格列奈类)可以刺激内源性胰岛素分泌,有利于黎明现象的控制,不过老年患者应注意低血糖风险。基础胰岛素是不错的选择,基础胰岛素作用时间长,没有作用高峰,低血糖发生风险低。

(三)苏木杰现象

酌情减少晚餐前降糖药物或睡前胰岛素的量,并可在晚上睡前适当加餐以免夜间低血糖,反跳性引起晨起高血糖。

很多糖尿病患者只检测空腹血糖,并以此作为自行调整降糖药物的依据,这样做是不科学且有风险的。空腹的高血糖原因很多,治疗上可能截然相反。糖尿病患者需要定期监测多点血糖,定期到专科门诊随访,在医生的指导下调整用药,血糖的控制才能达标又安全。

(朱 敏)

你的胰岛素注射方法正确吗

应用胰岛素注射来控制血糖是临床糖尿病患者常见的治疗手段,但是胰岛素你真的会使用吗? 希望下面的介绍能帮你掌握正确的胰岛素注射方法。

按起效时间和作用时间长短胰岛素可分为超短效、短效、中效、长效以及预混胰岛素。不同种类胰岛素注射有各自的特点,有的需要餐前半小时注射,有的需要餐前即时注射,有的睡前注射,预混的胰岛素注射前还需要摇匀。因此切不可千篇一律,否则非但达不到控制血糖的目的,可能还会引发低血糖,甚至危及生命。

胰岛素注射一般选择皮下脂肪丰富且没有较多神经分布的部位,这样可以减少注射疼痛感。不同注射部位胰岛素吸收速度快慢不一,腹部最快,其次为上臂、大腿和臀部。腹部应选择耻骨联合以上约 1 cm,最低肋缘以下约 1 cm,脐周 2.5 cm 以外的双侧腹部,避免以脐部为圆心,半径 1 cm 的圆形区域内注射。上臂可选择的部位为外侧中 1/3。大腿可以选择双侧大腿前外侧的上 1/3 部位。臀部为双侧臀部外上侧。

长期胰岛素注射局部会产生硬结和皮下脂肪增生,可导致药物吸收率下降、吸收时间延长,使胰岛素用量不精确、血糖波动。通过胰岛素注射部位的轮换和注射针头的每次更换可以有效预防。注射部位轮换简单的方法可将腹部分成四等分区域，大腿和上臂分成两等分区域，每周使用一个等分区域，并始终按顺时针方向轮换。任何等分区域注射连续两次注射时至少间隔 1 cm 以上，避免重复损伤组织。

每次注射前都要对注射部位进行检查，不可以在有皮下脂肪增生、炎症、水肿、溃疡或感染的部位注射。一旦发现注射部位疼痛、凹陷、硬结现象，应立即停止该部位注射，直至症状消失。每次注射胰岛素前都应消毒注射部位，防止感染，千万不可隔着衣服注射。

为了将胰岛素准确地注射在皮下层而不是肌肉层，要掌握正确的捏皮方法，用拇指和食指（或加上中指）捏起皮肤，而不能用多个手指去捏，这样可能会捏起肌肉层。

为保证精确的胰岛素注射剂量，注射前需要消除针头内无效腔（死腔），可以先推注一部分胰岛素液，保持至少一滴药液挂在针尖上。使用 4 mm 或 5 mm 针头时，可以垂直进针。对捏皮比较困难以及体型偏瘦的患者以及使用较长针头（≥6 mm）注射时，也可以采用倾斜 45°进针，保证胰岛素被注射至皮下组织，降低注射至肌肉的危险。当针头完全垂直刺入皮肤后方可开始沿注射笔轴心方向按压注射按钮，不要倾斜按压。为确保胰岛素的剂量被全部注入体内，防止药液外漏，在完全按下拇指按钮后，应在拔出针头前至少停留 10 秒。

糖尿病药物注射的目的是确保药物注射至皮下，无渗漏、无不适。因此针头的选择一般越短越安全。如 4 mm 针头，垂直刺入皮下，肌肉注射的风险小，低血糖风险也低，是成人和儿童最安全的注射笔用针头。

针头要求一次性使用。如果重复使用针头，残存在针头内的药液会影响下一次胰岛素注射剂量的准确性，并增加脂肪增生和皮下脂肪硬结的发生率。同时反复使用使针尖钝化，增加注射的疼痛感；而且涂层破坏的针头容易折断，造成组织微创伤，刮坏的涂层缝隙中容易滋生细菌引起感染。当患者胰岛素注射完后，为防止空气或其他污染物进入笔芯和药液渗漏影响剂量的准确性，应当将针头套上外针帽后废弃，而不应该留置在胰岛素笔上。

胰岛素注射笔应当一人一笔防止交叉感染。因为胰岛素笔注射后可能有微量的血液反流入笔芯，如果另一名患者也使用同一支笔，即使更换新的针头，也可能导致血源性传染性疾病的传播。

（朱　敏）

老年糖尿病如何筛查

糖尿病在老年人群中很常见，老年糖尿病患者占总糖尿病人群的 38%～50%。但糖尿病典型的三多一少症状（多饮、多食、多尿、体重减轻）在老年糖尿病患者中却不多见，即使有也往往容易被忽视。譬如老年人一般有饮茶习惯，多喝水也有利于体内代谢废物的排出，喝水多自然尿量也多，所以多饮、多尿一般不引起重视。烦渴有时会被如天热、出汗多等其他原因掩盖。而多食、胃口好，说明胃肠功能好，更容易被忽视！俗话说"千金难买老来瘦"，吃得多还不胖，更好！因此老年糖尿病患者在被确诊时往往疾病状态可能已经存在较长时间，有的可能已经出现了相关并发症。尽管在广泛人群中进行糖尿病的筛查和早期诊断仍有争论，但是由于老年人群患病率高，对健康潜在的负面影响大，所以在老年人群中进行糖尿病筛查是非常必要的。

一、糖代谢分类标准

很多人认为平时健康体检时或因其他疾病验血时查的空腹血糖正常，就可以远离糖尿病了，其实不一定！因为在正常糖代谢和糖尿病之间还存在一个中间状态——糖调节受损期，它是糖尿病的前期，包括空腹血糖受损和糖耐量异常两种状态。下表是世界卫生组织（WHO）的糖代谢状态分类标准（表 5 - 1）。

表 5-1 糖代谢状态分类（WHO 1999）

糖代谢状态	静脉血浆葡萄糖 mmol/L	
	空腹血糖	糖负荷后 2 小时血糖
正常血糖	<6.1	<7.8
空腹血糖受损（IFG）	6.1~7.0	<7.8
糖耐量异常（IGT）	<7.0	7.8~11.1
糖尿病	≥7.0	≥11.1

从表中我们可以发现有些空腹血糖正常的人，可能口服葡萄糖耐量试验（oral glucase tolerance test，OGTT）2 小时血糖已经大于 7.8 mmol/L，虽然没有达到 11.1 mmol/L 的糖尿病标准，但已经是糖耐量异常，属于糖尿病前期了。著名的大庆研究在长达 20 年的随访观察中发现，未进行积极生活方式干预的糖耐量异常个体，在 20 年随访结束时，92.8% 的糖耐量异常患者进展为 2 型糖尿病。来自国内外的流行病学资料都表明，在糖尿病前期人群中，糖耐量异常是最主要的糖调节异常，如果不进行积极有效的干预，每年有 10%~15% 的糖耐量异常患者会进展为 2 型糖尿病。

二、老年糖尿病诊断标准（参照 WHO 诊断标准）

（1）有糖尿病典型的三多一少症状（多饮、多食、多尿、体重减轻）者加上随机血糖≥11.1 mmol/L，或加上空腹血糖≥7.0 mmol/L，或 OGTT 2 小时≥11.1 mmol/L，即可诊断为糖尿病；

（2）无糖尿病典型症状的需择日重复检查；

（3）HbA1c≥6.5%（可作为参考，我国暂不列为诊断标准）。

三、哪些老人属于糖尿病高危人群

（1）年龄≥45 岁，即所有老年人都是糖尿病高危人群；

（2）有糖尿病家族史或遗传倾向者；

（3）HbA1c>6.0%；

（4）糖调节受损者，包括空腹血糖受损和糖耐量异常；

（5）体重指数（BMI）$\geqslant$24 kg/m^2,体重指数 = 体重（kg）/身高^2（m^2）;

（6）中心型肥胖者,即男性腰围$\geqslant$90 cm,女性腰围$\geqslant$85 cm 者;

（7）饮食喜高脂、高糖,喜静坐、活动少的患者;

（8）有高血压[收缩压$\geqslant$140 mmHg,和（或）舒张压$\geqslant$90 mmHg],或正在接受降压治疗的患者;

（9）血脂异常,指高密度脂蛋白胆固醇（HDL - C）$\leqslant$0.91 mmol/L,甘油三酯（TG）$\geqslant$2.22 mmol/L 或正在接受调脂治疗的患者;

（10）有动脉粥样硬化性心脑血管性疾病的患者,如冠心病、脑梗死等;

（11）有使用糖皮质激素血糖升高史的患者,或长期接受糖皮质激素治疗的患者;

（12）精神疾病患者或长期接受抗精神病药物和（或）抗抑郁药物治疗者;

（13）女性曾经有巨大儿（$\geqslant$4 kg）生产史,或妊娠期间曾经诊断为糖尿病者。

四、老年糖尿病如何筛查

（1）所有未确诊糖尿病的老年人应定期检测血糖,常规建议每三年检测一次;

（2）所有养老院未确诊糖尿病的老人都应该检测血糖;

（3）根据国际糖尿病联盟（IDF）关于《老年 2 型糖尿病管理全球指南》推荐,70 岁以上有独立生存能力,日常活动没有受到明显影响,很少或不需要护理者看护的老人,常规建议每三年检测一次血糖;如果有糖耐量受损或住进养老院,则血糖测试应更频繁;对于虚弱和痴呆的功能依赖老年患者,当临床提示有糖尿病可能时,应该用相对简单的方法检测,如糖化血红蛋白或随机血糖及空腹血糖监测,特别是痴呆患者应用抗精神病药物治疗时;对于临终关怀患者可以用随机血糖检测。

老年人要定期筛查糖尿病,这样才能早诊断、早干预,让老年人有一个更健康,更有生活质量的幸福晚年。

（朱　敏）

制定老年糖尿病治疗方案为什么先要综合评估

老年糖尿病中 95％以上是 2 型糖尿病,少数为 1 型和其他类型糖尿病。我国老年糖尿病患者的知晓率、诊断率和治疗率均不高,血糖总体控制水平不理想,不同区域差别较大。除糖尿病外,老年患者常常还合并其他疾病,如脏器功能减退、肿瘤、手术史等,这些都为临床治疗的药物选择增加了难度。老年综合征也是老年人群中常见的与年龄相关的疾病组合,包括智能和体能的缺失、自伤和他伤防护能力的下降、跌倒和骨折风险的增加、认知障碍、抑郁、尿失禁、疼痛、用药过多等,这些都对老年糖尿病患者的自我管理带来负面影响。因此,为老年糖尿病患者制定个性化治疗方案的基础是进行综合评估,以提高对患者的了解度。综合评估主要从以下五个方面进行。

一、了解患者的血糖控制水平

包括近期 2～3 月或 2～3 周总体血糖水平（HbA1c,糖化白蛋白是最好的指标）、实际血糖波动情况（幅度大小和影响因素）、血糖变化的特点（空腹还是餐后血糖升高为主,短期还是长期高血糖）;影响血糖控制的因素,包括饮食和运动情况、现有降糖药治疗方案（剂量、方法）和低血糖发生的风险等。老年糖尿病患者要自觉地自我检测血糖,配合医生获知血糖变化的特点,为调整降糖治疗打好基础。

二、了解患者自身糖调节能力

对就诊的老年糖尿病患者,有条件时可与血糖检测同步测定患者的血浆胰岛素和（或）C 肽浓度,结合病程、血糖变化情况了解患者

胰岛 β 细胞分泌水平和胰岛素抵抗程度,有助于选择合适的降糖药。

三、评估患者合并症情况

包括是否合并高血压、血脂异常、高尿酸血症(痛风)及肥胖。凡是老年人均应定期进行身高、体重(计算 BMI)、腰围、血压测定,老年患者尽可能学会自己测量脉率,会触摸足背动脉搏动。测定空腹血糖、血尿常规、血脂、血尿酸,肝肾功能[估算肾小球滤过率(estimated glomerular filtration rate,eGFR)],有条件者可测定血清蛋白质、电解质、同型半胱氨酸水平,有助于评定患者的营养状况、心血管疾病风险,以便确定食谱,制定综合治疗方案。

四、评估并发症和脏器功能

通过眼底检查、足部 10 g 尼龙丝检测、尿液白蛋白/肌酐比值测定、颈动脉 B 超、心电图和 128 Hz 音叉检查等进行糖尿病并发症的早期筛查,了解是否存在糖尿病并发症及并发症损伤程度。根据既往病史、体征、相关检查了解主要脏器功能是否存在异常或潜在的功能不全,包括心、脑、肺、肾、胃肠道(应用阿司匹林有无出血风险)和泌尿系功能。是否有其他伴存影响寿命的恶性肿瘤、严重疾病,营养状况如何(可借助微型营养评估表),有无肌少症[可借助简易五项评分问卷(SARC-F)],来评估预期寿命。鼓励老年患者主动接受口腔(牙龈和牙齿)检查,及时防治牙龈病变和龋病。

五、评估患者的自我管理水平

从智能(文化水平、理解能力、智力测评)及体能(肢体运动的灵活度和耐力,可通过握力器和 3 m 折返走评估)方面判断患者的体能、跌倒和骨折风险。通过认知功能[借助简易智能精神状态量表(MMSE 量表)、蒙特利尔认知评估量表(MoCA 量表)]、精神状态(老年抑郁量表)、视力和听力损害程度、日常生活能力(ADL 表)的评估判断患者的个人行动能力。从糖尿病知识获取程度和自我健康需求判断患者的自我约束力。

以上第一、二条是合理选用降糖药的基础,规避乱(滥)用药;第

三、四条是综合治疗、全面控制心血管风险、保护脏器功能的基础;第五条有助于评估患者的自我管理能力。只有对患者进行全面的评估,综合考虑才能为每个老年糖尿病患者制定个性化的治疗方案。

(朱　敏)

胰岛素治疗会上瘾吗

　　糖尿病是常见的慢性疾病之一,它治疗的目标是有效控制血糖和预防急慢性并发症的发生。治疗除了口服降糖药之外,还有注射用的药物,其中最常用的是胰岛素。但临床上当医生建议患者使用胰岛素治疗时,很多糖尿病患者往往会拒绝接受。一方面可能觉得没有口服药物方便,携带和保存较麻烦,老年患者还存在视力和手部灵活性问题;也有患者认为需要胰岛素治疗表示自己的疾病更重了,心理上不愿接受。另一方面就是担心打了胰岛素会"上瘾",以后"戒不掉",要用一辈子! 其实这是很多糖尿病患者对胰岛素治疗的一个误区。

一、认识胰岛素

　　胰岛素是人体内正常存在的一种蛋白质激素,由胰腺 β 细胞分泌,是体内唯一一种可以直接降低血糖的物质。胰岛素的种类很多,从 1922 年班廷(Banting)和贝斯特(Best)发现胰岛素后,一直从牛、猪等动物的胰脏提取胰岛素治疗糖尿病患者。1965 年中国科学家第一次合成了具有全部活力的结晶牛胰岛素,开启了在实验室用人工方法合成蛋白质的先河。20 世纪 80 年代通过基因工程表达出高纯度的合成人胰岛素,其结构和人体自身分泌的胰岛素一样。20 世纪 90 年代末,在对人胰岛素结构和成分的深入研究中发现,通过基因工程对胰岛素肽链进行修饰,可以研制出模拟生理性人胰岛素分泌模式的第三代胰岛素类似物。

二、胰岛素的作用

胰岛素有促进肝脏、肌肉和脂肪等组织摄取和利用葡萄糖,促进蛋白质和脂肪合成;抑制肝糖原分解及糖异生,抑制蛋白质和脂肪分解及酮体生成的作用。正常情况下,进餐后随着血糖的增高,人体胰腺分泌胰岛素会增多,使血糖不会升得太高;而在空腹时胰腺分泌的胰岛素会明显减少,血糖不会降得太低。因此,在胰岛素的调节下,血糖波动会保持在一定的范围内。当胰岛素分泌过少或胰岛素功能降低时,血糖就会升高。

三、为什么有些糖尿病患者必须要用胰岛素

医生建议使用胰岛素并不是看患病时间长短,而是完全取决患者身体中胰腺的功能即胰岛素分泌情况。糖尿病发病机制中一个重要原因是由于不同病因导致 β 细胞功能减退或衰竭,胰岛细胞分泌胰岛素不足。有些口服药物是促使胰岛细胞尽力分泌胰岛素,对于分泌能力已然下降的胰岛细胞来说,再用药物刺激它分泌胰岛素,其结果是导致胰岛细胞功能衰竭,可能使仅存的一点分泌功能也完全丧失。这个状态下要良好地控制血糖,就必须从外部补充胰岛素,而补充胰岛素国内的唯一方法就是注射胰岛素。所以说注射胰岛素治疗只是一种通过补充外源性胰岛素来控制血糖的临床治疗手段,就像饿了需要吃饭,渴了需要喝水一样,长期注射也是病情的需要。胰岛素是一种生理性蛋白质激素,不是毒品,停用以后不会产生戒断症状,如失眠、心悸、流涕、流泪、恶心、呕吐、腹泻、瞳孔扩大等,但会出现血糖升高。认为注射了胰岛素后就会依赖胰岛素,就会"上瘾"的观点更是毫无科学依据的。

四、胰岛素治疗的益处

胰岛素具有直接降血糖作用,使患者的病情获得最快的控制,使其糖、蛋白、脂肪、水盐及酸碱代谢平衡维持正常,防止或延缓糖尿病急性和慢性并发症的发生与发展,使患者维持良好的体力及精神状态,维持正常的生长、生活与工作。另外,胰岛素治疗是一种最生理

的疗法,对肝、肾、胃肠影响最小。虽然每天注射胰岛素没有口服药物使用方便,但是糖尿病需要终身用药治疗,选择不良反应小的药物更有利于保护患者肝肾功能。

胰岛素是要到其他口服药物都没法控制,或者说糖尿病病程较长患者才用吗? 其实也不是。初次诊断 2 型糖尿病且伴明显高血糖的患者,早期使用胰岛素,可以迅速缓解高血糖、减轻胰岛素抵抗、逆转 β 细胞功能,有助于胰岛功能的恢复。也就是让自己的胰岛 β 细胞"休息休息",快速地将血糖控制,消除高血糖的毒性,保护残存胰岛功能。所以目前临床建议初诊 2 型糖尿病者可使用胰岛素强化治疗一个阶段后,再改为口服降糖药继续治疗,这样可以帮助修复受损胰岛细胞,减少口服药物维持治疗的剂量,保护肝肾功能。

（朱　敏）

老年糖尿病患者发生低血糖的危害有哪些

严格控制血糖可以预防糖尿病的并发症,但积极控制血糖同时,往往有低血糖风险,老年糖尿病患者更易发生低血糖。一项前瞻性研究显示,老年糖尿病患者降糖药物治疗期间,一半以上有过低血糖症。老年人因为年龄大、糖尿病病程长、多病共存、合并用药多,对低血糖感应差,低血糖的症状往往不典型,易漏诊、误诊,严重时会给患者带来严重后遗症,甚至危及生命。

一、老年低血糖原因

（一）降糖药物使用不合理

口服降糖药物或胰岛素剂量偏大,是造成低血糖最主要的原因。降糖药物服用时间不正确,如口服促泌剂类或注射胰岛素类都有严格的用药时间规定,如果用药时间不正确,不论是不适当地提前或滞后,都有导致低血糖发生的风险。老年患者缺乏自我监测,也是导致低血糖风险增加的一个因素。

（二）药物诱发

老年患者并发症多，常常需要同时服用多种药物，有些药物也有诱发低血糖的风险。如一些抗生素类、降压药类、非甾体类抗炎药、精神类抗抑郁药物等。

（三）肝肾功能不全

肝脏和肾脏进行的糖原分解和糖异生可以为人体提供能量，保持血糖稳定。肝功能不全的糖尿病患者，由于患者肝糖原储备不足，很容易出现空腹低血糖。肾功能不全一方面会使肾脏生成葡萄糖的能力受损；另一方面导致降糖药物（包括胰岛素）的清除能力下降，使胰岛素或降糖药在血液中蓄积，从而导致低血糖发生。

（四）饮食不规律

有些老年患者服用降糖药物后没有及时进餐；或发现血糖偏高，随意减少食物摄入量或错误使用饥饿疗法；或疾病急性期进食减少、吞咽困难以及老年性厌食等，导致饮食摄入减少，如果此时降糖药物剂量维持不变，极易引发低血糖。

（五）运动过度

剧烈运动或长时间运动，机体对葡萄糖的需求显著上升，葡萄糖的利用率增高，如果不及时补充热量时也易引起低血糖。

（六）恶性肿瘤

肿瘤晚期恶病质，进食少；肿瘤代谢消耗大量葡萄糖；某些肿瘤细胞释放类胰岛素物质，都极易产生低血糖。

（七）过量饮酒

此类情况又称"酒精性低血糖"，既可发生于餐后，也可发生于空腹时。"餐后酒精性低血糖"常发生于饮酒后 3～4 小时，多因酒精刺激胰岛素分泌所致；"空腹酒精性低血糖"常发生于饮酒后 8～12 小时，多因酒精抑制肝糖原的分解和异生，肝糖输出减少，同时长期饮酒导致肝功能受损所致。

（八）早期糖尿病

在2型糖尿病早期,由于患者胰岛β细胞功能失调,进餐后的胰岛素分泌高峰明显滞后于餐后血糖高峰,使患者常常在餐后4~5小时(相当于下一餐的餐前)出现低血糖。

三、老年低血糖表现

临床症状多样,典型的临床表现与低血糖导致中枢交感神经紊乱有关,主要表现为饥饿感、乏力、心慌、出汗、紧张、焦虑、流涎、肢体颤抖、面色苍白、血压升高等。有些老年患者低血糖症状不典型,表现为以烦躁、语言混乱、幻觉、反应迟钝、四肢瘫痪等中枢功能障碍为主的低血糖脑病,严重者表现为嗜睡或昏迷、抽搐甚至死亡。70岁以上老年糖尿病患者如果平时血糖波动大,易发生无症状低血糖、严重低血糖和夜间尤其午夜至凌晨低血糖,如果不被发现及时施救往往产生恶性事件。

四、低血糖的危害

低血糖(图5-4)会给患者带来不适,严重的低血糖还会引发大血管事件,包括心肌缺血、心律失常、脑缺血、昏迷、癫痫发作,甚至死亡。许多大型临床研究的结果也都提示,低血糖的多种不良影响导致强化降糖不仅没有减少心血管不良事件的发生率,反而使全因死亡率增加。而且有证据表明,与高血糖一样,反复出现的低血糖可加速糖尿病患者大血管并发症的发生。

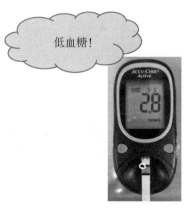

图5-4　低血糖

低血糖可能导致失明,使视网膜病变恶化概率增加3倍。反复发作的低血糖可能诱发患者意识障碍,导致认知能力下降,对患者生活质量和疾病控制造成严重影响。严重低血糖时由于意识不清可增加患者跌倒、骨折和颅脑出血等其他心脑血管意外事件发生的风险。低血糖事件也增加了患者对进一步治疗的担心，可能使血糖控制更难。所以说，一次严重的低血糖事件可能会抵消一生血糖维持在正常范围所带来的益处。

（朱　敏）

第六章

老年人呼吸系统疾病

老年人的肺炎有哪些特点

肺炎是一种常见的呼吸道疾病，指的是终末气道、肺泡和肺间质的炎症。除了常见的由病原微生物引起的感染外，广义的肺炎还包括物理化学因素、免疫损伤、过敏以及药物等所致的炎症。在所有的病原微生物感染中，细菌性肺炎最为常见。肺炎的分类有很多种，为了便于临床治疗，根据患者获得肺炎的环境将肺炎分为社区获得性肺炎（community acquired pneumonia，CAP）和医院获得性肺炎（hospital acquired pneumonia，HAP），平时常说的肺炎，指的是细菌引起的社区获得性肺炎（CAP）。

据 WHO 统计，急性呼吸道感染为全球人口死因的第二位，我国肺炎居人口死因的第五位。在成人 CAP 中，年发病率和病死率随着年龄增加而逐渐升高，老年人容易得肺炎，而且肺炎往往是导致其死亡的原因。

一、临床医生是怎么诊断肺炎的

在临床上，医生根据患者的症状、体征和实验室以及辅助检查综合考虑。①呼吸道症状：新近出现的咳嗽、咳痰，或原有呼吸道疾病症状加重，并出现脓性痰，伴或不伴胸痛；②发热≥38℃；③肺实变体征和（或）闻及湿性啰音；④WBC$>10\times10^9$/L 或 $<4\times10^9$/L，伴或不伴细胞核左移；⑤胸部 X 线检查显示片状、斑片状浸润性阴影或间质性改变，伴或不伴胸腔积液。

医生根据以上 1~4 项中任何一项加第 5 项,并排除肺结核、肺部肿瘤、非感染性肺间质性疾病、肺水肿、肺不张、肺栓塞、肺嗜酸性粒细胞浸润症、肺血管炎等,方可诊断为肺炎。

二、老年人肺炎有什么特点

(一)症状不典型

1. 缺乏肺炎特征性表现

很多患者没有咳嗽、咯痰、发热、寒战和胸痛等症状,往往表现为神经和消化系统等非特异性症状,如谵妄、意识状态下降、嗜睡、食欲不振、恶心、腹痛、腹泻、尿失禁、淡漠、虚弱等。

2. 起病隐匿

在有些情况下,老年肺炎患者的唯一表现可能是难以解释的慢性基础疾病的急性加重,例如原有冠心病和慢性左心功能不全的病史,原本病情稳定,突然出现气急、夜间端坐呼吸等急性左心功能不全的表现。又或者原有慢性阻塞性肺病(chronie obstructive puloronary disease,COPD)的病史,平时仅在活动后出现气急,突然出现不动时也气急。呼吸急促、心动过速可以是老年肺炎患者的早期表现。

3. 基础疾病多

常合并多种慢性疾病,诸如 COPD、冠心病、糖尿病、慢性心功能不全等,牵一发而动全身,一旦发生肺炎,进展快,极易发展为重症肺炎,导致心肺功能衰竭。

(二)体征不典型

肺部体征不明显,常因脱水、浅快呼吸、痰鸣音等呼吸道传导音干扰而改变,听不到相关的啰音,通常缺少肺实变体征。

三、实验室检查

(一)血液学检查

老年肺炎患者可无白细胞升高,但低氧血症、菌血症较青年人多见。

(二)病原学检查

① 跟普通人群一样以肺炎链球菌最常见。

② 革兰氏阴性杆菌以及葡萄球菌的感染增加。

③ 非典型病原体感染增加，老年人免疫低下，比年轻人更易感染军团菌，并发展成重症肺炎。在入住 ICU 的老年肺炎患者中，军团菌是重要的致病原，且病死率高（45％）。

④ 厌氧菌的感染：老年人往往因为脑中风、帕金森病和老年痴呆症造成吞咽困难，常因误吸引起口咽部厌氧菌的感染。

老年人肺炎因为自身的原因以及社会因素，往往不为人发觉，从而延误诊断和治疗，需要家属和医生寻找蛛丝马迹，及时发现，及时诊断，以期取得早期治疗，降低病死率。

（王　赟）

常用呼吸科吸入药物您用对了吗

呼吸道通过鼻与口与外界相通，一个正常成人在平静呼吸的状态下，每天约有 10 000 L 的气体进出，外界环境中各种各样的气体和粉尘，可以突破呼吸道的防御系统，进入气管、支气管、细支气管，最终到达肺泡，从而引起气道和肺的各种疾病。从另一个角度来讲，我们可以利用这个通道，把药物送至气管和肺泡，起到治疗的作用，因此呼吸科很多药物的治疗都选用这条途径——吸入治疗，尤其是一些哮喘和慢性阻塞性肺病的常规和急救药物。

一、吸入治疗的优点

（一）起效快

由于药物直接从口与鼻吸入，达到气管和肺泡，起效快。

（二）药物浓度高，剂量小

常规的用药有口服、皮下、肌肉注射和静脉输液等，都要经过各种途径吸收，经血送达病变的部位，吸入药物直接经肺循环入血，局部药物浓度高，所需药物剂量就小。

（三）全身不良反应少

由于使用的药物剂量小，到达其他组织的药物浓度也小，从而将药物引起的全身不良反应也降至最少。

二、吸入治疗的要求

从药物角度来说，所用的药物要能够局部吸收，适合局部起作用。有了药，还必须有可以把药物输送到气道的助推器，也就是输送药物的装置，一个好装置既要考虑药物能否有效地达到气道和肺泡，还要考虑患者能否理解、掌握和正确的使用。

从患者角度来说，患者神志要清楚，能理解和配合吸入治疗；气道要通畅，要具备一定的吸力；高龄的老人，最好有家属在旁督促、指导和协助患者正确使用，以期达到最好的治疗效果。

三、常见的吸入药物及其装置

（一）定量吸入器（MDI）

是利用手压制动、定量喷射药物微粒的递送装置。携带方便，操作简单，助推剂是氟利昂。常见药物有舒喘灵（沙丁胺醇）气雾剂、万托林气雾剂、爱全乐气雾剂、必可酮气雾剂等，用法见示意图（图6-1）。

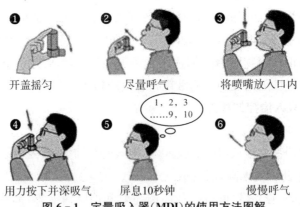

图6-1　定量吸入器（MDI）的使用方法图解

具体操作

（1）打开喷口的盖,将气雾剂用力摇匀。

（2）轻轻地呼气直到不再有空气可以从肺内呼出。

（3）将喷口放入口内,嘴唇含着喷口。用口深深地、缓慢地吸气,并同时按下药罐,并继续深吸气。

（4）屏气 10 秒,或在没有不适的感觉下尽量屏息久些,然后缓慢呼气。

（5）若需要多吸一剂,应等待至少 1 分钟后再重做第二、三、四步骤。

注意事项

（1）含有激素成分的药物,吸后应漱口,吐掉。

（2）对于不能配合的老人和孩子,可以选用储物罐(见图 6-2)。

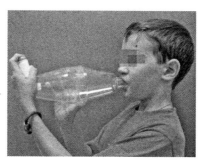

图 6-2 储物罐使用方法图解

（二）干粉吸入器

在吸入的过程中,药物微粒借助吸入气流的作用从载体表面分离,分离的药物微粒随气流进入肺部发挥药效。优点是可与吸气同步,吸入效果较好;纯药物,剂量可以掌控。缺点是无色无味,患者无法判断是否吸入药物;有些装置操作比较复杂,老年人无法快速掌握。主要有旋转式、碟式和涡流式 3 种。代表药物:旋转式——都保(普米克都保、奥克斯都保和信必可都保),碟式——舒利迭,涡流式——思力华。

1. 都保的使用(见图 6-3)

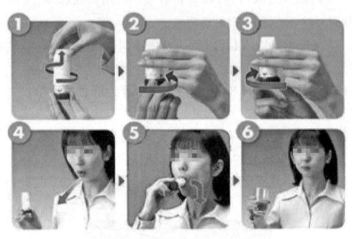

图 6-3　都保吸入方法图解

具体操作

(1) 旋松保护盖并拔出。

(2) 右手握住瓶身,垂直竖立,左手将底座朝右侧旋转到底后再转回,当听到"咔嗒"一声时,表示一次剂量的药粉已经装好。

(3) 深呼气,不可对着吸嘴呼气。

(4) 将吸嘴置于齿间,用双唇包住吸嘴。

(5) 用力深吸气并屏气。

(6) 将都保从嘴边拿开,然后呼气。

注意事项

(1) 都保中若含有激素,在每吸一次药物后及时漱口。

(2) 吸嘴只能用干的纸巾清洁,不能水洗。

2. 舒利迭的使用(见图 6-4)

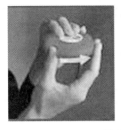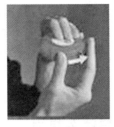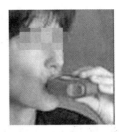

图 6 - 4　舒利迭使用方法图解

具体操作

（1）打开：大拇指放在手柄上，向外推动拇指直至完全打开。

（2）推开：向外推动滑动杆发出咔嗒声，一个标准计量的药物已备好以供吸入。

（3）呼气：尽量深呼气，但切记不要将气呼入准纳器中。

（4）吸入：将吸嘴放入口中，深深地平稳吸入药物。

（5）屏气：将准纳器从口中拿出，继续屏气约 10 秒，然后缓慢恢复呼气。

（6）关闭：将拇指放在手柄上，往里推手柄，发出咔嗒声表示已关闭。

注意事项

（1）含有肾上腺糖皮质激素，在每吸一次药物后及时漱口。

（2）不能水洗。

3. 思力华的使用（见图 6 - 5）

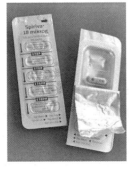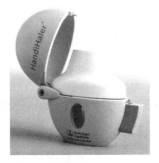

图 6 - 5　思力华使用装置图

该装置操作简单,分为取药、装药、针刺、呼气、吸入、屏气和复位等步骤。装置可以水洗,可反复使用,因为不含激素,无须漱口。

(王　赟)

咳嗽总是不好到底是什么原因

咳嗽是常见呼吸道症状,是人体正常的自身防护。人体通过咳嗽可以清除呼吸道的分泌物,也可将不小心进入气道的异物排出来,保持气道的清洁和通畅,阻止感染扩散。但是经常剧烈的咳嗽也会带来一系列的不适,有报道 1/4～1/3 女性患者因咳嗽导致尿失禁,严重的可导致咳嗽性晕厥。

一、咳嗽的分类

咳嗽的分类有好多种,按性质可分为干咳和湿咳,无痰时称为干咳,有痰则称为湿咳。按咳嗽发生时间的长短分为急性咳嗽、亚急性咳嗽和慢性咳嗽,咳嗽时间＜3 周为急性咳嗽,3～8 周为亚急性咳嗽,＞8 周为慢性咳嗽。

二、老年人慢性咳嗽的原因

老年人由于各脏器功能衰退,并发症较多,慢性咳嗽原因跟普通人群不完全一样。

(一)咳嗽变异性哮喘(CVA)

这是一种特殊类型的哮喘,多数患者有各种各样的过敏疾病史,幼时有哮喘或慢性咳嗽史。咳嗽是其唯一或主要临床表现,无明显喘息、气促等症状,肺部也听不到哮鸣音,可以这样说咳嗽变异性哮喘(cough varlant asthma,CVA)的本质是哮喘,表现为咳嗽。其咳嗽的特点以干咳为多,夜间、凌晨多发,多见于春秋两季,可以有明显的诱因(花粉吸入、饮食和吸入刺激性气体等),尤其上呼吸道感染后咳嗽迁延不愈。支气管激发试验阳性或最大呼气流量(peak expiratory flow，PEF)昼夜变异率＞20％可以考虑 CVA，一般的抗炎、止咳化痰治疗无效，往往季节过去，咳嗽会缓解，支气管扩张剂、糖皮质激素治疗有效。

（二）慢性支气管炎

俗称老慢支，多见于长期吸烟和接触有毒颗粒和气体的人群。初起咳嗽呈间歇性，早晨较重，以后早晚或整日均有咳嗽，咳嗽后通常咳少量黏液性痰，以冬季为多，咳嗽咳痰的症状到来年春暖花开的时候会缓解，合并感染时痰量增多，常有脓性痰。早期老慢支不伴有喘息，反复发作多年后可以出现喘息。

（三）慢性阻塞性肺疾病

慢性阻塞性肺疾病(chronic obstructive pulmonary disease，COPD)大部分来源于慢性支气管炎，当老慢支患者出现活动后气短、呼吸困难时，可以行肺功能测定，用支气管舒张剂后 FEV1/FVC ＜70％可确定为不完全可逆性气流受限，可以考虑 COPD。

（四）左心功能不全

一般见于原有高血压病、冠心病、糖尿病和心肌病等的患者，有曾经发生过急性心功能不全的病史。咳嗽往往出现在夜间平卧时，常伴有胸闷不适，严重时会出现喘息，高枕或坐起后症状缓解。

（五）胃食管反流性咳嗽

因胃酸和其他胃内容物反流进入气道，导致以咳嗽为突出表现。咳嗽大多发生在日间和直立位，有明显的进食相关，如餐后咳嗽、进食咳嗽等，干咳或咳少量白色黏痰，可以伴有胸骨后烧灼感、反酸、嗳气等胃食管反流症状。临床上很多患者没有典型反流症状，咳嗽是其唯一的临床表现，抗反流治疗后咳嗽明显减轻或消失。

（六）药物性咳嗽

血管紧张素转化酶抑制剂(angiotensin converting enzyme inhibitors，ACEI)是一类降血压药物，其诱发咳嗽的发生率为10％～30％，占慢性咳嗽病因的 1％～3％。一般停药 4 周后咳嗽消失或明显减轻,可选择其他降压药替代。

(七)气管-支气管内膜结核

老年人抵抗力下降,极易感染,感染后往往症状不典型,仅仅表现为慢性咳嗽,气管-支气管内膜结核在胸片和肺 CT 中没有表现,极易误诊和漏诊,可行痰找抗酸杆菌或者纤维支气管镜检查明确病因。

(王 赟)

老年肺结核如何居家治疗

肺结核是由结核分枝杆菌引起的一种慢性肺部感染性疾病,占各器官结核病总数的 80%～90%,具有强烈的传染性,痰中排菌者为传染源,90% 以上的肺结核是通过呼吸道传播的。无论国内还是国外,在结核病总体发病率缓慢下降的同时,老年肺结核的发病率呈上升趋势。

一、什么是老年肺结核

老年肺结核是指年龄超过 65 岁的老年人所患的肺结核。

(一)内源性复燃

既往感染了结核菌,但当时机体抗病能力强未发病,到老年期由于免疫力下降,使潜伏体内的结核菌繁殖生长而发病。

(二)病变迁延

既往患结核病未能治疗痊愈,病变迁延到老年期。

(三)复发

既往患结核病,经治疗病变稳定,未被杀灭的结核菌处于暂时休眠状态,到老年期免疫功能降低,导致结核病复发。

(四)反复侵入发病

老年人抗病能力低下,反复多次结核菌侵入而发病的初治肺结核患者。

二、哪些人可以居家治疗

肺结核的治疗多以口服药为主,可以在家中进行治疗,不需要住院,居家治疗对结核患者的康复和身心健康具有良好的作用。

(一)不排菌、病灶稳定且症状较轻的患者

如症状改善,X 线显示病灶稳定,痰结核杆菌培养连续 3 次阴性,可以考虑居家治疗。

(二)结核性胸膜炎的患者

X 线没有肺实质的结核,没有咳嗽、咳痰症状,在胸水控制后,可以考虑出院居家治疗。

三、居家治疗应注意哪些问题

(一)治疗管理的原则

居家治疗须遵循"早期、联合、规律、全程、适量"的治疗原则,坚持"全程督导"管理模式,以提高患者治疗的依从性,防止不规范、不合理治疗及中断治疗。

(二)家属应积极配合

家属应给予患者更多的关怀和鼓励,督促患者遵医嘱按时规律服药,特别是老年人记忆力差,容易漏服和服药混乱。

(三)隔离通风消毒

有条件则独居一室,食具单独使用,室内应每天通风换气 2~3 次,每次不少于 30 分钟。患者用过的器皿、用具等耐热物最简便的方法是煮沸消毒,煮沸时间为 10~15 分钟。患者用过的衣被要经常清洗并在太阳下曝晒,结核菌强阳光直接照射下 2 小时死亡,紫外线照射下 20 分钟死亡。对不能耐高温的物品可用 84 消毒液或 0.5% 过氧乙酸液浸泡消毒。

(四)养成良好的卫生习惯

不要随地吐痰,应把痰吐于纸中或痰盂中,然后焚烧或消毒后倒掉。咳嗽、打喷嚏时要避开他人,与他人面对面说话时,应保持一定

距离。

（五）调节生活起居,积极锻炼身体

应避免过度劳累,做到生活规律,可根据自身条件选择深呼吸运动、太极拳、慢跑等方法进行锻炼,增强体质。

（六）加强营养

肺结核是一种慢性消耗性疾病,可给予高热量、高蛋白、高脂肪、高维生素饮食,多吃牛奶、鸡蛋、鸡、鸭、鱼肉等动物蛋白,以及新鲜的水果和蔬菜,忌烟、酒和辛辣刺激性食物。

（七）观察疗效和药物的不良反应

老年人身体机能衰退,肝肾功能代谢降低,对药物的耐受程度下降,因此在居家治疗过程中,除了观察症状有无好转,也要观察有无药物的不良反应出现,一旦出现,应及时就诊,修正药物的治疗方案。

（八）定期复查

定期到指定医院按医嘱进行随访检查,观察疗效和药物的不良反应。

（王　赟）

老年人咯血的常见原因有哪些

咯血指喉及喉以下呼吸道任何部位的出血,经口排出,是呼吸道疾病常见的症状。主要是各种原因引起的炎症或肿瘤,损害支气管黏膜或病灶处的毛细血管,使毛细血管通透性增加,血液渗出,引起出血;还有一部分原因是全身疾病所致的血小板减少而引起的咯血。

一、咯血量的判断

每日咯血量少于100 ml为少量咯血,每日咯血量100～500 ml为中等量咯血,每日咯血量达500 ml以上或一次咯血量300～500 ml为大咯血,临床上大多见到的是少量咯血。

二、咯血与呕血的鉴别

(一)咯血

反复咯血多见于支气管扩张、肺结核和慢性左心功能不全的疾病基础。一般在咯血前多有咽痒、咳嗽和胸闷等不适,伴随着咳嗽将血咳出,早期血多为鲜红色血丝或血块,混有痰液或泡沫,如病变好转,血会变为暗红色。血的 pH 为碱性。

(二)呕血

多见于原有慢性消化性溃疡、肝硬化和可能引起急性胃粘膜病变的基础疾病。一般在呕血前多有上腹部不适、恶心和呕吐等症状,血伴随呕吐,多为棕黑、暗红,也可见到鲜红色,混有食物或胃液,一般同时会伴有黑便或柏油样大便,呕血后上腹部症状缓解。血的 pH 为酸性。

三、老年人咯血常见原因

(一)肺癌

肺癌准确的叫法应为原发性支气管肺癌,是生长于各级气管、支气管及肺实质的恶性肿瘤,老年人为肺癌高发年龄段。主要表现为晨起的痰中带血,常为鲜红色血丝,伴有刺激性咳嗽,多见于既往有长期吸烟史的老年患者。肿瘤的类型以鳞癌多见,咯血量较少,有些肿瘤晚期的患者可因为肿瘤很大,中央缺血坏死而出现大咯血。

(二)支气管扩张

多有反复感染、咯血的病史,往往在上呼吸道感染后诱发,肺 CT 提示有支气管扩张的影像学表现。咯血可以表现为大咯血,早期多为鲜红色,伴有脓臭痰,经抗感染和止血治疗后,颜色逐渐变淡,血量减少。

(三)肺结核

老年人由于机体器官功能衰退,免疫功能下降,极易感染肺结核,尤其是一些原有肺结核病史的患者,原本病情稳定,在抵抗力下降时可以再燃。典型的肺结核表现为咳嗽、咳痰、咯血,午后低热,夜间盗汗。如今很少见到典型症状的肺结核,诊断往往依赖影像学的检测和痰菌检查,对于支气管内膜结核需要支气管镜检测才能发现。

(四)肺栓塞

是由于各种栓子阻塞肺动脉系统而引起的一组疾病或临床综合征,主要的危险因素有三个:静脉血液瘀滞、静脉系统内皮损伤和血液高凝状态。老年人血管硬化,活动量减少,血栓和肿瘤栓塞的机会较多,是肺栓塞的高危人群。典型的肺栓塞表现为胸痛、呼吸困难和咯血,咯血见于 1/3 的患者,为少量咯血。诊断依赖于 CT 肺血管造影或肺动脉造影。

(五)慢性左心功能不全

老年人往往有高血压病、糖尿病和冠心病等基础疾病,这三者往往同时并发,或兼有两种,这是心功能不全常见的疾病基础,如有风吹草动,往往引起左心功能不全急性加重,出现咳嗽咳痰、咯血、夜间呼吸困难等临床表现。典型的咯血为粉红色泡沫痰,但临床多见少量暗红色血丝痰或血块痰。

四、咯血后的处理

当患者在家中出现咯血时,不要紧张,应鼓励患者将血咳出,不要因为害怕不敢咳,导致血液堵塞气道,造成窒息。少量咯血不用处理,咯血较多时,如果知道病变所在位置,应病侧卧位,保持健侧气道通畅,并及时前往医院就诊。

(王 赟)

老年人肺癌有哪些治疗方法

95％肺癌发生于 40 岁以上的人群,高发年龄段为 55～65 岁,老年人是肺癌的高发人群。老年人得了肺癌,特别是高龄老人,患者和家属往往会认为癌症是不治之症而消极对待,多选择保守治疗。实际上,老年人肺癌的治疗有很多选择,选择适当的、积极的治疗还是给很多老年人带来高质量的生活，并延长了患者的生命。

一、老年肺癌患者跟年轻肺癌患者有什么不一样

（一）重要脏器功能相对减退

随着年龄的增长，老年人各脏器功能出现减退，特别是维持生命系统的肺功能和心功能随着年龄的增大而衰退。再加上老年人本身有多种疾病，诸如糖尿病、冠心病、高血压病和慢性阻塞性肺病等，更加速了各重要脏器功能的减退。

（二）免疫功能减退

老年人不仅全身的免疫力下降，局部的免疫力也同样下降，平时一有风吹草动，首先遭灾的是老年人。手术、放化疗后免疫力进一步下降，老年人极易产生并发症，而且不容易恢复。

（三）药物、手术以及放疗等治疗耐受相对较差

心肺功能的减退，直接影响到患者能不能手术；心肝肾功能的减退使得患者对化疗药物和放疗耐受能力减退。

二、老年肺癌治疗的选择

（一）手术治疗

年龄并非手术治疗的绝对禁忌，只要心肺功能能够耐受手术，早期肺癌选择手术治疗可以达到治愈，大大提高老年肺癌的生存期。考虑老年人合并基础疾病较多，术前做好手术风险评估，术中和术后宜小心准备，做好应对各种重要脏器功能衰竭和并发各种感染的准备工作，减少并发症的产生。老年人肺癌手术尽量采取肺段的切除，对靠近胸膜的肿瘤尽可能采取胸腔镜以及小切口手术切除，尽量减少肺组织的损伤，保留更多的肺功能，以期患者术后能有高质量的生活。

（二）药物治疗

1. 化学药物治疗

化学药物治疗贯穿于早、中、晚各期肺癌患者治疗的主要方法。针对老年肺癌患者，不能耐受手术或者不愿意手术的，可以根据个人的身体状况制定个体化的化疗方案。对于晚期老年非小细胞肺癌的

化疗,可以首选单药治疗。

2. 靶向治疗

由于靶向治疗以口服为多,且不良反应相对较少,可以居家使用,老年人一般可以耐受。近年来靶向药物发展迅速,也逐渐纳入医保,给老年人肺癌治疗带来了新的希望。

3. 免疫治疗

免疫治疗的风险相对较小,多数老年人都可以承受。

4. 中医中药

祖国的中医博大精深,除了中药本身可以抑制肿瘤的生长外,也可以起到调整机体免疫功能的作用。无论是术后或者放化疗期间,中医中药都可以起到增强疗效,增加对放化疗的耐受性,促进机体恢复的辅助功能。

（三）放射治疗

根治性放射是不能耐受手术治疗的老年早期肺癌患者重要的治疗手段,尤其现代放疗的精准治疗,可以减少并发症,大大提高患者的生存期。

在身体状态许可的情况下,放疗联合同步或序贯化疗,已成为局部晚期非小细胞肺癌患者治疗的重要手段。

肺癌的姑息性放疗可用于淋巴结转移和骨转移的患者,可以起到解除压迫和止痛的作用,改善患者的生活质量。

老年人肺癌治疗的选择,应根据患者的意愿,咨询专科医生,共同选择合适的个性化治疗,以期提高生活质量,延长生存期。

（王　赟）

老年人呼吸困难有哪些常见原因

呼吸困难是指患者主观感到呼吸空气不足、呼吸费力,客观表现为呼吸活动用力,重者鼻翼翕动、张口耸肩,甚至出现发绀,并有呼吸频率、深度与节律的异常。是呼吸系统和循环系统常见症状之一。

一、常见的心肺呼吸困难类型

(一)肺源性呼吸困难

1. 吸气性呼吸困难

该类型的特点是吸气显著困难,重者出现"三凹征"——吸气时胸骨上窝、锁骨上窝和肋间隙明显凹陷,多伴有干咳以及高调吸气性喉鸣音。多见于喉、气管、大支气管的狭窄和梗阻。

2. 呼气性呼吸困难

该型特点是呼气费力,呼气时间延长而缓慢,常伴有呼气性哮鸣音。多见于哮喘、慢性支气管炎(喘息型)和慢性阻塞性肺疾病(COPD)等。

3. 混合性呼吸困难

本型特点是吸气和呼气均感费力,呼吸频率增快、变浅,常伴有呼吸音异常。多见于重症肺炎、肺结核、大片肺不张、肺栓塞、胸腔积液或气胸以及弥漫性肺间质纤维化等。

(二)心源性呼吸困难

主要是由左心和(或)右心功能不全引起,临床上多见于急性左心功能不全的患者。

二、引起老年人呼吸困难的常见心肺疾病

(一)支气管哮喘

简称哮喘,是一种慢性气道炎症引起的气道高反应,为反复发作的广泛小气道痉挛性疾病。其临床症状为反复发作的喘息伴咳嗽咳痰、胸闷、呼吸困难,可有多种诱发因素引起,上呼吸道感染是最常见的诱发因素。老年哮喘表现为常年发作,夜间多见呼吸困难,为呼气性的呼吸困难,肺部听诊为双肺弥漫性呼气相哮鸣音,如哮喘发作时间长,也可以在吸气相听到哮鸣音。重症患者呼吸困难加重,出现神志改变时,呼吸音减低甚至消失,反而听不到哮鸣音。治疗以抑制气道炎症,解痉平喘为主。

（二）慢性支气管炎（喘息型）

多见于长期吸烟或职业接触粉尘及其他刺激性烟雾的患者。患者慢性咳嗽咳痰伴有喘息，每于冬季症状加重，持续 3 个月左右，持续发作 2 年以上，除引起上述症状的其他心肺疾病（哮喘、肺结核、支气管扩张和慢性左心功能不全等），诊断可考虑本疾病。在急性加重时，可以出现呼气性呼吸困难，肺部听诊同哮喘。

（三）慢性阻塞性肺疾病（COPD）

多见于慢性支气管炎或慢性阻塞性肺气肿的患者。在急性加重期出现的呼吸困难，主要是因为感染和气管痉挛引发的严重呼吸困难，即使在静息状态下，肺部听诊仍可以听到呼气相哮鸣音。临床缓解期的呼吸困难多见于活动后气急，是呼吸功能减退引起的，严重者活动后出现喉部明显的哮鸣音，但静息几分钟后会消失。

（四）支气管肺癌

老年人是肺癌的高发人群，尤其是那些长期有吸烟和有毒粉尘接触史的患者。当肿瘤生长于气管和大支气管内，可以引起气道阻塞、阻塞性肺炎和肺不张，或者肿瘤转移至胸膜引起胸腔积液，导致肺通气功能下降而引起呼吸困难，一般同时伴有咳嗽咳痰、咯血等症状。如果是气道阻塞，肺部听诊可以听到大气道局部固定的吸气相哮鸣音，确诊依赖肺 CT 和支气管镜检查。

（五）左心功能不全

多见于老年人，原有慢性的心血管疾病基础如高血压病、糖尿病、冠心病、心脏瓣膜病变和心肌病等。心功能减退，可为肺部感染、容量过多、血压过高等原因导致心功能不全急性加重，而出现心源性呼吸困难，表现为心源性哮喘。多见于夜间平卧时出现胸闷、咳嗽咳痰、呼吸困难，端坐后症状有所缓解，强心、利尿、扩血管治疗有效。

（六）胸腔积液

可以是双侧也可以是单侧，临床上多见于单侧。原因有很多，积液量的多少决定着呼吸困难的程度。双侧积液多见于原有心肝肾疾病基础或营养不良。单侧积液多见于肺部炎症和肿瘤转移所致的渗出液,肺部炎症以结核引起的为多,诊断往往依赖抗结核治疗。肿瘤多见于肺癌,也可以是其他各脏器的恶性肿瘤转移至胸膜引起,诊断依赖于胸水细胞学检查。

（七）气胸

多为突发呼吸困难,伴有咳嗽、胸痛,呼吸困难的程度取决于气胸量以及原有肺功能基础。老年人,尤其是长期吸烟,有慢性支气管炎和COPD的疾病基础,肺部多有不同程度的损伤和肺大泡形成,一旦剧烈咳嗽或用力屏气,极易使肺大泡破裂,导致气胸。诊断依赖于X线检查。

（八）肺栓塞

是由于各种栓子阻塞肺动脉系统而引起的一组疾病或临床综合征,栓子大多来自于深静脉血栓形成,最常见于下肢静脉和盆腔静脉。老年人血管硬化,活动量减少,血栓和肿瘤栓塞的机会较多,是肺栓塞的高危人群。典型的急性肺栓塞表现为胸痛、呼吸困难和咯血,诊断依赖于CT肺血管造影或肺动脉造影。

（九）特发性肺间质纤维化

这是一种病因不明,以慢性进行性呼吸困难为表现的疾病,好发于50岁以后,年龄大于60岁以上者占2/3,男性稍多于女性。主要是用于气体内交换的肺间质出现纤维组织增生,导致气体交换受损,引起以缺氧为表现的呼吸困难。主要体征有发绀、杵状指和肺部听到Velcro音,诊断依赖于肺部CT和肺组织活检。

（王　赟）

老年人如何早期发现肺癌

肺癌是原发性支气管肺癌的简称,无论是发病率还是病死率,均居全球癌症首位,在临床上能够早期发现的比例不足四分之一,很多患者错失了最佳的治疗机会。老年人是肺癌的高发人群,怎样早期发现肺癌的蛛丝马迹,是每个患者关心的问题。对于医生来说同样如此,及早诊断是每个患者得到最佳治疗的关键。

一、什么样的人容易得肺癌

(一)吸烟者

研究发现吸烟与肺癌、胃癌和膀胱癌等众多肿瘤相关。吸烟的年龄越早、烟量越大、烟龄越长,患肺癌的概率越高。戒烟 15 年以上,其患肺癌的概率才与不吸烟者相当。研究还表明,除了吸烟者本人,二手烟甚至三手烟患肺癌的概率也高于不吸烟者。

(二)职业接触致癌因子者

有石棉、砷或辐射职业接触史,石棉是公认的致癌物质,潜伏期可达 20 年之久,接触石棉的吸烟者肺癌病死率为非接触吸烟者的 8 倍。

(三)空气污染

室外大环境的污染,室内包括燃料燃烧和烹饪过程中产生的致癌物,以及被动吸烟等都可使肺癌的患病率增加。

(四)饮食

有研究发现饮食中缺少 β 胡萝卜素的人群患肺癌的风险增加。

(五)不良情绪

压力大、性格内向以及抑郁等都会增加患肺癌的风险。

(六)遗传和基因的改变

有家族多发肿瘤倾向,尤其家族中有肺癌的人群是高危人群。机体本身就存在癌基因和抑癌基因,正常情况下,两者处于平衡状态,当癌基因或抑癌基因发生改变,打破了两者的平衡,就可能导致肺癌的产生。

二、有哪些早期提示肺癌的信号

(一)咳嗽

咳嗽是最常见的症状,特别是无明显诱发因素的刺激性干咳,持续 2～3 周,对症治疗无效;或者原有呼吸道疾病,比如哮喘、慢性阻塞性肺病,原来有咳嗽,但咳嗽的时段和性质发生改变,而且对原发病治疗效果不佳。

（二）咯血

新近出现的持续和反复咯血,血块或者痰中带血丝,特别是晨起多见,没有其他原因可以解释。

（三）肺炎

反复出现同一部位的肺炎,长在气管和支气管腔内的肿瘤,可以引起气道狭窄和堵塞而导致肺炎。治疗好转后,由于狭窄和堵塞依旧存在,不久会在同一肺段再次发生肺炎。

（四）不明原因的肺脓肿

没有发热、咳嗽以及咳大量脓痰,抗感染治疗无效。

（五）骨关节异常

原因不明的杵状指或四肢关节疼痛和肥大。

（六）体检胸片或肺 CT

胸片或 CT 发现局限性肺气肿,孤立的肺部圆形病灶,段和叶的肺不张,单侧性的肺门阴影增大。原有稳定的肺结核病灶,其形态和性质突然发生改变。

（七）胸腔积液

不明原因的胸腔积液,没有发热、咳嗽咳痰及胸痛症状,胸水为血性,经抗炎治疗无效,而且进行性增多。

三、哪些人群应该进行排癌检查

（一）排癌的对象

年龄 55～74 岁,吸烟史≥30 包年(吸烟的年数×每天吸烟的包数),戒烟史＜15 年;或年龄≥50 岁,吸烟史≥20 包年;伴有多项危险因素,如职业接触史、患癌史、肺癌家族史、肺部疾病史(慢阻肺或肺结核)等。

（二）排癌的方式

建议年度行低剂量肺 CT（low-dose computedtomography，LDCT）检查。

老年人是肺癌的高发人群，建议每年体检行低剂量肺 CT 检查，以期早发现、早治疗。

（王　赟）

老年人上呼吸道感染如何防治

急性上呼吸道感染简称上感，包括鼻腔、咽、喉部的急性感染，70%～80% 由病毒引起，20%～30% 是由细菌引起的。全年均可发病，多见于冬春季，人人易感。当机体全身或呼吸道局部的免疫功能下降时，原先寄生于上呼吸道或者从外界侵入的病毒和细菌就可以繁殖，引起感染。老年人由于器官功能的衰退，合并诸多疾病，整体免疫力下降，往往成为上感的高危人群。

整个呼吸道起始于鼻，诸多呼吸道疾病的急性发作由上呼吸道感染而诱发，诸如哮喘、慢性支气管炎、慢性阻塞性肺疾病（COPD）、支气管扩张和特发性肺纤维化等，都是因为上感而导致急性加重，严重者可以引起呼吸衰竭。由冠心病或其他疾病导致的慢性左心功能不全的患者，其急性加重的诱因也是上感。老年人往往合并以上多种疾病，因此上感的防治，对于老年人来说，尤为重要。

一、上感有哪些临床表现

（一）病毒引起的上感

主要表现为一些普通感冒的卡他症状和鼻咽部、喉部的症状。早期症状有咽部干痒或灼热感，打喷嚏、鼻塞、流清水样鼻涕，常伴有咽痛、咳嗽和声音嘶哑，后鼻涕变稠，甚至出现脓性鼻涕。全身症状较轻，伴有轻度畏寒、低热和头痛。病程一般为 5～7 天，大多为自限性。

（二）细菌引起的急性咽、扁桃体炎

起病急，多有畏寒、高热，体温可高达 39℃ 以上，咽痛，检查可以发现扁桃体红肿，表面有脓性分泌物。

二、上感的治疗有哪些

由于本病常为自限性疾病，加上呼吸道病毒感染目前尚无特效的抗病毒药物，治疗多以对症治疗。

（一）对症治疗

多休息、多喝水可加速病毒的排泄，多吃水果，适当补充维生素 C。如卡他症状比较严重，可以服用解热镇痛、抗过敏的复合药物，如泰诺感冒片、日夜百服宁、快克和克感敏等感冒药。溶菌酶及一些中药制剂可以消肿解痛，治疗和缓解咽喉部疼痛。

（二）对因治疗

1. 抗病毒治疗

对于一些免疫功能缺陷和重症患者，应及早使用抗病毒药物，如奥司他韦等。

2. 抗细菌治疗

对于急性咽、扁桃体炎，或有脓性鼻涕和脓痰的患者，或者血白细胞升高，应选择抗生素治疗，可选用青霉素类、头孢菌素类、红霉素类和喹诺酮类抗生素。

（三）中医治疗

中药也有相应的疗效，根据中医辨证治疗的原则，如板蓝根、退热感冒冲剂和小柴胡冲剂等中药在临床上应用较多。

三、老年人怎么预防上感

老年人上感后极易导致原有基础疾病的加重，极易引起心肺功能的衰竭，怎么预防感冒尤为重要。

（一）养成良好的个人卫生习惯

勤洗手，尤其在感冒或流感发生季节，避免去人流集中之地，外出回家或接触呼吸道分泌物后应立即洗手。患了上感后,应戴口罩,打喷嚏或咳嗽时应用纸巾掩住口鼻,以免传染给他人。

(二)戒烟

长期吸烟可以导致呼吸道局部的抵抗力下降,戒烟可以减少烟雾对气道的刺激,因此,任何时候戒烟都为时不晚。

(三)养成良好的生活习惯

在温差较大的季节,要注意及时增减衣物;在寒冷的季节,应注意保暖。经常开窗通气,保持室内空气新鲜,在空气污染较严重时,应避免外出,有条件可以在室内安装空气净化器。食物要健康,多吃水果,在感冒或流感发生季节,多吃大蒜、洋葱,多吃富含维生素 C 的食品,如绿叶蔬菜、番茄、青椒、柑橘、草莓、猕猴桃、葡萄等,或者适当服用维生素 C 片剂。

(四)增强体质

上感往往都是因为免疫力下降而引起,锻炼身体,增强体质应该是从根本上解决问题。老年人可以根据自身的身体状况以及外在条件制定自己喜爱和合适的运动方式,如散步、打太极拳、慢跑等。

(五)被动免疫

有研究表明,老年人注射流感、肺炎疫苗可以减少上感和下呼吸道感染的机会,建议有条件的老年人使用。

(王 赟)

老年人为何应警惕吸入性肺炎

吸入性肺炎是指口鼻咽部的分泌物和胃、食管的反流物误吸进入下呼吸道,从而引发的肺炎,在老年人群中比较常见。老年人肺炎症状常常不典型,甚至有些患者无发热,导致延误诊治,甚至危及生命。下面就详细介绍一下老年人的吸入性肺炎。

一、老年吸入性肺炎的原因

我们平时吃东西,食物经口腔咽下后,经由咽喉部进入食管至胃;而空气则从鼻腔吸入,通过咽喉部进入气管到肺。人体有一个结构称会厌,说话或呼吸时,会厌向上,使喉腔开放,而咽东西时,会厌则向下,盖住气管,使食物或水不至于进入气管。如偶有进食呛到,人体可以通过咳嗽将异物排出,所以常人一般进食时食物不会进入气管内。

但是老年人胃肠功能紊乱,贲门括约肌功能减退,易产生反流,且老年人容易伴发脑梗死、痴呆、帕金森病等神经系统疾病,咽喉部感觉减退,甚至脑功能减退,导致吞咽反射、咳嗽反射降低,反流物易呛入下呼吸道,尤其是意识障碍及留置胃管的患者。

二、老年吸入性肺炎的类型

吸入性肺炎可分为感染性和非感染性,感染性肺炎又称细菌性吸入性肺炎,非感染性吸入性肺炎有化学性吸入性肺炎、阻塞性吸入性肺炎、类脂性肺炎等。单纯的非感染性吸入性肺炎在临床上比较少见,大多数伴有细菌感染。吸入性肺炎的病原菌很复杂,老年人口咽部寄居着许多细菌,有绿色链球菌、变异性链球菌、肺炎链球菌、流感嗜血杆菌、金黄色葡萄球菌、大肠埃希菌、肺炎克雷白杆菌、铜绿假单胞菌等,感染常常为混合性,所以治疗的时候需要联合使用多种抗生素。

三、老年吸入性肺炎的表现

老年人细菌性肺炎典型表现为发热、咳嗽、咳痰等呼吸道症状,高热者极少,大多体温在38℃以下,不典型症状可仅仅表现为食欲不振、恶心、呕吐、乏力、活动能力下降、意识淡漠甚至精神症状等。化学性肺炎早期可能没有症状,可于吸入数小时后出现症状,主要表现为剧咳、喘鸣、呼吸困难,神志不清者吸入时常无明显症状,于1～2天后突发呼吸困难、面色发绀。高龄或者伴基础疾病的老年人肺炎症状往往不典型,常缺乏肺炎的肺部症状,发病前多有引起误吸的病史及相关的危险因素,但有约 1/3 患者无明确误吸。

四、老年吸入性肺炎的处理

老年吸入性肺炎因症状不典型,极易漏诊和延误诊治,丧失治疗时机,病死率高。因此,老年人有身体不适时应及早就医,通过医生的专业检查,可以尽早得到诊断并治疗。

五、老年吸入性肺炎的预防

生活中,老年人应加强口腔卫生,即使留置胃管、不经口进食的患者,也应每日进行口腔护理,以减少口腔内的定植菌。老年人饭后应保持 30 分钟至 1 小时的坐位以减少食管和胃的反流,无法坐立的患者需抬高床头至少 45°。容易反流的患者应少食多餐,进食液体后容易呛咳的,可以采用软食、糊状等黏稠食物,仍反复呛咳者应当尽早留置胃管,以减少肺炎发生。长期卧床患者,如发生反流,要及时侧卧,以减少反流物的吸入。

吸入性肺炎多发生于睡眠中,因此睡眠以侧卧为宜。另外,戒烟酒,慎用镇静药,加强锻炼,增强体质,预防感冒,也可以减少吸入性肺炎的发生。

正确认识老年人的吸入性肺炎,预防为主,减少发生率,及时就诊,减少死亡率。

(赵雪兰)

老年人长期吸氧到底好不好

氧疗就是氧气疗法的简称,通过提高吸入气体中的氧浓度,以缓解或纠正机体缺氧状态的医疗措施。在 1987 年 2 月美国召开的第一届国际家庭氧疗学术会议上,专家们指出"坚持家庭氧疗使得一些疾病的病死率成倍下降,生存期延长,生存质量提高,综合医疗费用下降"。目前慢性阻塞性肺疾病(COPD)治疗指南提出,家庭氧疗能改善 COPD 的预后,可减少 COPD 患者急性发作的频率。

长期氧疗在欧美和发达国家开展较为普遍,随着经济的发展,新氧疗技术的产生和氧疗方法的不断改进,使氧疗逐渐走入我国的普通家庭。

一、家庭氧疗到底好不好

万物生长靠太阳,人是离不开氧气的。对一些长期缺氧的患者,长期家庭氧疗,可以改善机体缺氧症状,缓解慢性缺氧的临床症状,改善生活质量,提高机体免疫力,预防疾病的急性加重,可以减少因急性加重而住院的次数,有利于减轻患者和社会的经济负担。

二、什么样的人需要长期吸氧

主要见于心肺功能不全导致的慢性缺氧,比如一些 COPD 患者的终末期、肺间质纤维化的终末期和一些慢性左心功能不全的患者,老年人往往是这些疾病的主体,所以老年人是长期家庭氧疗的主要人群。

三、家庭氧疗怎么吸

(一) COPD

对于在稳定期血 $PaO_2 < 55$ mmHg,或者 PaO_2 55~59 mmHg 伴继发性血色素增高、肺动脉高压、肺心病和右心衰的患者,都建议长期家庭氧疗(具体是否需要长期吸氧,可以遵循医生的建议)。推荐吸氧流量为 1~2 L/min,维持氧饱和度在 90% 左右就可以了,太高反而引起体内二氧化碳的潴留,吸氧的时间最好每天 >15 小时。

(二) 肺间质纤维化

晚期患者因为无法进行气体交换而导致缺氧,容易出现呼吸困难。如果血气或动脉氧饱和度提示缺氧时,家庭氧疗可以改善症状,增强活动能力。吸氧浓度可以根据氧饱和度来决定,氧饱和度维持在 88% 以上,最好 24 小时不间断。

(三) 慢性左心功能不全

各种疾病导致的左心功能不全,虽经强心扩血管治疗患者仍出现夜间平卧时呼吸困难、口唇发绀的患者,除了高枕卧位外,夜间的氧疗可以改善机体的缺氧状态,吸氧的浓度可以根据氧饱和度来决定,氧饱和度维持在 90%~95%。

四、家庭氧疗的注意事项

(一)观察有无疗效

疗效好时神志清醒、安静,呼吸平稳,皮肤温暖干燥,无发绀,血压稳定,无心律失常。血氧饱和度(SpO_2)88%以上。

(二)吸入氧气浓度选择

以能够达到满意 PaO_2 水平的最低吸氧浓度为准,多数学者认为满意的 PaO_2 为 60 mmHg,即血氧饱和度(SpO_2)90%左右。如果长期吸入太高浓度的氧气,会出现氧中毒现象,一般认为 40%以下的吸氧浓度是比较安全的,吸氧浓度的换算:21% + 4×吸氧流量%,比如氧流量 2 L/min,吸氧浓度为 29%。

(三)吸氧导管的选择

一般采用鼻导管,需有高浓度吸氧,可以使用面罩。如有高碳酸血症的患者,应避免使用面罩,选择鼻咽部鼻导管吸氧,可以提高吸氧浓度,血中二氧化碳浓度不至于上升过高。导管应定期清洗和消毒,避免交叉使用,有条件定期更换。

(四)氧疗注意加温和湿化

防止吸入干冷的氧气刺激损伤气道黏膜,致痰液干结,影响纤毛运动,影响排痰的效果。湿化器应定期清洗和消毒,避免交叉使用。

(五)吸氧装置的选择

氧气小钢瓶由于气量有限,有条件的建议使用制氧仪。

(六)用氧安全

氧气是易燃易爆的气体,在运输使用的过程中,应做好防护措施,安全用氧。

(王 赟)

COPD稳定期该如何治疗

慢性阻塞性肺疾病（chronic obstructive pulmonary disease，COPD）根据其临床表现分为急性发作期和稳定期。在稳定期，患者咳嗽咳痰、气急症状缓解，或者症状轻微，常因天气寒冷、空气污染或呼吸道感染等原因引起急性加重，随着病情的进展，急性加重愈渐频繁，从而导致肺功能急剧下降，并发心肺功能衰竭。

一旦COPD诊断明确，医生和患者的所有努力应该是尽量使患者处于稳定期，防止急性发作，避免肺功能进一步下降，改善患者的活动能力，提高生活质量，降低致残率和病死率。因而稳定期的治疗是治疗COPD的关键所在。

一、减少危险因素的暴露

（一）吸烟

吸烟是COPD的罪魁祸首，戒烟是首要任务，不但本人要戒烟，家属也要戒烟，避免室内烟雾继续对COPD患者气道产生炎症刺激。

（二）室内外空气污染

在空气污染较严重时，应尽量避免外出，外出时戴口罩，做好个人防护，尽量避免去吸烟的场所，比如棋牌室等。

（三）职业暴露

做好个人防护，防止有毒颗粒和有毒气体的接触。

二、药物治疗

COPD的药物治疗应遵循医生的建议，由于呼吸科的用药多采用局部吸入治疗，对一些高龄老人来说，掌握具体的操作并非易事，需要家属的积极参与，指导和督促患者用药。常见药物如下。

（一）支气管扩张剂

1. 抗胆碱药

短效的有异丙托溴铵气雾剂，长效的有噻托溴铵粉吸入剂（思力华、天晴速乐等），目前长效制剂是作为稳定期患者的基础用药，研究认为长效抗胆碱药物预防急性加重效果优于长效 β2 肾上腺素受体激动剂。

2. β2 肾上腺素受体激动剂

短效的有口服博利康尼（特布他林）和阿斯美，一般用于急性发作时用。短效吸入的有沙丁胺醇气雾剂、特布他林气雾剂等，主要用于急性发作急救时用。长效的有沙美特罗、福莫特罗、茚达特罗、维兰特罗等，是稳定期的常规用药。

3. 茶碱类

常用的有氨茶碱、喘定等，不是稳定期的首选药物。

4. 联合制剂

长效抗胆碱药物联合长效 β2 肾上腺素受体激动剂是中重度 COPD 患者稳定期的基本用药，产品有乌美溴铵维兰特罗粉吸入剂。

（二）激素治疗

有口服、吸入和静脉等制剂，其中吸入治疗可用于 COPD 合并哮喘的患者。

（三）化痰药物

用于痰多不易咳出的患者，种类繁多，常用的有盐酸氨溴索、厄多司坦和桃金娘油等，中药中有很多止咳化痰药物，效果也不错。

三、其他的治疗

（一）长期氧疗

对于在稳定期血 $PaO_2 < 55$ mmHg，或者 PaO_2 55～59 mmHg 伴继发性血色素增高、肺动脉高压、肺心病和右心衰的患者，都建议长期家庭氧疗（具体是否需要吸氧，可以遵循医生的建议）。吸氧的量为 1～2 L/min，维持氧饱和度在 90% 左右，太高反而会引起二氧化碳的升高。吸氧时间最好每天 >15 小时，研究表明每天持续吸氧 >15 小时，能改善 COPD 患者预后。

（二）无创呼吸机的运用

对于缺氧伴有二氧化碳潴留的患者，在长期家庭氧疗的基础上，无创呼吸机的运用可以改善患者的预后。

（三）积极预防和治疗上呼吸道感染

这是减少 COPD 急性发作最重要的手段。COPD 患者外出应注意保暖，勤洗手，避免去人流集中之地。一旦感冒，多休息、多喝水，多吃水果，可适当补充维生素 C，如出现咳嗽咳痰和气急症状加重，应及时就医。

（四）COPD 患者自我管理

包括 COPD 严重程度的自我评估、吸入技术的掌握、肺康复治疗等。对于轻度的患者，可积极进行体能锻炼和肺功能锻炼。对于自身条件较差的患者，仍可以通过积极的肺康复训练改善患者的呼吸功能，包括简单的腹式呼吸和缩唇呼吸的锻炼，简易的呼吸操等。

（五）饮食建议

建议以高蛋白饮食为主，适当补充脂肪对于 COPD 患者来说可以提供能量供给，对有二氧化碳潴溜的患者，应限制碳水化合物的摄入，减少二氧化碳的产生。

（六）肺减容术及肺泡切除术

对部分肺大泡比较集中的患者有效。

（七）肺移植

对于晚期 COPD 患者，且不能行肺减容术或肺泡切除的患者，可考虑肺移植术。

总之，对 COPD 稳定期的患者，应根据患者的身体状况、经济条件，制定个体化的治疗方案。

（王　赟）

老年哮喘有何特点？如何预防

支气管哮喘简称哮喘，是一种以反复发作性喘息、呼吸困难、胸闷或咳嗽为主要症状的疾病,可以自行缓解或通过治疗缓解。哮喘患者多见于有遗传性家族过敏史,是一种一旦诊断,终身发病的疾病。发作季节以春秋两季为多,症状以夜间为重,多有明显的诱发因素,诸如吸入花粉和尘螨、进食过敏性食物等,甚至不良情绪也会导致哮喘的急性发作,每个人的诱发因素各有不同,但在诸多因素之中,急性上呼吸道感染尤其是病毒感染是导致哮喘患者急性发作的罪魁祸首。

老年人由于机体机能减退,感觉迟钝、记忆力差,或者缺少家属照料,对哮喘疾病了解甚少,不能及时得到规范治疗,病情变化也常不能及时就诊和住院,从而导致规范治疗率低,有调查显示老年哮喘的病死率是年轻人的 6～12 倍。

一、什么是老年哮喘

老年哮喘是指年龄在 60 岁以上的符合支气管哮喘诊断标准的所有患者,来源有以下三种。

(1)婴幼儿发病,由于各种原因,哮喘反复发作,症状持续直至老年。

(2)婴幼儿时患病,生长发育后自行缓解,至身体激素水平下降后,尤其是更年期以后,哮喘又反复发作,复发率为 27%～38%。

(3)既往从无哮喘病史,老年后新发,发病率并不比年轻人低,即使是 80 岁或 90 岁的老人也可能新发哮喘。

二、老年哮喘的特点有哪些

(一)病史不明确

部分老年人因脑动脉硬化、抑郁或痴呆,难以清楚诉说既往病史、发生发展过程以及用药情况。

(二)症状不典型,容易误诊

与其他年龄段相比,老年哮喘者夜间迷走神经兴奋性更高,极易发生夜间阵发性呼吸困难,当合并糖尿病、高血压病、冠心病等疾病时,很难与慢性左心功能不全急性发作相鉴别。

（三）老年人并发症多，治疗棘手

治疗哮喘的药可以引起血压增高和心率加快，而一些降血压和减慢心率的药往往可以诱发哮喘，当两者无法鉴别或同时合并时，治疗相当困难。

（四）基础肺功能差，哮喘发作时极易引起呼吸衰竭

尤其是从小发作，一直迁延发作至老年的患者，气道炎症一直存在，导致气道重构，气道出现不可逆性阻塞，肺功能损害程度较严重，一旦哮喘发作，极易导致呼吸功能衰竭。

（五）药物诱发或加重哮喘

老年人患心血管疾病者多，常用 β 受体阻滞剂，由于 β 受体阻滞剂选择性不高，长期使用可使气道 β_2 受体功能减退，可诱发或加重哮喘。老年人由于机体退化，应用布洛芬、吲哚美辛等非皮质激素类抗炎药物的机会多，此类药物使白三烯合成增加而导致哮喘发作。

（六）倾向于常年发病且发作期较长

老年人全身及局部的免疫力均下降，极易外感风寒而上呼吸道感染诱发哮喘，因而冬季发病的概率高。

三、老年哮喘发作时该怎么做

（一）吸氧

一旦老年人在家中哮喘发作，取坐位或半卧位，如有家庭氧疗的，立即给予患者吸氧，缓解缺氧症状，可根据症状来调节吸氧的浓度。

（二）吸入急救药物

应立即吸入短效 β_2 受体激动剂气雾剂 2～4 喷，必要时，每 20 分钟重复 1 次，可重复 2～3 次；如有长效的福莫特罗粉雾剂（奥克斯都保）也可以替代短效 β_2 受体激动剂气雾剂，作为急救使用，可吸入 1～2 吸，20 分钟后可重复一次。如果经上述治疗后疗效不佳，应立即送急诊室；如临床症状改善，可继续在家按原哮喘治疗方案治疗，必要时寻求医生的帮助。

（三）安抚患者

哮喘发作时患者由于气喘,多有焦虑不安、紧张的心理状态,又可以导致气道痉挛进一步加重。患者要学会在急性发作时调整自己的呼吸,使自己尽量保持放松的状态。家属可安抚患者,协助患者调节呼吸,使患者镇静下来,可以缓解由于焦虑导致的气道痉挛。

四、临床缓解期该怎么做

哮喘是一个反复发作的疾病,急性发作经过治疗后症状缓解,但一有风吹草动则容易诱发,所以在缓解期患者也应做好预防和哮喘药物的规范化治疗。

（一）健康教育

患者可通过各种渠道(网络、医院组织的哮喘健康宣教和社会组织的哮喘之家等)学习有关哮喘的知识,认识哮喘的本质和发病机制,做好自我管理。

1. 积极寻找诱发因素,避免接触

每个人的过敏原都不相同,应努力在生活中寻找,避免接触、吸入和食入。不养宠物,不养花花草草,尽量避免使用毛纺制品,不用地毯、毛毯,不用含刺激性气味的生活用品,尽量使用防霉防蛀的物品,保持环境的干燥和清洁。

2. 学会自我监测

掌握自身哮喘发作先兆以及哮喘急性发作的征象,学会自我急救、学会记录哮喘日记。

3. 学习哮喘防治药物知识

掌握药物吸入装置的使用方法,对于年老不能掌握的患者,家属应该指导和协助患者使用。

4. 学会自身情绪管理

患者焦虑和忧郁的不良情绪,可以诱发和加重哮喘的发作,学会情绪管理,以及急性发作时如何通过调整呼吸,放松镇定,可以起到减少发作和改善症状的作用。

5. 学会防治上呼吸道感染的方法

养成良好的生活习惯,避免发生上呼吸道感染,减少哮喘的急性发作。

6. 了解药物不良反应

配合医生及时发现自身出现的药物不良反应,及时咨询医生修正治疗方案。

(二)与医生建立良好的伙伴关系

详细提供哮喘发生、发展的病史,提供诱发因素以及有效缓解方式,以及用药的情况,共同制定合理的、个性化的规范治疗。年老无法自述的患者,可由家属代为转述,如出现急性加重,及时就诊。

（王　赟）

慢阻肺为何被称为"无法呼吸的痛"

慢阻肺是慢性阻塞性肺疾病（chronic obstructive pulmonary diseases，COPD)的简称 COPD,是呼吸系统常见病和多发病,我国 40 岁以上的人群中其患病率为 8.2%。据世界卫生组织统计,2005 年全球有超过 300 万人死于 COPD,占全球死亡总数的 5%,目前居全球死亡病因的第 4 位。

一、COPD 是一种什么样的疾病

2017 年的 COPD(慢性阻塞性肺疾病全球倡议)指南中这样定义 COPD:是一种常见的以持续性呼吸道症状和气流受限为特征的可以预防和治疗的疾病,呼吸症状和气流受限是由于气道和(或)肺泡异常导致的,气道和(或)肺泡异常的原因通常是明显的有毒颗粒和气体暴露。简而言之,接触有毒颗粒和气体可使得气道和(或)肺泡发生异常,导致气流受限引起持续性呼吸道症状,这种疾病是可以预防和治疗的。

二、哪些人群容易得 COPD

（一）吸烟史

长期吸烟是 COPD 的罪魁祸首，吸烟者 COPD 的患病率是非吸烟者的 2～8 倍，烟龄越长、烟量越大，COPD 的患病率越高，患病的年龄越小。

（二）职业性或环境有害物质接触史

长期粉尘、烟雾、有害颗粒或有害气体的接触。

（三）空气污染

室外的大气污染和室内的烟雾、燃烧的废尘，刺激呼吸道，降低呼吸道局部的免疫力，使得气道容易感染，加重 COPD 的发生发展。

（四）家族史

COPD 有家族聚集倾向，先天性 α1－抗胰蛋白酶缺乏可导致组织机构破坏，产生肺气肿，多见于北欧，我国未见报道。

三、出现哪些症状要考虑 COPD

（一）慢性的咳嗽咳痰

通常为 COPD 的首发症状。初起咳嗽呈间歇性，早晨较重，之后早晚或整日均有咳嗽，咳嗽后通常咳少量黏液性痰，部分患者在清晨咳痰较多，合并感染时痰量增多，常有脓性痰。咳嗽咳痰的症状到来年春暖花开时会缓解，也有部分病例无咳嗽咳痰症状。

（二）喘息

在咳嗽咳痰症状出现多年后，部分患者会在急性发作时出现喘息。有些重度患者，在非急性发作期活动后也会出现喘息，静息几分钟后会缓解。

（三）气短或呼吸困难

是 COPD 的标志性症状。早期仅于劳力时出现，后逐渐加重，以致日常活动甚至休息时也觉气短，生活不能自理，到晚期出现呼吸衰竭，只能依靠呼吸机维持生命。

四、COPD 是如何诊断的

有危险因素接触史,有气短和呼吸困难症状,伴或不伴慢性咳嗽咳痰和喘息,这时临床上可以考虑 COPD,下一步行肺功能测定,肺功能是诊断 COPD 的金标准。用支气管舒张剂后 $FEV_1/FVC<70\%$ 可确定为不完全可逆性气流受限,存在持续的不完全可逆性气流受限是诊断 COPD 的必备条件。

老年人群是 COPD 的高发人群,COPD 患者的肺功能严重受损,导致肺功能的下降和活动能力的减退,影响患者的工作和生活,反复发作的患者,极易出现呼吸功能的衰竭。

(王　赟)

体检发现肺结节该怎么办

肺癌是我国常见的恶性肿瘤之一,其死亡率居男性癌症死亡的首位,女性仅次于乳腺癌。在临床上绝大多数肺癌病例诊断时多为晚期,失去手术治疗机会,愈后极差,在我国原发性肺癌的 5 年生存率仅为 16.1%。在高危人群中开展肺癌筛查有益于发现早期肺癌,提高治愈率。目前推荐低剂量肺 CT(low-dose computed tomography,LDCT)作为肺癌的筛查手段,其发现早期肺癌的敏感度是常规胸片的 4~10 倍,可以早期检出周围型肺癌。敏感度增高,假阳性率也增高了,体检发现的小结节究竟是不是癌,常常困扰着患者和医生。

一、什么是肺结节

肺结节是指肺内直径小于或等于 3 cm 的类圆形或不规则形病灶,影像学表现为密度增高的阴影,可单发或多发,边界清晰或不清晰。单发的称为孤立结节,在临床上较为多见。

二、肺结节分为哪几类

（一）实性结节

是指其内部是软组织密度的结节，密度较均匀，其内血管及支气管影像被掩盖。图（6-6）显示的是患者右中叶的肺实性结节。

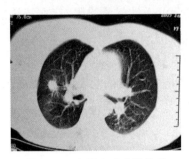

图 6-6　右肺中叶实性结节

（二）亚实性结节

亚实性肺结节中包括纯磨玻璃结节（pure gmund-class nodule，pGGN）、磨玻璃密度和实性密度均有的混杂性结节（mixed ground-glassnodule，mGGN），后者也称部分实性结节。

1. 磨玻璃样结节（pGGN）

是指肺内模糊的结节影，结节密度较周围肺实质略增加，但其内血管及支气管的轮廓尚可见。图（6-7）显示的是患者左上叶有一个pGGN。

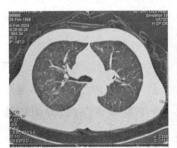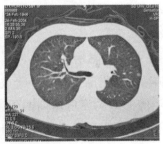

图 6-7　左上叶胸膜下磨玻璃样结节

2. 部分实性结节(mGGN)

是指其内既包含磨玻璃密度又包含实性软组织密度的结节,密度不均匀。图(6-8)显示患者左上肺有一个呈荷包蛋型的 mGGN。

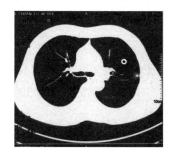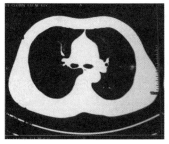

图6-8　左上肺叶胸膜下部分实性结节

(三)恶性程度

部分实性结节＞磨玻璃样结节＞实性结节。

三、哪些征象提示恶性肺结节

(一)人群特征

1. 年龄

小于 35 岁,肺癌罕见,SPN 患者恶性率为 1％～5％,35～40 岁不太常见,随着年龄增长,癌症可能性逐步增加,超过 70 岁者恶性概率达88％。

2. 吸烟史

与非吸烟者相比肺癌相对风险增加 10 倍。戒烟 15 年以上,发病率才相当非吸烟者。

3. 既往病史及家族史

以往存在癌症史的患者若在肺内发现结节更可能是恶性;间质性肺疾病特别是硬化病和结节病都增加肺癌发生;慢性阻塞性肺病(COPD)是吸烟有关的肺疾病,被认为是肺癌风险因子;一级亲属的肺癌家族史也增加肺癌风险。

（二）肺结节的特征

1. 外观

结节的恶性程度和大小一般成正比,形态多为圆形或类圆形,结节可呈分叶状,有胸膜凹陷症及血管集束症等征象,边缘多清楚但不光整、有毛刺。

2. 内部特征

支气管被包埋伴,局部管壁增厚,或包埋的支气管管腔不规则则恶性可能性大。对于密度不均匀的 mGGN,实性成分超过 50% 常提示恶性可能性大。

3. 功能显像

对于不能定性的直径>8 mm 的实性肺结节,当 PET 提示 SUV 值>2.5 时,恶性肿瘤的可能性很大;肺 CT 增强后,CT 值增强>15 Hu,提示恶性结节的可能性大。

4. 随访特征

肺结节在随访中有以下变化时,多考虑为恶性。①直径增大,倍增时间符合肿瘤生长规律;②病灶稳定或增大,并出现实性成分;③病灶缩小,但出现实性成分或其中实性成分增加;④血管生成符合恶性肺结节规律;⑤出现分叶、毛刺和(或)胸膜凹陷征。

四、体检发现肺结节该怎么办

（一）医生会怎么做

医生会根据患者提供的病史、历年的影像学资料以及实验室检查资料,综合判断结节的恶性程度,并进行多学科的合作,给予患者进一步检查和治疗的意见。

（二）患者该怎么做

一旦体检发现肺结节,建议携带既往病史和胸部影像学检查前往医生处就诊,由医生来决定下一步检查或者治疗方案,并遵从医嘱按时随访,缺乏重视或过度紧张都是不可取的。

（王 赟）

晚上睡觉打鼾是病吗

很多老年人晚上有打鼾的现象，到底打鼾是怎么回事，什么情况下我们需要注意呢？

一、人为什么会打鼾

人们在讲话时靠气流冲击喉部声带（两块小肌肉）中间的空隙发音，然后由唇、舌、颊、颚部肌肉搭配形成各种形状的空腔，使声音通过时发出不同的声母和韵母，才能组成语言。但人在睡眠时始终留出一个大的通道——嗓子（咽部），如果这个通道变窄、变成缝隙，那么气流通过时就会发出声音来，这就是打鼾。所以肥胖者、咽喉部肌肉松弛的人、嗓子发炎的人最容易打鼾。

二、打鼾什么时候需要去医院就诊

偶尔打鼾并不要紧，如果出现以下情况需要警惕，请到医院就诊。如打鼾，且鼾声不规律；自觉憋气，甚至反复被憋醒；夜尿增多；晨起头痛、头晕和口咽干燥；白天出现嗜睡，记忆力下降。这时需要进一步检查，看是否得了睡眠呼吸暂停综合征（sleep apnea syndrome，SAS）。

三、什么是睡眠呼吸暂停

睡眠呼吸暂停是指睡眠过程中口鼻呼吸气流消失或明显减弱（较基线幅度下降≥90％），持续时间≥10秒。分以下几种。

（一）阻塞性睡眠呼吸暂停（obstructive sleep apnea，OSA）

指口鼻气流消失，胸腹式呼吸仍然存在。系因上气道阻塞而出现呼吸暂停，但是中枢神经系统呼吸驱动功能正常，继续发出呼吸运动指令兴奋呼吸肌，因此胸腹式呼吸运动仍存在。

（二）中枢性睡眠呼吸暂停（central sleep apnea，CSA）

口鼻气流与胸腹式呼吸同时消失。是由呼吸中枢神经功能调节异常引起的，呼吸中枢神经不能发出有效指令，呼吸运动消失，口鼻气流停止。

（三）混合性睡眠呼吸暂停（mixed sleep apnea，MSA）

指 1 次呼吸暂停过程中，开始口鼻气流与胸腹式呼吸同时消失，数秒或数十秒后出现胸腹式呼吸运动，仍无口鼻气流。即先出现中枢性呼吸暂停，后出现阻塞性呼吸暂停。

四、哪些人容易得睡眠呼吸暂停综合征

（1）肥胖。身体质量指数（body mass index，BMI）超过标准 BMI 的 20％或以上。

（2）随年龄增长患病率增加；女性绝经期后患病者增多。

（3）包括鼻腔阻塞（鼻中隔偏曲、鼻甲肥大、鼻息肉及鼻部肿瘤等）、Ⅱ度以上扁桃体肥大、软腭松弛、悬雍垂过长或过粗、咽腔狭窄、咽部肿瘤、咽腔黏膜肥厚、舌体肥大、舌根后坠、下颌后缩及下颌畸形等。

（4）有家族史。

（5）长期大量饮酒和（或）服用镇静、催眠或肌肉松弛类药物。

（6）长期吸烟。

（7）其他相关疾病，包括甲状腺功能低下、肢端肥大症、心功能不全、脑卒中、胃食管反流及神经肌肉疾病。

五、如何进一步诊断睡眠呼吸暂停综合征

（1）了解身高、体重、BMI。

（2）体格检查：包括血压（睡前和醒后血压）、颈围、评定颌面形态（重点观察有无下颌后缩、下颌畸形）、鼻腔、咽喉部的检查（特别注意有无悬雍垂肥大、扁桃体肿大及其程度）、舌体肥大及腺样体肥大，心、肺、脑、神经系统检查。

（3）血常规检查：特别是红细胞计数、红细胞压积、红细胞平均体积、红细胞平均血红蛋白浓度。

（4）动脉血气分析。

（5）X 线测量（包括咽喉部测量）及 X 线胸片。

（6）心电图。

（7）部分患者应检查甲状腺功能。

六、最重要的检查——多导睡眠图

要确诊时，多导睡眠图（polysomnography，PSG）的检查是不可缺少的，还可以做整夜 PSG 监测。这是诊断睡眠呼吸暂停综合征的金标准，正规一般需要监测整夜不少于 7 小时的睡眠。还可以使用初筛便携式诊断仪检查，能够同时记录、分析多项睡眠生理数据，并方便移动至睡眠室外（医院病房、急诊室、患者家中）进行睡眠医学研究和睡眠疾病诊断。

七、睡眠自评量表

除了客观的 PSG，还有主观量表可以用来测量患者的嗜睡感受。称为 Epworth 嗜睡量表（Epworth sleep scale，ESS），如表 6-1。

表 6-1　Epworth 嗜睡量表

以下情况时有无瞌睡的可能性	从不(0)　很少(1)　有时(2)　经常(3)
坐着阅读时	
看电视时	
在公共场所坐着不动时（如在剧场或开会）	
长时间坐车时中间不休息（超过 1 小时）	
坐着与人谈话时	
饭后休息时（未饮酒）	
开车等红绿灯时	
下午静卧休息时	

八、睡眠呼吸暂停综合征的治疗

如果被诊断为睡眠呼吸暂停综合征，也不必惊慌。医生可能会建议进行以下治疗。

（1）病因治疗：纠正引起睡眠呼吸暂停或使之加重的基础疾病，如应用甲状腺素治疗甲状腺功能减低等。

（2）一般性治疗：对睡眠呼吸暂停患者均应进行多方面的指导，目前认为超重和肥胖是该疾病的独立危险因素，因而所有确诊的超重和肥胖者均应有效控制体质量和减肥，包括饮食控制、加强锻炼。

（3）戒酒、戒烟、慎用镇静催眠药物及其他可引起或加重睡眠呼吸暂停的药物，这一点很重要。

（4）侧卧位睡眠。

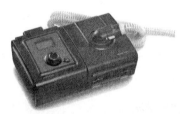

图6-9　CPAP无创呼吸机

（5）无创持续气道正压通气（continuous positive airway pressure，CPAP）治疗是成年患者的首选和初始治疗手段，很适合认知功能正常的老年人。临床上常用的无创辅助通气包括普通固定压力CPAP和双水平气道正压（bilevel positive airway pressure，BiPAP）通气，以CPAP最为常用（图6-9）。CO_2潴留明显者建议使用BiPAP。

（6）口腔矫治器。

（7）外科治疗仅适合于手术确实可解除上气道阻塞的患者。

（8）需要注意的是，目前尚无疗效确切的药物可以用于治疗睡眠呼吸暂停综合征。

（顾　洁）

您听说过肺梗死吗

心肌梗死是人们熟悉的危及生命的疾病，原因是心脏的冠状动脉阻塞。同样，肺梗死也是由于肺动脉发生了血栓栓塞的现象。肺血栓栓塞（pulmonary thromboembolism，PTE）或称肺栓塞

（pulmonary embolism，PE）是静脉系统或右心的血栓阻塞肺动脉或其分支所致疾病。深静脉血栓形成（deep venous thrombosis，DVT）是引起肺栓塞的主要血栓来源，深静脉血栓多发于下肢或者骨盆深静脉，脱落后随血流循环进入肺动脉及其分支。

一、哪些老年人容易发生深静脉血栓（DVT）

表 6-2 列出了常见的高危因素。

表 6-2　DVT 的高危因素

强易患因素
下肢骨折
3 个月内因心力衰竭、心房颤动或心房扑动入院
髋关节或膝关节置换术
严重创伤
3 月内发生过心肌梗死
既往深静脉血栓
脊髓损伤
中等易患因素
膝关节镜手术
自身免疫疾病
输血
中心静脉置管
化疗
慢性心力衰竭或呼吸衰竭
应用促红细胞生成因子
激素替代治疗
体外受精
感染（尤其是呼吸系统、泌尿系统感染或 HIV 感染）
炎症性肠道疾病
肿瘤

（续　表）

| 卒中瘫痪 |
| 浅静脉血栓 |
| 遗传性血栓形成倾向 |
| **弱易患因素** |
| 卧床＞3 天 |
| 糖尿病 |
| 高血压 |
| 久坐不动 |
| 年龄增长 |
| 腹腔镜手术（如腹腔镜下胆囊切除术） |
| 肥胖 |
| 静脉曲张 |

二、什么是急性肺血栓栓塞

肺血栓栓塞也分急性和慢性，急性肺血栓栓塞不如心肌梗死的表现有特异性，症状表现取决于栓子的大小、数量、栓塞的部位及患者是否存在心、肺等器官的基础疾病。急性肺血栓栓塞常见的表现有呼吸困难、胸痛、先兆晕厥、晕厥和（或）咯血，也可以完全没有症状，只是在诊断其他疾病或者尸检时意外发现。

三、如果怀疑是肺血栓栓塞，一般如何确诊

（1）动脉血气分析。

（2）血浆 D-D 二聚体。

（3）心电图。

（4）超声心动图。

（5）胸部 X 线平片。

（6）CT 肺动脉造影：CT 具有无创、扫描速度快、图像清晰的特点，可直观判断肺动脉栓塞的程度和形态，以及累及的部位及范围。

（7）放射性核素肺通气灌注扫描：典型征象是与通气显像不匹配的肺段分布灌注缺损。

（8）肺动脉造影：是诊断肺血栓栓塞的金标准。

（9）下肢深静脉检查：90％肺血栓栓塞患者栓子来源于下肢深静脉栓塞，70％患者合并深静脉血栓。下肢静脉超声操作简便易行，怀疑肺血栓栓塞患者患都应检测有无下肢深静脉血栓形成。

四、肺血栓栓塞的治疗

如果确诊为肺血栓栓塞，医生将对患者的危险程度进行仔细评估。根据不同的风险程度给予治疗，这些治疗下列几种。

（1）抗凝治疗：目的在于预防早期死亡和复发。患者应接受至少 3 个月的抗凝治疗。大部分患者可长期应用维生素 K 拮抗剂。

（2）溶栓治疗：溶栓药物可直接或间接地将纤维蛋白溶酶原转变成纤维蛋白溶酶，迅速降解纤维蛋白，使血栓溶解。欧美多项试验证实，溶栓治疗能够快速改善肺血流动力学指标，提高患者早期生存率。急性肺血管栓塞起病 48 小时内即开始行溶栓治疗，能够取得最好的疗效，但对于那些有症状的急性肺血栓栓塞患者在 6～14 天内行溶栓治疗仍有一定作用。

（3）外科血栓清除术。

（4）经皮导管介入治疗。

（5）静脉滤器：不推荐 PE 患者常规植入下腔静脉滤器。有抗凝药物绝对禁忌证以及接受足够强度抗凝治疗后复发的 PE 患者，可以选择静脉滤器植入。

五、慢性血栓栓塞性肺高压

这是以呼吸困难、乏力、活动耐力减低为主要表现的一组综合征，是急性 PE 的远期并发症。肺动脉血栓内膜剥脱术仍是首选治疗方案，病死率目前降低至 4.7％，可使大部分患者症状得到缓解。

（顾　洁）

第七章

老年人肾脏血液系统疾病

老年人肾囊肿属于肾脏肿瘤吗

随着社会的发展,我国医疗水平得到了进一步提高,每年一度的健康体检成了许多老年人群的常规检查。老年人查看体检报告时经常能看到一些不太熟悉的结论。在泌尿系统检查中,"肾囊肿"这一诊断就是体检时常常出现的报告内容之一。许多老年人一看到"肿"这个字就很担心,会立刻联想到"肿瘤"等一系列严重疾病,造成很大的心理负担。那么,肾囊肿到底是一种什么样的疾病,它是肾脏肿瘤吗?

一、肾囊肿到底是什么

事实上,所谓肾囊肿,是由于各种原因导致的肾脏中形成一个或多个囊性包块,里面包裹着液体。肾囊肿是成年人常见的肾脏结构性病变之一,一般直径 2 cm 左右,最大可达 9～11 cm。肾囊肿一般分为单纯性和复杂性。

(一)单纯性肾囊肿

老年人群中较为多见,占所有病例的 65%～70%,男性多见,50岁以上人群单纯性肾囊肿发生率约为 50%,是人体衰老在肾脏方面的一种表现。肾囊肿一般单发,囊肿数目随着年龄的增长而增加,囊肿大小也随年龄增长而增大。目前认为单纯性肾囊肿是由肾小管憩室发展而来,随着年龄的增加,肾小管憩室的数目也在逐渐增加,增加了肾囊肿的发病率。目前认为肾囊肿是一种良性病变,癌变的情况极为罕见。

（二）复杂性肾囊肿

如果单纯性肾囊肿的基础上出现了钙化和（或）出血，则属于复杂性肾囊肿，需特别引起重视，因为它确实有一定可能会发展为肾脏恶性肿瘤，需要及时就医，进一步明确诊断。

二、肾囊肿的临床表现

单纯肾囊肿一般没有明显临床症状，多于体检做肾脏 B 超检查时被发现。肾囊肿过大或出现在特殊位置时患者可能会有腰腹部或背部间歇性钝痛。此外，肾囊肿还可能会压迫血管和尿路，导致一系列临床症状，如少尿等。有研究表明肾囊肿患者较一般人群血肌酐水平偏高。因此，单纯肾囊肿也可能会对肾功能产生一定影响。

三、肾囊肿的检查

肾囊肿的检查主要依赖影像学，包括 B 超、CT 等。随着体检率的增加，肾囊肿的检测率也在逐渐提高。广大老年人群体检发现肾囊肿后无须惊慌，可携带检查报告至医院就诊，待医生根据影像学报告和临床症状进行诊断并做出相应处理。

四、肾囊肿的处理

既然肾囊肿不是传统意义上的肿瘤，但仍会导致一系列临床症状，那么是不是所有肾囊肿都需要治疗呢？

（一）单纯性肾囊肿

患者大多没有明显的临床症状，但随着囊肿的增多和增大，正常的肾组织会受到囊肿的压迫，导致肾组织萎缩，进而影响肾脏正常的排泄功能，严重时部分患者甚至可出现肾性高血压。另外，较大的肾囊肿或多发的肾囊肿容易诱发尿路感染。所以，根据专家共识，大于4 厘米的肾囊肿需要及时治疗。创伤最小的治疗方法是在超声引导下行囊肿穿刺术，常配合硬化剂治疗。也可根据情况，选择在腹腔镜下进行囊肿去顶减压手术或囊肿切除术等微创手术。而对小于 4 cm的囊肿可不用处理，定期复查，随访肾脏 B 超即可（图 7 - 1）。

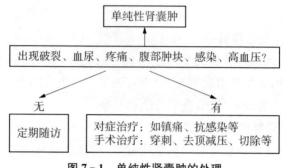

图 7-1　单纯性肾囊肿的处理

（二）复杂性肾囊肿

首先需要进一步的检查，如增强 CT、MRI、穿刺活检等明确诊断，排除肾脏的恶性肿瘤或其他疾病。如结果非恶性，则可根据囊肿大小及临床症状选择观察、对症治疗或手术等处理方式。如果明确为恶性，或是囊肿分级高（通过影像学检查分为 I～Ⅳ 共 4 级，级别越高恶性可能性越大）的患者，需要进行手术干预，手术方式则需要根据病变的位置及性质来决定。

（赵霞娟）

老年糖尿病肾病患者应该如何自我管理

糖尿病肾病是糖尿病严重的并发症之一，也是糖尿病患者重要的死亡原因。1 型和 2 型糖尿病患者的肾脏受累率均约 40％。在欧美国家和日本，糖尿病肾病占终末期肾脏病病因的 30％～50％，是尿毒症最重要的病因。据统计，我国上海地区糖尿病肾病占终末期肾脏病病因的 15％。但随着人口老龄化的不断进展，我国糖尿病及糖尿病并发症的发病率不断升高，糖尿病肾病也将逐渐成为我国尿毒症最重要的病因。尽管糖尿病肾病已有明确的筛查建议和指南，但糖尿病肾病大多起病隐匿，出现临床症状时已不可逆转。因此，早发现、早诊断、早治疗至关重要。那么，老年患者一旦诊断糖尿病肾病该如何自我管理呢？

一、严格控制"三高"

控制血糖是预防糖尿病肾病发生及延缓其进展的最重要手段，1 型糖尿病肾病患者应将糖化血红蛋白（HbA1c）控制在正常高限以上 0.2 个百分点以内，即 HbA1c＜6.7%；2 型糖尿病肾病应将 HbA1c 控制在正常范围内，即 HbA1c＜6.5%，对于老年患者或者经常低血糖者可以适当放宽。2 型糖尿病患者根据自身实际情况可首先口服降糖药物，如血糖控制不满意或有肾功能明显损害，则应辅助使用胰岛素治疗。除了控制血糖，糖尿病患者对血压和血脂的控制也同样重要。糖尿病肾病患者血压控制目标应＜140/90 mmHg，如果合并大量蛋白尿，血压控制目标应＜130/80 mmHg，但对老年患者需避免血压过低引起脑缺血风险。糖尿病患者一旦出现微量白蛋白尿，应尽量采用血管紧张素转换酶抑制剂（Angiotensin converting enzyme inhibitor，ACEI）或血管紧张素 II 受体阻滞剂（Angiotensin receptor blocker，ARB）进行治疗。在血脂控制方面，建议糖尿病肾病患者低密度脂蛋白（Low-density lipoprotein，LDL）控制＜2.6 mmol/L，若合并有心脑血管疾病史，则需进一步控制在 2.0 mmol/L 以下。

二、重视早期筛查

糖尿病肾病的早期临床表现为微量白蛋白尿，但尿中微量白蛋白一般不会导致尿液性状出现明显改变，因此常常被老年患者忽视。一旦出现明显蛋白尿则提示病变已经较为严重。因此对于 1 型糖尿病患者，诊断 5 年内需行微量白蛋白尿筛查和肾功能评估。对于 2 型糖尿病患者无论何时诊断，一旦确诊应立即行微量白蛋白尿筛查和肾功能评估，并且建议每 3～6 月重复评估一次，明确肾功能变化情况。

三、认识微量白蛋白尿

平日最常见的尿常规检查并不能早期发现糖尿病肾病，对于糖尿病肾病的早期诊断需行尿微量白蛋白检测。微量白蛋白尿期，即随机尿白蛋白/肌酐比值为 30~300 ug/mg，是目前临床能最早诊断糖尿病肾病的阶段。若此时进行有效干预可逆转病情，有效控制疾病发展。需要注意的是，并不是出现尿微量白蛋白增多就一定是糖尿病肾病，应排除一些干扰因素，如发热、尿路感染、女性月经期、蛋白质摄入量过多、剧烈运动后、过度劳累等。

四、限制饮食中蛋白质的摄入

限制饮食中蛋白质摄入可降低肾小球蛋白高滤过，延缓糖尿病肾病进展，这一措施与血糖、血压及血脂的控制同样重要。建议老年糖尿病肾病患者蛋白质摄入量控制在每天每千克体重 0.6~0.8 g 较为合适，并以优质蛋白，如蛋、奶、肉、鱼等以及大豆蛋白质为主。但考虑到老年人对蛋白质摄入需求较高，需同时兼顾营养状况，可在咨询医生及营养师后根据自身尿微量白蛋白水平适当放宽标准。

五、加强自我管理

自我管理的好坏往往决定了糖尿病肾病治疗的成功与否，老年糖尿病肾病患者不应讳疾忌医或自我放逐，积极的自我监测、自我目标设定、自我心理调节和改善生活方式均有助于糖尿病肾病的控制，同时家属的监督、鼓励与参与也对患者的成功自我管理有很大帮助。

（徐　兰）

老年人如何通过合理饮食来保护肾脏

肾脏是人体的重要器官，合理饮食对维持肾脏健康非常重要。对于老年肾脏病患者来说，更应该高度重视健康饮食，因为饮食可以直接影响肾脏疾病的发展。肾脏病患者的饮食大多要求低盐和优质低蛋白，那么应该如何对日常食谱进行优化呢？一般来说，保护老年人肾脏的健康饮食方式主要包括四个方面，即低盐饮食、优质蛋白饮食、合理控制饮水量以及避免高钾高磷高嘌呤饮食。

一、低盐饮食

低盐饮食是老年肾脏病患者饮食治疗的基础。低盐饮食即严格限制高钠食物摄入。高钠食物有两大类：一是日常生活中烹饪所用的食盐、味精、酱油等调味品，此类调味品在低盐饮食中每日摄入量应控制在食盐 2～3 g，味精 4～5 g，酱油 10～15 ml，若同时食用应酌量减少；二是各种腌制食品，如各式咸菜、腊肉、咸鱼、板鸭、香肠等，此类食物所摄入的食盐在日常生活中容易被忽视，尤其是话梅、蜜饯等腌制食品，因其在腌制过程中加入白砂糖及其他食品添加剂，故口感并不咸，常在不知不觉中摄入过量，导致钠摄入超标。因此，以上食物老年肾病需要低盐饮食者应禁用，或尽量少食用。各种面制食品中也含有一定量的钠，也应限量食用。此外，老年肾脏疾病患者常合并低蛋白血症，免疫力较低，摄入食盐过多还可通过改变人体渗透压影响唾液溶菌酶和呼吸道黏膜上皮细胞的防御功能，增加感染的风险。各种天然新鲜食物含钠量都很低，因而只要少用盐、味精和酱油，低盐饮食是不难做到的。

二、优质蛋白饮食

食物蛋白质分为两大类：一类为优质蛋白，能提供最完全的、比例适当的必需氨基酸（赖氨酸、色氨酸、苯丙氨酸、甲硫氨酸、苏氨酸、异亮氨酸、亮氨酸、缬氨酸等），人体利用率高，代谢废物少，如蛋清、牛奶、牛肉、家禽、瘦肉、鱼虾、豆类（如黄豆、黑豆等）等蛋白；另一类为非优质蛋白，含必需氨基酸较少，如米、面、水果、豆类（非黄豆）以及蔬菜中的植物蛋白等。不同肾脏疾病对蛋白质摄入的要求也不同，老年肾病综合征患者尿中丢失大量蛋白，应采用优质高蛋白饮食，即每天每千克体重摄入 1～1.2 g。而老年慢性肾炎患者则应采用优质低蛋白饮食，即蛋白质摄入量控制在每天每千克体重 0.6～0.8 g，总量限制在 20～40 g。老年肾病综合征患者多伴有高脂血症，因此在摄入蛋白质时应避免猪肉等脂肪含量较多的肉类，宜选用鸡肉或鱼肉等肉类。在了解上述内容的基础上,要明确不同食物中蛋白质的具体含量,需要查询食物成分表。必要时还需与营养师进一步沟通,共同制定健康食谱。

三、控制饮水量

老年肾脏病患者在没有少尿及水肿的情况下,一般不需要特别控制水的摄入量。而一旦出现水肿则表明患者的肾脏难以代谢足够的水,需进行饮水量控制。水肿患者应根据尿量及水肿情况来控制水的摄入量,我们称之为"量出为入",即根据每日小便量来计算水的摄入量,每日总饮水量一般为前 1 天尿量加 400～500 ml。

四、避免高钾高磷高嘌呤饮食

人体摄入的钾和磷主要由肾脏排泄,老年肾脏病患者由于肾功能下降,排泄磷和钾的功能也出现下降,因此摄入过多磷和钾(香蕉、猪肉、虾米、羊肝等)可能导致高磷血症和高钾血症。另外,由饮食摄入和体内分解的嘌呤化合物约 2/3 通过肾脏排泄,其余由消化道排泄。长期高尿酸血症可并发急慢性尿酸性肾病、肾石症等。故提倡均衡饮食,限制每日总热量摄入,控制饮食中嘌呤含量,严格限制动物内脏、啤酒、海鲜和肉类等高嘌呤食物的摄入。富含嘌呤的蔬菜(莴笋、菠菜、蘑菇、菜花等)、豆类及豆制品与高尿酸血症及痛风发作无明显相关性,鼓励患者多食用新鲜蔬菜,适量食用豆类及豆制品(见表 7-1)。

表 7-1　饮食建议

饮食建议	食物种类
鼓励食用	蔬菜;低脂、脱脂奶及其制品;鸡蛋
限制食用	牛肉、羊肉、猪肉、富含嘌呤的海鲜;调味糖、甜点、调味盐(酱油和调味汁);红酒、果酒
避免食用	果糖饮料;动物内脏;黄酒、啤酒、白酒

(赵霞娟)

老年肾病患者外出旅游需要注意什么

在现代社会,旅游(图 7-2)已成为我们生活中必不可少的一种调味剂。那么,对于老年肾病患者来说,还能像其他健康老年人一样外出旅游吗?难道他们的旅行权利就因为疾病而被剥夺了吗?答案是否定的,并不是所有的老年肾病患者都不能外出旅行,这也是因人而异的。

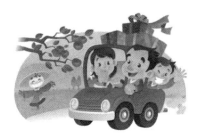

图 7-2 外出旅游

肾功能基本正常或最近 3~6 个月病情稳定,无明显并发症的老年患者,还是可以出游的。那么,老年肾病患者外出旅游需要注意什么呢?

一、慢性肾病尚未透析的老年肾病患者

(一)合理选择旅游路线

尽量选择短途旅行,选择空气质量好的地方。尽量减少在人群聚集处活动,以预防感染,特别是上呼吸道感染,因为感染会诱发急性肾功能不全,或者加重原有慢性肾脏疾病。

(二)旅途中避免劳累

特别要避免长时间的行走和大运动量的活动,注意休息,适当补充水分,不要憋尿。就餐时要选择干净整洁的正规饭店,严禁吸烟饮酒、暴饮暴食及食用不洁食物,保证旅行中的每日正常饮食很重要,特别是新鲜蔬菜和水果的摄入。注意个人卫生,勤洗手,不要贪玩、熬夜,就寝时要保持室内空气流通及清新。注意因时加减衣物,在景区内避免接触动物。

(三)坚持按嘱服用药物

按时规则服用平时的常规药物。如果出现发热、咳嗽、气急、腹痛、腹泻、肉眼血尿等不适症状，要立即终止旅行，及时就医。

（四）合并高血压的慢性肾病

在外仍要注意低盐饮食，避免进食腌制类食品。随身携带便携式电子血压计，定时监测血压。如果血压出现明显波动，可以联系自己的家庭医生进行咨询，对高血压药物进行调整，并对自己的行程做出相应的调整。如果血压超过 180/100 mmHg，或者有明显头晕、头痛、视物模糊等症状时，及时至当地医院就诊。

（五）合并糖尿病的慢性肾病

注意低糖饮食，不要饮酒及摄入含糖高的饮料，随身携带血糖仪，根据就餐情况调整胰岛素及药物的使用剂量，身边常备饼干、糖果等食品，以便低血糖时食用。

（六）合并系统性红斑狼疮的肾病

注意避免阳光直射，戴帽子及涂抹防晒霜也非常重要。

二、维持性腹膜透析的老年肾病患者

建议随身携带一定数量的腹膜透析液、恒温加热工具、碘伏帽、敷料、口罩、洗手液等，也可以事先联系当地医院购买腹膜透析液，操作时一定要无菌，避免感染。

三、维持性血液透析的老年肾病患者

如果旅行时间超过三天，则需要自己的主诊医生同意，并联系当地医院及时进行透析治疗。透析间期也要严格控制入液量，每日固定时间称体重、量腹围也是必不可少的。

四、不适合出游的老年肾病患者

很多老年肾病患者是不适合出游的，以免导致病情恶化，包括：①急性肾炎尚在急性期或恢复阶段未痊愈者。②病情尚未控制的大量蛋白尿、严重水肿、血压和血糖控制不良者。③近期血肌酐、电解质波动明显的患者。④服用大剂量糖皮质激素或免疫抑制剂者。⑤肾移植 6 个月内的患者。

总之，对于老年肾病患者，只有在医生的合理建议下，根据个人情况合理安排出行计划，保证安全出行，才能享受美好晚年。

（赵霞娟）

老年人保护肾脏要养成哪些良好习惯

肾脏是人体的重要器官，是腹膜后脏器，长 10～12 cm，宽 5～7 cm，厚 2.5 cm，重约 150 g。肾脏结构分为肾皮质、肾髓质、肾盏和肾盂，每个肾脏包含大约 100 万个肾单位。肾单位是肾脏滤过、分解和重吸收的主要结构。

肾脏的基本功能是生成尿液，借以清除体内代谢产物及某些废物和毒物，并可以经重吸收功能保留水分及其他有用物质，以调节水、电解质平衡及维护酸碱平衡，同时还能分泌一些重要物质如肾素、促红细胞生成素、活性维生素 D_3 等。肾脏的这些功能，保证了机体内环境的稳定，使新陈代谢得以正常进行。

老年人随着年龄的增长，各个器官都会衰老，肾脏功能也会出现生理性下降。老年人常常伴发多种疾病，尤其是原发性肾脏疾病、高血压、糖尿病、系统性红斑狼疮等其他系统疾病，都会影响肾脏功能。此外，老年人在生活中还有一些不良习惯也会对肾脏造成损害，那么老年人应该培养哪些良好习惯来保护肾脏呢？初步建议如下。

一、改善饮食结构

（一）不宜长期高蛋白饮食

长期的大鱼大肉等高蛋白饮食会增加肾脏负担，甚至使肾脏长期处于超负荷状态。已有肾功能损伤的老年人群，蛋白质摄入量更要严格控制，必要时在营养科医生的指导下制定食谱。

（二）饮食不宜过咸

饮食中的盐分 95％ 是由肾脏代谢的，饮食过咸会导致血压升高，肾脏高灌注,水钠潴留从而加重肾脏负担并诱发肾病。建议每天摄盐量控制在 4~6 g 以内。

（三）不宜大量摄入高嘌呤食物

大量高嘌呤食物如海鲜、荤汤、动物内脏、各种酒类及高糖等的摄入,会造成尿酸在血液中堆积,导致高尿酸血症,诱发痛风以及痛风性肾病。目前高尿酸血症引起的肾功能损害已经越来越引起肾脏科医生的关注。

（四）养成喝水的习惯

喝水不足,尿量自然会减少,尿液中携带的废物和毒素的浓度就会增加,良好的喝水习惯还有助防治泌尿道结石。

二、积极预防感冒

感冒属全身性疾病,多见于疲劳及免疫功能下降时,常继发感染。据报道,因感冒而使近 40% 的慢性肾炎患者症状加重,而慢性肾炎是慢性肾功能衰竭的第一位原发性疾病,故老年人在日常生活中应高度重视预防感冒。特别是季节转换时,要注意衣物的增减,特别是夏季时切不可贪凉。

三、不要乱用药物

很多人觉得中草药没有不良反应,这是一个极大的误区。有关中草药引起肾损害的报道屡见不鲜,其中以马兜铃、斑蝥、雷公藤、山慈菇、关木通、山豆根、龙胆草、泽泻的肾毒性最大,应严格掌握这些药物的适应证和使用剂量。除中草药外,不少常用的西药也具有较大的肾毒性。①抗生素:其中氨基糖苷类抗生素(庆大霉素、链霉素等)肾毒性最大;②消炎镇痛药:长期大量服用消炎止痛药往往会引起肾脏间质的病变,形成"止痛剂性肾炎",最后发展为肾功能衰竭,而且治疗起来比较困难。

因此,一定要按医嘱服用药物,已有肾功能损伤的老年人群,建议在医生指导下调整药物剂量,不可擅自加量,以免增加肾功能衰竭的风险。

四、生活要规律，劳逸结合

毫无节制的抽烟喝酒、彻夜唱卡拉 OK、通宵打麻将等无规律生活，会导致人体过度疲劳，体内代谢产物增多，增加人体酸化环境，增加肾脏负担，适当休息有利于肾脏功能的康复。另外，憋尿过久容易导致膀胱压力升高、膀胱压力反射紊乱和逼尿肌功能下降，从而影响输尿管-膀胱抗反流机制，导致尿液反流，容易并发肾盂肾炎和肾功能损害，因此建议按时如厕。

五、保持良好心情，适当参加有氧运动

精神紧张、压力过重会导致酸性物质的沉积，影响机体代谢的正常运行，适当锻炼身体、调节心情和缓解自身压力，保持弱碱性体质，可以预防肾病的发生。快走、慢跑、游泳等有氧运动都对身体非常有益，需要循序渐进，以自身不感觉过度疲劳为运动原则。

总之，我们要学会健康饮食，合理运动，慎用药物，远离不良生活习惯，远离肾病困扰！

（赵霞娟）

老年人腰酸腰痛就是患有肾脏病吗

腰酸腰痛是老年人日常生活中经常碰到的症状，那么腰酸腰痛就一定是患有肾脏病吗？腰酸腰痛顾名思义就是腰部的酸胀感和疼痛感，但腰部的组织器官较多，从外到内包括皮肤、肌肉、韧带、神经、腰椎、脊髓、后腹膜淋巴结、肾脏、输尿管、腹主动脉等，无论哪一个组织器官出现问题都可能出现腰酸腰痛的症状。

一般情况下慢性肾炎、肾病很少会引起腰酸腰部疼痛症状，最多是偶感酸胀。肾炎和肾病一般可以通过尿常规、尿红细胞异形率、尿白蛋白/肌酐、24 小时尿蛋白定量等检查进行初筛，严重的肾炎和肾病多伴有其他症状，如水肿、血压异常等。

以下几种老年人常见的肾脏相关疾病可能出现腰酸腰痛症状，老年人要了解并学会自我鉴别。

（一）泌尿系结石

老年人多表现为突然出现的一侧腰部剧烈绞痛，并向下腹及会阴部放射，患者会伴有腹胀、恶心、呕吐等症状，还会有不同程度的肉眼血尿，严重者甚至出现排尿困难、疼痛性休克等症状。

（二）泌尿系感染

主要表现为患侧或双侧腰酸腰痛，并有尿频、尿急、尿痛、血尿等症状，严重者还会伴有全身症状，包括寒战、高热、头痛、恶心、呕吐等。

（三）急性肾损伤

表现为患侧腰腹部的疼痛，当损伤严重时，导致血液、尿液进入腹腔会出现全腹疼痛和腹膜刺激征症状，急性肾损伤也会伴有不同程度的血尿，血液、尿液进入肾周围组织可使局部肿胀，形成肿块，伴有明显触痛和肌强直，血肿吸收及继发感染都会引起发热，严重肾挫裂伤及肾蒂血管损伤会引起休克，危及生命。

（四）急性肾脏血管栓塞

多有突发性腰痛、血尿以及恶心、呕吐等症状，而慢性肾栓塞则多无明显症状，有些患者会表现为持续性血压控制不良。

（五）肾囊肿

这一种良性疾病，一般没有任何症状，多在体检 B 超中发现，囊肿会缓慢增大，当增大到一定程度或者外力冲击后，可能会引起破裂出血，出现肉眼血尿。破裂过程中可能导致剧烈的腰痛，而血液凝成血块堵塞泌尿道后，也会导致腰痛，出血量大时会引起血压下降，严重的会出现出血性休克。

（六）肾肿瘤

早期通常没有症状，而晚期可出现腰痛、血尿、局部肿块、副瘤综合征以及肿瘤转移等相关症状。

以上几种疾病一般都可通过详细的病史询问，以及尿常规、肾脏及肾脏血管 B 超等检查进行判断，必要时可以行肾脏增强 CT、肾脏 MRI 或 PET 等进一步明确诊断。

由此可见，肾脏及泌尿系各项检查中，尿常规和泌尿系 B 超可作为早期最为重要且简单可行的筛查手段。其他疾病如骨质疏松、腰椎间盘突出、腰椎压缩性骨折、坐骨神经痛等引起的腰痛，则可通过影像学和电生理学检查进行判断，包括骨密度仪、X 线、CT、磁共振及肌电图等提示导致腰痛的原因。每项检查都有各自不同的作用和优势，如骨密度仪可以判断是否伴有骨质疏松；X 线可以发现腰椎的退行性改变或骨折情况；CT 可以判断是否存在腰椎间盘突出或腰椎骨折等情况；磁共振不仅可以明确是否有腰椎间盘突出，还可以评估脊髓及软组织的病变情况；肌电图可以帮助判断是否伴有坐骨神经损伤性病变。

如果上述检查都无明显的阳性结果，而且患者近期有搬运重物或腰部劳损情况，则有可能与腰肌劳损有关，可以求助于康复科，进行相应的腰椎理疗及腰背肌的训练，有助于早日缓解腰酸腰痛症状。

（赵霞娟）

老年人出现血尿该怎么办

血尿是指尿中红细胞数量超过正常范围（尿沉渣镜检每高倍镜视野下红细胞超过 3 个）。若 1 升尿液中含 1 ml 以上的血即可出现肉眼血尿，肉眼不可见的血尿称之为镜下血尿。并不是尿色呈红色就一定是血尿，需要进一步与假性血尿区分。有些药物如氨基比林、苯妥英钠、利福平、酚红等均可以引起假性血尿，另外血红蛋白尿、肌红蛋白尿也可以表现为血色尿。因此，血尿并不是肉眼可以判断的，一定要到医院进一步检查才能明确诊断。

一、一般血尿的常见病因有哪些

根据血尿是否来源于肾脏分为肾小球源性血尿和非肾小球源性血尿

（一）肾小球源性血尿

指各种肾小球疾病引起的血尿。但部分肾小管、肾间质疾病亦可能引起轻度的血尿。

（二）非肾小球源性血尿

指其他疾病引起的血尿,包括尿道、膀胱、输尿管等泌尿系统疾病引起的尿路出血,如结石、肿瘤、感染、多囊肾、血管畸形、出血性膀胱炎等,以及全身性疾病引起的尿路出血,如抗凝药过量、血液病（凝血功能及血小板异常）等。

二、老年人常见的血尿原因有哪些

（一）泌尿系统结石

老年人活动少,卧床时间较长,易伴发骨质疏松,骨中钙质游离出来,容易发生泌尿系结石。老年男性常有前列腺肥大、排尿不畅,尿经常在膀胱内潴留,也容易发生结石。结石可损伤泌尿道黏膜引发出血,若出血量多则出现肉眼血尿,少则为镜下血尿。值得一提的是,肾及输尿管结石引起的血尿多伴有肾绞痛,表现为病侧腰部或腹部阵发性剧烈疼痛,多向下腹、大腿内侧放射,可伴恶心、呕吐,可为肉眼血尿,也可为镜下血尿。因此,老年人血尿,需注意有无泌尿系统结石。

（二）泌尿系统感染

老年人抵抗力弱,外阴部自洁能力差,且常合并糖尿病,故容易出现尿路感染,包括急慢性肾盂肾炎、急性膀胱炎、尿道炎、泌尿系统结核、泌尿系统霉菌感染等。泌尿道感染引起的血尿,多伴有尿频、尿急、尿痛、发热等症状,血、尿中白细胞增多,可伴有轻微蛋白尿。泌尿系统结核可表现为脓尿,同时可伴有盗汗、消瘦等全身症状。

（三）泌尿系统肿瘤

泌尿系统任何部位的恶性肿瘤或邻近器官的恶性肿瘤（如子宫、

阴道、直肠肿瘤等)侵及泌尿道时均可引起血尿,泌尿系统肿瘤中老年人以膀胱肿瘤、肾脏肿瘤、前列腺癌最为多见。这种血尿多表现为无痛性肉眼血尿,常为间歇性,有时血尿一次即可消失,有时发作间隔数天甚至数月,容易忽视,应及时到医院进一步全面检查,密切随访并明确有无肿瘤的可能。

(四)老年肾小球疾病易合并糖尿病、高尿酸血症等

控制不理想,容易诱发糖尿病肾病、痛风性肾病等进而引起血尿。另外,急、慢性肾小球肾炎亦不少见,此种血尿多为镜下血尿,可伴有蛋白尿、高血压、水肿、肾功能异常等。

(五)全身出血性疾病

血小板减少性紫癜、过敏性紫癜、白血病、再生障碍性贫血等均可引起全身出血,包括血尿,并伴有血小板及凝血功能的异常。

三、老年人出现血尿应该怎么办

明确血尿原因是否为红细胞引起。首先需要到医院做尿常规或尿沉渣检查,排除饮食、药物及其他特殊原因(如血红蛋白尿、剧烈运动导致的肌红蛋白尿等)所引起的尿色异常,即可明确血尿为是否红细胞引起。

明确为红细胞异常引起的血尿后,再做一个尿检即红细胞位相(即红细胞形态)检查。红细胞位相检查结果:①如红细胞形态大多为正常,考虑非肾小球源性血尿,老年人需考虑泌尿系统感染、结石、肿瘤或者全身出血疾病的可能性,建议进一步行泌尿系统全面检查,并根据病因进一步治疗。②如红细胞形态大多为异形红细胞,则考虑肾小球源性血尿。肾小球源性血尿常合并蛋白尿,应考虑肾脏疾病,需尽快就诊,进一步评估尿蛋白定量,必要时行肾活检。如尿中单纯为少量红细胞,不合并蛋白尿,对于肾脏影响不大,建议定期复查。

因此,血尿病因复杂,应及早检查、确诊并及时治疗,一时难以确诊时需定期随访和复查。

(徐　兰)

如何正确认识老年人蛋白尿

健康老年人尿中蛋白质（多指分子量较小的蛋白质）的含量很少，蛋白质定性检查时，结果呈阴性。当尿中蛋白质含量增加则称为蛋白尿。少量蛋白尿临床可能并没有症状，通过普通尿常规检查即可发现，但当蛋白尿越来越严重，尿液会呈淘米水样，或者排尿时尿液中出现明显泡沫。当 24 小时尿量中总蛋白含量≥3.5 g，则称为大量蛋白尿，这种情况需要尽快去医院就诊。蛋白尿为肾脏损害的一种表现，也是肾脏病患者肾功能损害的主要危险因素，尿蛋白定量越大，对肾功能的损害越大，其发生肾功能衰竭乃至尿毒症的风险越大。

一、导致蛋白尿的主要原因有哪些

（一）功能性蛋白尿

是一种轻度（24 小时尿蛋白定量一般不超过 0.5～1 g）、暂时性蛋白尿，原因去除后蛋白尿迅速消失。常发生于青壮年，多见于精神紧张、受寒或受热、长途行军、强体力劳动、充血性心衰及进食高蛋白饮食后等情况。

（二）体位性蛋白尿

清晨尿液无尿蛋白，起床活动后逐渐出现蛋白尿，长时间站立、行走或保持脊柱前凸姿势时，尿蛋白含量增多，平卧休息 1 小时后尿蛋白含量减少或消失，多见于瘦长体型的青年或成人。反复体位性蛋白尿，需排除胡桃夹现象（又称为左肾静脉压迫综合征，是因主动脉和肠系膜上动脉挤压左肾静脉所致）。

（三）病理性蛋白尿

蛋白尿持续存在，尿中蛋白含量较多，尿常规检查常合并有血尿、白细胞尿和管型尿。可伴有其他肾脏病表现，如高血压、水肿等。病理性蛋白尿主要见于各种肾小球疾病（原发性肾小球肾炎、糖尿病肾病、高血压肾病、痛风性肾病、紫癜性肾炎等）、肾小管间质疾病、遗传性肾病、肾血管疾病和其他肾脏病。

二、发现了蛋白尿应该怎么办

首先应该对尿中的蛋白进行定性、定量及特殊检查。留取尿常规做定性检查，最好为清晨第一次小便，可排除体位性蛋白尿，并将最前一段弃去，留取中段尿。定量检查包括 24 小时尿蛋白定量和尿白蛋白肌酐比。根据临床诊治需要，建议进一步行尿蛋白特殊检查，包括尿蛋白电泳、尿轻链定量、泌尿系 B 超、肾穿刺活检等。

（一）临床诊断

医生会依据蛋白尿的水平，结合是否存在水肿、高血压、糖尿病、过敏性紫癜、痛风、是否有损伤肾脏药物的使用以及家族史等，同时综合其他检查结果进行综合诊断。

（二）治疗及预防

根据不同的病因进行治疗。目前有助于减少蛋白尿的药物主要包括血管紧张素转换酶抑制药（ACEI 类），如培哚普利、卡托普利等；血管紧张素Ⅱ受体阻断药（ARB 类），如氯沙坦、缬沙坦、坎地沙坦等。如尿蛋白量大，还可能需要加用激素及免疫抑制剂类药物。

平时注意避免摄入过高蛋白饮食，定期随访尿蛋白。控制糖尿病和高血压，患有痛风 5～10 年以上者应至少每半年到 1 年检查一次尿常规。平时注意尽量避免可能导致肾损害的药物，如解热镇痛药、部分抗生素、不明成分的中药等。如必须使用，需在医生指导下应用。

三、老年人如果伴有蛋白尿预后怎么样

老年人蛋白尿能否治愈主要取决于引起尿蛋白的原发疾病，同时和肾脏的病理变化相关。因此，预后因人而异，但总体上，经过正规治疗多数患者能有效控制蛋白尿及肾脏病的进展。但蛋白尿的治疗时间较长，需要有一定耐心，并进行良好的自我管理，如高血压肾病、糖尿病肾病的患者还需要进行良好的血压和血糖监测和控制。

（徐　兰）

老年人水肿就是患有肾脏病吗

水肿是指组织间隙或体腔内过量的体液潴留，根据分布范围，水肿可表现为局部性或全身性，全身性水肿往往同时伴有腹水、胸腔积液、心包积液等。

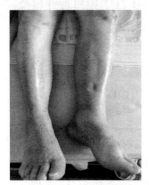

图 7 - 3　下肢水肿

一、水肿的常见病因

（一）全身性水肿常见病因

1. 心脏疾病

如风湿病、高血压病、梅毒等各种病因累及瓣膜、心肌等引起的充血性心力衰竭、缩窄性心包炎等心脏器质性病变。经常由于心脏的收缩或舒张功能障碍，导致体循环、静脉压增高而引起水肿，水肿的特点是先见于下肢（图 7 - 3），卧床的患者常出现腰、背和骶部等下垂部位明显凹陷性水肿。

2. 肾脏疾病

如急慢性肾小球肾炎、肾病综合征、肾盂肾炎、肾功能不全、肾动脉硬化、肾小管病变等，水肿多先发于眼睑、颜面部，晨起较重。

3. 肝脏疾病

如急慢性肝炎、肝硬化、肝坏死、肝癌等。是由于肝脏合成血浆蛋白的功能降低，主要表现为腹水，常合并有门脉高压、黄疸、肝脾肿大等。

4. 营养性因素

如营养摄入不足、消化吸收障碍、排泄或丢失过多、蛋白质合成功能受损等。常继发于各种慢性消耗性疾病、蛋白丢失性胃肠病，如长期腹泻、肠结核、肺脓肿、外科伤口大量引流等。水肿常从足部蔓延至全身，常合并消瘦、贫血、乏力等表现。

5. 内分泌疾病

如肾上腺皮质功能亢进(库欣综合征、醛固酮分泌增多症等)、甲状腺功能低下或亢进等。水肿的轻重常与垂体及甲状腺激素缺乏的严重程度有关。

（二）局部性水肿常见病因

1. 炎症性水肿

最为常见的局部水肿,多见于丹毒、疖肿等皮肤软组织感染后。

2. 静脉阻塞性水肿

常见于局部血栓性静脉炎、肿瘤压迫或肿瘤转移等。

3. 淋巴性水肿

多见于原发性淋巴性水肿或由肿瘤、感染、外科手术等导致的继发性淋巴性水肿。

4. 变态反应性水肿

如荨麻疹,以及食物、药物、刺激性外用药等导致的过敏反应。

5. 血管神经性水肿

属变态反应或神经源性,可因昆虫、机械刺激、温热刺激或感情激动而诱发。部分病例与遗传有关。

因此,水肿不一定就是肾脏疾病所致,需要结合临床表现、实验室检查等明确病因,只有部分由肾脏疾病所引起的水肿才称为肾源性水肿。

二、肾源性水肿

（一）临床诊断

肾源性水肿的特点多从组织疏松的部位如眼睑、颜面开始,晨起时最严重,活动后逐渐减轻,随着病情进展逐渐扩展至全身水肿。临床上多伴有血尿、蛋白尿、管型尿、少尿及高血压等表现,有时还可以伴有低蛋白血症和高脂血症。任何原因引起的肾小球滤过减少或肾小管重吸收增加,均可使水和钠的排出减少,引起不同程度的水肿。常见的肾病包括原发性肾炎、肾病综合征及继发性肾小球疾病(过敏性紫癜、系统性红斑狼疮、乙型肝炎病毒相关性肾炎、糖尿病肾病、肾淀粉样变性、骨髓瘤性肾病)等。临床上可以进一步完善尿常规、尿蛋白定量、肝功能、肾功能、肝炎指标、补体、免疫球蛋白等系列检查来进一步明确病因。

(二)临床治疗

主要采取以病因治疗为主的综合治疗,目的是控制水肿、减少蛋白尿和延缓肾病进展。

1. 病因治疗

积极治疗肾小球肾炎、肾病综合征等原发疾病。

2. 限盐

肾炎或肾病性水肿都有水钠潴留,都要限制盐摄入量,但要适当,避免长期禁盐导致低钠血症。

3. 利尿

限盐同时加用利尿药,可促进水钠排出而缓解水肿,并可缓解高血压和减轻心脏负荷。

4. 控制蛋白尿

对于合并大量蛋白尿的患者,可用激素或者免疫抑制药(如环磷酰胺等)以恢复肾小球的正常滤过功能。

(徐 兰)

老年人贫血的常见原因有哪些

贫血是指人体外周循环血液在单位容积中,血红蛋白或红细胞计数低于正常值的下限,其中以血红蛋白最为重要(图 7-4)。一般认为,成年男性血红蛋白含量低于 120 g/L,红细胞数低于 4.0×10^{12}/L;成年女性低于 110 g/L,红细胞数低于 3.5×10^{12}/L,即为贫血。当然,贫血的正常范围也受年龄、性别、当地海拔高度等诸多因素影响。国内外目前尚无针对60岁以上老年人贫血的统一诊断标准。鉴于老年人的红细胞计数和血红蛋白浓度男女之间差别不大,目前专家提出将红细胞计数小于 $3.5 \times 10^{12}/L$,血红蛋白小于 $110\,g/L$ 作为老年人贫血的诊断标准。患贫血的老年人常有皮肤苍白、全身乏力、头晕、耳鸣、心悸、气短等症状。

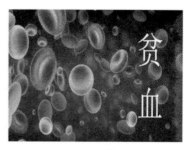

图 7-4　贫血

导致老年人贫血的病因很多,多见于营养缺乏或者长期慢性疾病者,但也有些老年人贫血原因不明。

一、营养缺乏性贫血

约1/3老年人贫血属于营养缺乏性贫血,这其中约一半为缺铁性贫血,铁、维生素 B_{12} 和叶酸是造血系统的原料,铁摄入不足或者丢失过多,尤其是消化性溃疡或者肿瘤引起的胃肠道出血,更容易引起铁丢失过多,导致缺铁性贫血。老年人巨幼细胞性贫血多与消化道疾病(如萎缩性胃炎、炎症性肠病、乳糜泻等)及偏食、素食有关。其中,消化道肿瘤是引起老年人消化道失血的常见原因,往往比较隐匿,平时体检时大便隐血阴性并不足以排除这一可能性。因此,如果近期贫血明显并伴有消瘦,建议行胃肠镜检查。慢性咯血、泌尿生殖道慢性失血、痔疮出血或使用抗凝药物等也可导致缺铁性贫血。此外,也有部分老年人确实存在铁的摄入和吸收减少或生物利用度降低而导致铁缺乏,但这些情况如果不合并失血,往往需要数年才能发展为贫血。

二、慢性病性贫血

约占老年人贫血的1/3,多继发于其他系统疾病,如慢性感染、恶性肿瘤、肝脏病、慢性心衰、慢性肾功能不全、内分泌异常等,可直接或间接影响造血组织而导致慢性贫血。主要是由于慢性感染或肿瘤负荷导致免疫或炎症细胞因子(如肿瘤坏死因子、白介素 1 及干扰素等)产生增多,导致红细胞寿命缩短、红细胞系集落生成受损以及网状内皮系统贮存铁动员障碍等,这种贫血又被称为炎性贫血。慢性肾功能不全引起的贫血又称为肾性贫血,多由于肾脏内促进红细胞生成的促红素水平下降,导致红细胞生成不足,贫血是慢性肾脏病的一种早期表现,有的患者甚至是因贫血就诊检查时才发现肾功能不全。

三、不明原因性贫血

部分老年人贫血检查后未能发现贫血的病因,考虑这类贫血可能与老年人的生理机能退化有关。常见原因包括:①造血系统的机能老化,红细胞的生成基地红骨髓随着年龄的增加而减少;②性激素的分泌减低,睾丸激素有促进骨髓造血的作用,老年人体内睾丸激素水平下降,其刺激骨髓造血的作用也随之下降;③体内各种代谢酶减少,如三磷酸腺苷等的减少,可使红细胞膜发生改变,导致红细胞的寿命缩短。

老年人贫血的病因复杂多样,且不同病因的贫血可能合并出现。一旦发现贫血,需要去医院明确病因,积极治疗原发性疾病,消除贫血原因。明确原因后可及时补充铁剂、维生素 B_{12}、叶酸及优质蛋白。平时进行适当的体育锻炼,也有助于增加机体耗氧量,延缓造血机能老化。

(徐　兰)

第八章

老年人其他常见疾病

老年前列腺癌的治疗手段有哪些

前列腺癌(图 8-1)是老年男性常见的恶性肿瘤之一。随着前列腺特异性抗原(PSA)、前列腺 B 超及前列腺穿刺活检的广泛应用,越来越多的前列腺癌被诊断。那么,一旦被确诊得了前列腺癌,该怎么办呢?

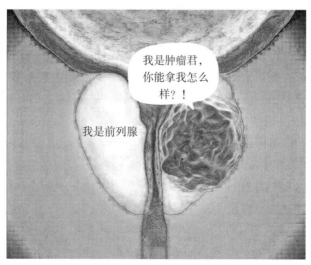

图 8-1　前列腺癌

一、手术

手术是最容易被想到的治疗方法。前列腺癌根治性切除术主要是治疗没有转移的前列腺癌,目前手术方法如下。

(一)开放手术

也就是常说的开腹手术,其操作相对简单,但损伤相对较大。

(二)腹腔镜手术

也就是常说的微创手术,其创伤相对较小、并发症少,效果与开放手术相当,目前运用得越来越多。

(三)机器人辅助的腹腔镜下前列腺癌切除术

随着科技的发展,部分医院开展了机器人辅助腹腔镜前列腺癌切除术,机器人辅助可以降低肿瘤切除时边缘肿瘤细胞的残余,降低肿瘤复发的概率,但其手术费用昂贵。

二、放射治疗

老年人,尤其是高龄老人,往往合并很多基础疾病,手术及麻醉风险大。此时,放射治疗就成为可采取的治疗方法。放射治疗分为外放射治疗和内放射治疗 2 种。

(一)外放射治疗

顾名思义就是从体外进行放射治疗。局限性的前列腺癌可以通过放射治疗达到根治性的效果。部分手术后患者可以做辅助性放射治疗和挽救性放射治疗。对于晚期患者也可以采用放射治疗来缓解症状。但放疗的患者长期并发症较根治性手术的患者高。

(二)内放射治疗

也称近距离照射治疗,是指通过一定的方法将放射源植入前列腺内,提高前列腺局部的放射剂量,减少对周边组织的不良反应。

三、内分泌治疗

外放射治疗不良反应大,有些老年人既不能手术治疗又无法耐受内放射治疗的操作,或者有些患者诊断明确时已经有身体其他部位转移,还有别的治疗可以选吗? 答案是肯定的。

前列腺癌是一种雄激素依赖的肿瘤,通俗地说,就是有雄激素的情况下肿瘤才会生长,如果抑制体内雄激素的生成,肿瘤细胞就会停止生长,甚至死亡。这种抑制体内激素生成的方法称内分泌治疗法,包括手术去势治疗、药物去势治疗(常用的有戈舍瑞林)、抗雄激素治疗(常用的有比卡鲁胺、氟他胺等),这种治疗方法不良反应小,很多老年人可以耐受。

但内分泌治疗也是有不良反应的,由于抑制了体内雄激素水平,会产生性欲减退、骨量减少,甚至发生情绪和认知改变。内分泌治疗后癌细胞有较大部分最终会变成雄激素不敏感的肿瘤,也就是不依赖于雄激素,也可复发。

四、其他治疗

对于激素抵抗的前列腺癌,化学治疗也是重要的方法之一,但化疗的全身不良反应较大,部分老年人无法耐受。

对于前列腺癌的治疗目前国内外还有高强度聚焦超声、冷冻治疗、组织内射频消融治疗等方法,这些方法临床应用时间尚短,缺乏有效的临床研究,疗效及不良反应还需要更长期的临床研究和评估。目前这些疗法多用于预期寿命小于10年、不能手术或者不愿手术的患者。

前列腺癌治疗方法多样,但各有优缺点。临床上,泌尿外科医师会根据患者的年龄、身体状况、肿瘤分期等进行综合考虑,选择个体化的治疗方案。对于多种疗法仍不能治愈的晚期前列腺癌患者或者不能耐受治疗的,以改善患者的临床症状及延长生命为主。

(赵雪兰)

良性前列腺增生症如何诊治

良性前列腺增生指发生在前列腺尿道周围区,以基质和上皮细胞增生为特征的疾病（benign prostatic hypertrophy，BPH）。临床上患者通常出现下尿路症状，包括尿频、尿急、夜尿、尿流无力、尿流中断和尿不尽感。这些症状会影响患者的日常生活和夜间睡眠，降低生活质量。但并不是所有组织学上有 BPH 改变的人都会出现下尿路症状，而下尿路症状亦非 BPH 所特有。临床上的 BPH 特指由前列腺组织增生或张力增加所致，以下尿路症状为特征性表现的临床综合征。

一、诊断标准

BPH 诊断的关键是确定下尿路症状是由 BPH 引起，排除其他引起下尿路症状的原因。通过病史、体格检查、尿液分析、前列腺 B 超及其他检查可做出 BPH 的诊断。

（一）病史

50 岁以上男性，若存在尿频、尿急、夜尿、尿流无力、尿流中断、尿不尽感等下尿路症状，应考虑 BPH。尿路感染同样需要排除。也要排除损伤或手术病史，导致膀胱功能障碍的神经系统病史，糖尿病病史和盆腔手术史等。

（二）直肠指诊和针对性体格检查

直肠指诊可发现前列腺增大，表面光滑、质韧，中央沟消失，但前列腺大小正常并不能排除 BPH。若发现有质地坚硬的结节，应怀疑有前列腺癌。针对性体格检查包括外生殖器检查，双下肢有无压陷性水肿，下腹部膀胱是否充盈。

（三）尿液分析

可通过尿常规检查，筛查有无血尿和尿路感染。

（四）血清 PSA 测定

血清 PSA 测定可预测 BPH 的自然病程，并用来筛查前列腺癌。

（五）尿细胞学检查

对于有严重尿路刺激症状，尤其是有吸烟病史或其他危险因素的患者进行检查，以排除膀胱癌。

（六）尿流率测定

尿流率尤其是最大尿流率（Qmax）可预测患者对手术的反应。症状明显而尿流率正常，提示症状极可能由非前列腺因素引起。

（七）残余尿测定

（八）压力－流率测定

这是唯一一项能够直接反映膀胱、膀胱出口和前列腺因素在下尿路功能失常和症状产生中所占地位的检查。

（九）尿道膀胱镜检查

适用于有镜下或肉眼血尿、有尿道狭窄、膀胱癌危险因素以及既往有下尿路手术史的患者。前列腺尿道和膀胱的镜下表现并不能预测 BPH 患者对治疗的反应，但对于决定行侵入性治疗的患者选择治疗方法有指导作用。

（十）经直肠或经腹前列腺超声检查

测定前列腺的大小、形态和体积，可预测 BPH 的自然病程。

（十一）前列腺 CT 扫描或 MRI 检查

测定前列腺的大小、形态和体积，筛查前列腺癌。

二、治疗

（一）观察等待

对症状轻微患者可观察，无须治疗。

（二）药物治疗

1. 5α -还原酶抑制剂

国内外多为保列治，适用于治疗前列腺体积增大同时伴中、重度下尿路症状的 BPH 患者，可以抑制或者延缓前列腺的增生。

2. α_1 -受体阻滞剂

适用于有中、重度下尿路症状的 BPH 患者。目前认为此类药物可以改善尿路动力性梗阻，使阻力下降以改善症状，常用药物有高特灵（特拉唑嗪）、可多华及哈乐等。此类药的常见不良反应包括头晕、头痛、乏力、困倦、体位性低血压、异常射精等。

3. 其他

包括 M 受体拮抗剂,植物制剂中药。M 受体拮抗剂通过阻断膀胱 M 受体,缓解逼尿肌过度收缩,降低膀胱敏感性,从而改善 BPH 患者的贮尿期症状。植物制剂如普适泰等适用于 BPH 及相关下尿路症状的治疗。

(三)手术治疗

适用于具有中、重度下尿路症状并已明显影响生活质量的 BPH 患者。经典的外科手术方法有经尿道前列腺电切术、经尿道前列腺切开术以及开放性前列腺摘除术。

(四)微创治疗

经尿道前列腺电气化术、经尿道前列腺等离子双极电切术和经尿道等离子前列腺剜除术、微波治疗及激光治疗。

(五)其他

经尿道针刺消融术和前列腺支架。

三、疗效判断标准

BPH 是一种良性疾病,下尿路症状对患者生活质量的影响变异很大,且不与任何可测定的生理指标直接相关。对于 BPH 治疗方案的选择,要取决于患者的意愿,还要考虑患者的整体健康状况。

因此,不能以单一的标准来衡量 BPH 的治疗效果是治愈还是好转。对于 BPH 的治疗只求消除或缓解相关的并发症,如难治性急性尿潴留、持续性肉眼血尿、膀胱结石、反复尿路感染和肾功能损害。对于 BPH 所致下尿路症状的治疗,只要患者满意即可。

（吴晓琰）

如何防治难言之隐的尿失禁

张奶奶最近很烦恼,听说是得了尿失禁！小便会不自主地流出,弄得内裤经常湿答答，身上还有一股尿骚味，她都不敢出门，也不愿和人多说话。尿失禁在老年女性中发病率比较高，为30%～50%，老年男性的发病率相对较低，为3%～11%。尿失禁根据严重程度可分为轻、中、重度。轻度多在腹压增高，如咳嗽、喷嚏、大笑时发生；中度发生在跑跳、快步行走等日常活动时，需要使用尿垫；轻微活动、平卧体位改变就有尿漏则为重度尿失禁。

长期尿失禁会严重影响患者生活。就像张奶奶因为担心尿湿裤子而紧张、频繁地上厕所，平时不敢多喝水，不敢出远门或旅游。经常尿裤子，或长期应用卫生巾和尿垫，会引起局部皮肤湿疹、溃烂，反复尿路感染，阴道炎症的发生率也显著增高。老年患者急匆匆如厕，大大增加了跌倒和骨折的风险。长期尿失禁给患者造成很大心理伤害，由于担心身上难闻的气味不敢参加社交活动，会引发患者羞愧、孤僻，久而久之容易滋生焦虑、沮丧、抑郁等不良情绪。虽然尿失禁发病率高，危害严重，但是绝大多数老年人认为这是一件羞于启齿的事情，造成原本能控制的病情一拖再拖，最后发展成严重的尿失禁。

一、尿失禁分型

（一）压力性尿失禁

这是中老女性比较常见的一种尿失禁。主要是由多种因素导致尿道后方的肌肉筋膜组织松弛不能有效关闭尿道而产生。更年期或老年女性雌激素缺乏，既往长期负重或多次妊娠史，在有慢性咳嗽、便秘等腹压增高的诱因下更易发生。大部分人偶尔在咳嗽、打喷嚏时出现尿漏，少数人在走路、快走、跳跃时也会产生尿漏。

（二）急迫性尿失禁

由于膀胱敏感性增高，不该收缩时收缩，导致尿失禁，患者以尿急为主要特征，可以伴尿频、夜尿增多。可由膀胱病变如各类膀胱炎、膀胱结石、膀胱肿瘤，尿道综合征和萎缩性阴道炎等引起，也可因神经系统疾病如中风、帕金森病、脊髓损伤，神经源性膀胱或精神紧张、焦虑、恐惧致使膀胱肌肉的反应过敏所致。

（三）充溢性尿失禁

多见于男性，由于前列腺增生致尿道狭窄引起。早期表现为排尿困难，患者要用较大的力才能将尿液通过变窄的尿道排出。继而膀胱逼尿肌代偿性增厚，虽然尿液尚能完全排出，但患者开始出现尿频、尿急、尤其是夜尿增多的症状。随着前列腺继续增生，尿道会更加狭窄，膀胱收缩的力量已不能将尿液完全排出体外，不但膀胱内会残存尿液，而且膀胱壁薄弱的地方还会凸出，形成医学上称之为憩室的病变。随着前列腺增生继续发展，膀胱变得更加扩张，膀胱壁变得更薄，逼尿肌无力，过多的尿液积聚在膀胱内，超过一定的膀胱容量，尿液会经尿道口不自主地溢出。长期升高的膀胱内压可造成上尿路梗阻，导致肾积水而损害肾功能，感染和结石的发生率也显著增加。

三、尿失禁治疗

（一）病因治疗

及时针对病因，如咳嗽、便秘、尿路感染、前列腺增生所致尿道狭窄等治疗，能减轻或消除尿失禁。由于肥胖导致腹压增高引发的尿失禁，则减重是患者的初始治疗手段。

（二）生活方式干预

（1）如无禁忌，老年人每天饮水 1 500 ml 左右。避免一次性摄入大量的水，尽量在白天喝大部分水，临睡前 2～3 小时不要饮水。

（2）戒酒或含咖啡因的饮料，避免刺激性食物。

（3）多食含纤维丰富的蔬菜，防止因便秘引起腹压增高。

（4）养成定时排尿习惯，无论是否需要，每小时尝试解小便一次，并训练逐渐增加排尿间隔，直至能憋尿 3～4 小时。

（三）盆底肌肉训练

又称 kegal 运动。方法是收缩尿道、肛门和会阴部肌肉 5～10 秒后放松，间隔 5～10 秒后重复上述动作。每次 15 分钟，每天 2～3 次。平卧、站立、坐位均可。

（四）膀胱训练

对于尿频的患者,尿急时不要立即冲入厕所,放松、转移注意力、缓慢地做5～10次深呼吸,快速而有力地做5～10盆底肌肉收缩动作,通过这种抑制尿急的方法,尿急冲动常常会减弱,从而达到逐渐延长排尿间隔、减少排尿次数,增加膀胱容量的目的。

（五）物理疗法

包括电刺激和体外电磁波治疗。

（六）手术治疗

病情特别严重造成肾积水和肾功能损害者,可考虑手术治疗,如膀胱扩张术、选择性神经根切断术等,均能取得良好效果。

（七）其他

尿失禁患者要注意皮肤的护理,尽量减少尿液对皮肤的刺激,温和洁肤。改善环境中影响患者如厕的因素,如走道的通畅、路面的防滑、厕所的门容易打开、厕所内增加扶栏和穿系的衣裤容易脱下等,减少尿失禁的发生。

（朱　敏）

老年人髋部骨折手术后应注意什么

老年人多行动迟缓、反应迟钝、视力和听力下降,很容易发生跌倒,并且骨密度下降,跌倒后易发生骨折。随着人口老龄化,老年人因髋部骨折就诊的越来越多。手术是骨折治疗的最主要方法。手术后骨折的治疗是不是就结束了?抑或是"伤筋动骨一百天",还需要在床上静养三个月?这两个观点都是错误的。

一、预防术后并发症

首先我们要预防术后并发症,手术后可能出现一些并发症,不及时处理亦会对老年人的生命及生存质量带来困扰。那么常见的并发症有哪些呢?

（一）肺炎

骨折手术时因全身麻醉需要气管插管,会对呼吸道造成一定损伤,老年患者免疫力偏低,手术以后长期卧床很容易发生肺炎,尤其是既往有慢性支气管炎等肺部疾病的患者。因此,术后应该加强翻身拍背,协助排痰,可以一定程度上预防肺炎发生。

（二）压疮

又称褥疮,是由于局部组织长期受压所致。髋部骨折术后活动不便,如果不经常翻身、变换体位,极有可能出现压疮。所以手术以后应该在医护人员的指导下经常变换体位,预防压疮。

（三）深静脉血栓

髋关节手术是骨科大手术,术后患者特别是老年人是发生深静脉血栓的极高危人群,甚至可以危及生命。在手术以后卧床期间采用外用间歇充气加压或穿梯度压力弹力袜,利用压力可促使下肢静脉血流加速、减少血液瘀滞,降低术后下肢深静脉血栓形成的风险。另外,由临床医生通过评估后决定是否给予抗凝或抗血小板的药物,比如利伐沙班、肝素、阿司匹林。服用上述药物时,一方面不能因惧怕其出血风险而擅自停用,另一方面,要注意有无牙龈出血、大便出血、皮肤无故出现瘀血等出血症状,及时告知医生。

二、早期康复

手术以后卧床休息已经是老皇历了,目前的观点是主张早期康复。尽早开展肢体功能训练可以加强肌肉的力量,保持关节的稳定性,促进躯体功能恢复。

（一）第一阶段

术后第 1 天,可以活动患肢的非手术关节,关节运动能促进关节内滑液的分泌与循环,预防关节僵硬。患者可以活动脚趾及踝关节,可以做屈曲和背伸运动,也可以做屈膝运动,但屈膝角度不宜超过90°,活动时应避免髋关节内旋、内收。睡眠时,下肢容易无意形成内收、内旋姿势,可在两腿之间夹一个枕头。另外,可以有意识地绷紧或放松小腿肌肉。

（二）第二阶段

之后根据个人恢复情况,在主刀医生或康复医生的指导下,逐步开始髋部的活动。卧床时可以做直腿抬高运动,适应后可将小腿自然垂于床边（利用健腿和双手的力量）,再进一步可以扶双拐站立,患肢不负重,至部分负重,再至完全负重,负重力量逐渐递增。整个康复过程应循序渐进,强度由弱到强,根据个人情况,每个阶段的时间长短不一。避免需要髋关节大范围活动的运动,如奔跑;避免曲髋超过90°;此外,内收内旋容易髋脱位,应保持下肢经常处于外展位或中立位。通常建议一个月内使用步行器或双拐,第二个月使用单拐,第三个月可弃拐行走。

三、定期随访

出院后就万事大吉了吗？不,定期随访也很重要！"伤筋动骨一百天"这句话还是有一定道理的,骨折手术以后还是需要一定的时间才能恢复。由于各种原因,比如骨质疏松,可能出现诸如内固定周围骨质再次骨折等现象,需要二次手术,因此定期骨科随访,复查 X 线十分有必要,直至骨科医生认为完全恢复。

（赵雪兰）

老年性骨关节炎有哪些治疗方法

老年人常常会有膝关节疼痛（图8-2）,尤其是起床后或者关节长时间保持固定姿势后更明显,严重者活动时关节处有响声,并有膝关节僵硬感,甚至关节活动受限、畸形。去医院就诊通过关节 X 线片或 CT 检查,多数结论是"退行性改变",其实这就是老年性关节炎,又称退行性关节炎、骨关节炎、骨关节病、增生性关节炎和肥大性关

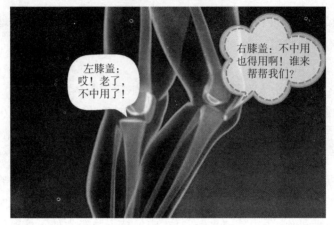

图 8 - 2　膝关节疼痛

节炎等。这是一种慢性的非感染性疾病,好发于肩关节、脊柱及髋关节、膝关节等负重及活动多的关节。

退行性改变,通俗地讲,就是老化,一般是不可逆转的,但是通过治疗,可以缓解疼痛等症状,延缓疾病的发展。遇到这种情况该如何治疗呢?

一、物理治疗

保护关节首先要注意休息,避免让关节过度负重,避免长时间的站立或者久坐。平时要注意防寒保暖,关节疼痛症状严重时应该卧床休息,起床时可以使用支具固定,建议在康复医生的指导下进行活动和锻炼。

二、药物治疗

(一)止痛药

治疗老年性关节炎时,医生多使用非甾体类消炎镇痛药物,顾名思义,这类药物既可以镇痛,也可以消炎,这里的"炎"是指非细菌感染性的炎症。常用药物有双氯芬酸钠、对乙酰氨基酚、布洛芬、吲哚美辛、塞来昔布等,长期使用可能会导致胃炎、胃溃疡,甚至胃出血,如果长期服用,要注意有没有胃部不适、有没有大便颜色发黑,如果有上述症状，要及时就医。

（二）氨基葡萄糖

氨基葡萄糖是人体关节软骨基质中合成蛋白聚糖所必需的成分，它选择性作用于骨性关节，阻断骨性关节炎的病理过程，故而补充氨基葡萄糖可减少软骨细胞的损坏、缓解关节疼痛。不过，氨基葡萄糖起效较慢，一般需要数周才能看到效果。早期症状明显时可以联合非甾体类消炎镇痛药物一起使用。建议连续服用 4～12 周或根据需要延长，每年重复治疗 2～3 次。有些糖尿病患者可能对氨基葡萄糖这个药名中的"葡萄糖"产生顾虑。研究表明，糖尿病患者口服正常剂量的氨基葡萄糖，并不影响血糖和糖化血红蛋白水平，但过量服用可能会使血糖升高。目前，国内市场上有盐酸氨基葡萄糖和硫酸氨基葡萄糖两类，两者的疗效和安全性相似，国外很多保健品中的"Glucosamine"就是氨基葡萄糖，需要指出的是，国外购买的氨基葡萄糖剂量和国内并不同，服用时应仔细阅读说明书。

（三）中药、中成药

中医主张活血化瘀、祛风除湿、通络强骨，有内服、外敷两类药物，最常用的是各种贴膏。贴膏最常见的不良反应是过敏，如果覆盖部位有皮肤发红、瘙痒等症状，应及时停用，或者避开该部位；如有皮肤破损长期不愈合或者发炎，应及时就医。

（四）关节腔内注射药物

透明质酸钠又称玻璃酸钠，可以说是一种关节润滑剂，将其注射至关节腔内，可以起到润滑关节、保护关节软骨的作用。对于症状严重的患者，除了玻璃酸钠，还可以注射皮质激素类药物，这类药物可在短期内缓解疼痛和僵硬等症状，但注射次数多了可以使关节软骨的损害加重，所以效果虽好，不宜多用，应请专科医生评估、权衡利弊后再决定是否使用。

三、手术治疗

膝关节的疼痛主要是由于关节内的滑膜增生，还有软骨剥脱，掉到关节腔内,引起关节腔内的炎性因子增多。关节腔清理手术是临床常用的一种手术方式,通过手术可以将关节内位于软骨边缘碰撞关节面的骨赘予以切除,摘除关节内游离体,切除炎性增生的关节滑膜,修整不光滑的关节软骨面,切除关节内已损毁的结构,减少关节内的磨损,从而达到缓解临床症状和延缓病变发展的目的。老年性关节炎晚期因关节畸形或持续性疼痛而影响日常生活时,可以选择关节置换。

通过理疗、药物、手术等治疗,可以缓解老年性关节炎引起的各种不适症状,延缓疾病的发展,让生活质量更好。

(赵雪兰)

"骨"舞人生,永葆风"骨"——如何认识骨质疏松

健康的骨骼是体态之美的基石,岁月前行,骨骼也在悄然迈向衰老。然而,强健骨骼始终是老年朋友不屈年华的态度。

骨骼是活的组织,不断地新陈代谢,旧的骨质被吸收,由新组成的骨质所代替。如果这个过程吸收过多或过快,便会出现骨质疏松症。随着年龄增加,尤其是女性雌激素水平的下降,具有成骨功能的成骨细胞功能不断退化,而具有吸收功能的破骨细胞持续吸收,逐渐导致骨骼强度下降,出现骨质疏松。

骨质疏松症是一种以骨量减少、骨组织显微结构破坏,导致骨的脆性增高、易发生骨折为特征的全身性骨病,是以骨强度下降、骨折风险性增加为特征的骨骼系统疾病。主要表现为慢性疼痛、行动不便,造成骨折甚至危及生命,严重影响老年朋友的生活。

据国际骨质疏松基金会(international osteoporosis foundation, IOF)发布的数据,全球超过 50 岁的人群中,1/3 的女性和 1/5 的男性因骨质疏松引发脆性骨折。2018 年公布的中国骨质疏松症流行

病学调查显示,50 岁以上人群患病率达 19.2%,65 岁以上人群骨质疏松症患病率达 32%。年龄超过 50 岁的女性,母亲亲属有骨质疏松髋部骨折病史,低体重,长期卧床,酗酒,吸烟,缺乏运动,过早绝经,长期服用皮质激素,关节炎慢性疼痛等人群应高度关注。

　　骨质疏松症是一种生理上的衰老过程,发生和发展均有一个缓慢的过程,当出现身体不适症状时往往已有较长病程,短则数年,长则数十年。早期多数人无不适症状,容易忽视骨骼保健,当这种静悄悄蚕食骨骼健康的潜伏疾病发展到一定程度时,最终演变成为危害健康的"杀手"。既然如此,老年朋友难道只能自怨自艾,坐以待毙吗? 其实不然,骨质疏松症并非人体自然老化的必然过程,它也是一种可防可治的疾病。

　　"治病先防病",因此应在日常生活中就开始预防骨质疏松,高钙饮食、多晒太阳、适量运动、绝经期开始适量补充雌激素等均是非常实用的办法。首先应重视科学补钙,青春期预防缺钙,60 岁以上老人每日摄入钙量为 1 500 mg(我国推荐 800 mg),多食用牛奶及奶制品、含钙量多的海产品和蔬菜,改善饮食结构,做到荤素搭配、不挑食,终身足够的钙摄入对预防骨质疏松有重要作用。

　　其次,足够的阳光照射可促使皮肤下的胆固醇转变为维生素 D_2,可增加肠道对钙的吸收,促进成骨。因此老年人坚持户外活动、晒太阳,有助于合成体内所需的维生素 D。与此同时,适量的运动可改善骨骼的血液循环,促进骨代谢,维护和提高骨密度,延缓骨量丢失。此外,运动可提高集体性激素水平,促进钙的吸收和利用。当然,老年人运动要遵循循序渐进,不超过本人耐受力的原则。老年人及骨质疏松患者应避免剧烈运动,以免因运动过度而发生骨折或引发其他疾病,比如每天散步半小时,跳半小时广场舞、打一套太极拳等。建立良好的生活方式,戒烟、限酒、减少碳酸饮料及咖啡的摄入对于骨质疏松的预防也非常重要,特别是女性吸烟可使妇女绝经期提前,加速雌激素灭活和分解,抑制钙与维生素 D 的摄取;酗酒可导致溶骨的内分泌激素增加,使钙质从尿液丢失。

如果出现了慢性疼痛等骨质疏松症的早期症状,应前往医院,做到"早发现、早诊断、早治疗"。可在医生的指导下使用诸如活性维生素 D、钙、雌激素、双膦酸盐、降钙素等药物进行系统治疗,改善相关症状,提高骨密度。

对于明确骨质疏松症的老年朋友,要明确地认识到"老年人骨头脆,骨头松,最怕摔",要重视生活起居,日常活动要讲究一个"稳"字,无论坐卧行走,均要强调"稳、慢"。避免滑倒或摔倒,居家特别是洗手间、客厅,要有防滑意识。

最后,健康的心理,良好的精神状态,乐观豁达的心胸均有利于提高老年人神经反应的灵敏度,减少骨折的发生。

（徐 俊）

老年恶性肿瘤有什么特点

一、老年人是恶性肿瘤的高发人群

恶性肿瘤的发生和死亡均随年龄增长而上升,肿瘤患者中,半数以上年龄＞70 岁,65 岁以上老年人占全部癌症死亡的 70%,因此,老年人群是恶性肿瘤的高发人群。国际癌症研究机构的全球肿瘤流行病统计数据显示:肺癌是病死率最高的恶性肿瘤,老年人中肺癌和结直肠癌居于发病前两位,男性前列腺癌发病率有明显上升趋势。

我国恶性肿瘤的高发年龄在 60～74 岁。男性发病前五位的恶性肿瘤依次为肺癌、胃癌、食管癌、肝癌和结直肠癌;女性发病前五位的恶性肿瘤依次为乳腺癌、肺癌、胃癌、结直肠癌和食管癌;男性和女性病死率居前五位的恶性肿瘤依次为肺癌、胃癌、肝癌、食管癌和结直肠癌。我国小于 60 岁人群中,肝癌是男性最常见的恶性肿瘤,也是肿瘤引起死亡的主要原因,其次是肺癌和胃癌。60～74 岁的男性中,肺癌和胃癌是最常见的恶性肿瘤。肺癌是 75 岁以上男性常见的恶性肿瘤及主要死亡原因。小于 45 岁的女性中,乳腺癌是发病率和病死率占首位的恶性肿瘤,其次为肺癌。年龄大于 60 岁的女性中,肺癌成为发病率和病死率第一位的恶性肿瘤。因此,应高度重视老年人群恶性肿瘤的预防和诊治。

二、老年肿瘤患者的八大特点

（一）起病隐匿

老年人就诊多有延误,临床症状不典型或者没有明显临床表现,高龄患者表述困难,甚至无法沟通,因此,容易误诊或漏诊。

（二）基础疾病多

老年肿瘤患者大多伴有多种疾病,包括常见的高血压、冠心病、慢性阻塞性肺病和脑血管疾病等,影响恶性肿瘤的早期发现,增加了老年肿瘤的诊疗难度。

（三）晚期患者多

由于伴有其他合并症,掩盖了患者早期临床表现,而且老年人大多反应迟钝,往往在明确诊断时已属中晚期,预后较差。这些合并症也增加了恶性肿瘤的治疗的难度、包括肝肾功能不全、心肺疾病和功能减退、胃肠道疾病营养不良、骨质疏松、糖尿病、视觉或听觉障碍等。

（四）治疗耐受性降低,疗效较差

由于老年人常伴基础疾病甚至脏器功能减退,手术(尤其重大手术)耐受性差,术前必须综合评估,以判断能否手术或选择创伤较小的手术方式,降低并发症和死亡率。老年患者往往需要长期使用药物治疗慢性疾病,潜在的药物相互作用发生率高,药物不良反应也远多于年轻患者,药物耐受性下降,药物治疗效果也相对较差。

（五）经济困难,社会问题较多

老年患者收入较低、生活条件较差、缺少照顾或社会支持等,使老年肿瘤患者的诊治过程难度增加。

（六）肿瘤发展较缓慢

老年人由于代谢缓慢，恶性肿瘤细胞的倍增速度减慢，老年肿瘤患者疾病发展也相对缓慢。因此，对于全身状况较差的老年晚期肿瘤患者，选择创伤性较小的治疗方案，加强对症支持治疗，可能更有利于提高生活质量，延长寿命。

（七）多发原位癌较常见

老年肿瘤患者中常见多发原位癌，例如肺癌、胃癌、肝癌、结直肠癌、前列腺癌或甲状腺癌等，往往 2～3 种肿瘤同时存在或先后发病。

（八）心理障碍多见

老年肿瘤患者多伴焦虑、抑郁，甚至严重的心理问题，不利于肿瘤的治疗和康复。

三、老年恶性肿瘤的治疗原则

老年肿瘤治疗包括手术、化疗、靶向治疗、放疗、生物免疫、中医药等综合治疗手段。

首先，评估治疗风险和预期寿命是老年肿瘤患者治疗原则的基础。外科手术仍然是老年肿瘤患者治疗的重要手段。通常认为年龄并非手术风险的主要危险因素，然而，全面评估患者手术前生理状况非常必要，急诊手术有增加老年患者并发症的风险。老年肿瘤患者手术耐受性较差，首选微创手术，有利于术后恢复，减少手术并发症。

抗肿瘤药物治疗在老年肿瘤治疗中占有重要地位，主要包括化疗、靶向治疗和免疫治疗。老年患者化疗方案的选择既要考虑药物剂量、疗程、疗效，也要注意预防和处理化疗不良反应。老年患者存在与年龄相关的药代动力学改变，须慎重给药，在使用具有肝、肾毒性的药物之前，必须评估肝、肾功能，密切监测不良事件并及时干预，特别在 70 岁以上老年患者，可酌情降低化疗剂量或者延长化疗间期。近年来，靶向药物在部分肿瘤治疗中取得了显著成效，特别是肺癌、乳腺癌和非霍奇金淋巴瘤等，老年患者使用靶向药物几乎不需要调整治疗剂量，也能获得与年轻患者相当的疗效。

局部放射治疗是老年肿瘤治疗常用的重要手段之一,尤其晚期老年肿瘤患者,姑息性局部放疗可以缓解症状,提高患者生活质量。定向放射治疗不仅提高了治疗的准确性,也降低了放疗的不良反应。老年肿瘤患者同步放、化疗应谨慎使用,尤其应重视同步放、化疗剂量的调整。

根据老年肿瘤患者的病理类型、分期、分型、全身状况等多种因素,选择适合患者的个性化治疗方案,才能更好地达到治疗疾病、提高生活质量、延长生存时期的目的。

（张　玉）

老年人癌性疼痛就是吃止痛片吗

谈癌色变的一个主要原因是恶性肿瘤经常会伴发不同程度的疼痛,严重影响患者的生活质量,给患者带来较大痛苦。据统计初诊癌症疼痛的发生率为 25%,晚期癌症患者疼痛的发生率为 60%～80%,其中 1/3 为重度疼痛。癌痛要不要治疗呢?答案是肯定的,但有的患者认为恶性肿瘤就是会痛的,强忍着疼痛很少主动诉说要求治疗;有的患者担心止痛药物不良反应而不愿使用。但是如果躯体疼痛持续得不到有效缓解,往往会使患者极度不适,加重痛苦,甚至产生紧张、焦虑、抑郁的情绪,不仅影响休息和睡眠,也会影响肿瘤治疗方案的进一步实施。那癌痛该怎样治疗呢?是不是痛的时候吃一点止痛药,不痛就不吃?老年人常常合并多种慢性病,多器官功能减退,他们的治疗又有什么特殊性呢?常见阿片类止痛片有哪些不良反应?可以预防吗?

一、癌痛药物治疗原则

癌性疼痛治疗的主要目标在于最大程度减轻患者的疼痛、优化机体功能,使肿瘤治疗和康复治疗顺利进行,最终提高患者的生活质量。癌痛控制应遵循 WHO 的三阶段止痛原则。一阶梯药物主要以阿司匹林为代表(非甾类抗炎药),二阶梯药物为可待因为代表的弱阿片类药,三阶梯为吗啡为代表的强阿片类药物。

(一)口服给药

这是最简单、经济的首选给药途径。口服药物吸收规律,易于控制和调整剂量。特别是控释吗啡口服,血药浓度平稳,不易产生成瘾和药物依赖。不能口服者可给予皮下注射吗啡或透皮贴剂。

(二)按时给药

指根据药物的半衰期及作用时间,按规定的间隔时间定时给药,保证一定的血药浓度,保证下一次用药要在前一次止痛效果消失前给药,而不是出现疼痛时临时随机再给药。所以即使不痛,到点还是需要服药。

(三)按阶梯给药

对于轻度疼痛患者应主要选用解热镇痛类止痛剂,中度疼痛应选用弱阿片类药物,重度疼痛应选用强阿片类药物。

(四)个体化用药

特别对于老年人,因合并多种慢性疾病及多脏器功能不全或衰竭,止痛药物的应用还应全面综合评估,权衡利弊,达到最优化治疗目的。

(五)辅助药物

联合应用抗焦虑、抗抑郁和激素等辅助药物,可提高镇痛治疗效果。

三阶梯疗法应用近 20 年来,在疼痛治疗上取得了很大进步。开始治疗后疼痛评分可降低 57%～81%,可缓解 20%～100%患者的疼痛。但部分癌痛患者疼痛非常顽固,即使进行了三阶梯的治疗,疼痛仍不能有效控制;还有部分患者不能耐受阿片类药物的不良反应。对于这些患者建议使用有创第四阶梯镇痛,包括神经阻滞和毁损、脊髓电刺激疗法,可编程吗啡泵植入。对于伴骨转移的癌痛,可在 CT

引导下穿刺进行骨水泥注射,骨水泥在凝固时产生的热量可以杀灭部分癌细胞,减缓恶性肿瘤的进程,减轻疼痛,预防病理性骨折的发生。

二、阿片类药物常见不良反应及处理

(一)便秘

便秘通常会持续发生在阿片类药物治疗的全过程。预防便秘,要养成定时排便的习惯;饮食上鼓励多食含粗纤维的食物(如蔬菜、水果和适量的粗粮);多喝水,多活动。如出现便秘,可以加用缓泻药物,如乳果糖等,直肠栓剂如开塞露等。重度便秘可使用强效泻药,如通便无效可进行灌肠。

(二)恶心、呕吐

30%～50%患者在开始使用阿片类镇痛药物的前两三天可能有恶心、呕吐,一般3～5天会耐受好转。也可提前给予止吐剂如胃复安(甲氧氯普胺)等预防或减轻胃肠道症状。

(三)尿潴留

这也是应用阿片类药物较常见的不良反应。可流水诱导或膀胱区热敷、按摩,会阴部冲灌热水等促进排尿。如果效果不佳可以留置导尿,但留置时间尽量不要过长,以免发生尿路感染。

(四)过度镇静

主要表现为思睡和嗜睡。因此,阿片类镇痛药物原则上应从小剂量开始,逐渐加量。如果出现过度镇静应减少药物剂量或加用兴奋剂,如静脉应用纳洛酮等药物。

(五)呼吸抑制

口服阿片类药物一般很少发生呼吸抑制。如果出现呼吸抑制应当立即建立通畅的呼吸道,气管插管或气管切开,辅助或控制通气;呼吸复苏,使用阿片类拮抗剂纳洛酮。

癌症患者的疼痛治疗是一个很复杂的问题,但只要我们按原则给药,结合不同患者个性化用药,相信一定能使用广大癌痛患者摆脱疼痛,生活质量可进一步提高。

(朱　敏)

老年人常见肿瘤标志物的意义如何分析

　　体检中肿瘤标志物有何诊断意义?如何才能在早期就发现患有肿瘤?随着医疗信息的逐渐普及,人们了解到"癌症""肿瘤"(图8-3)这类过去被认为是绝症的疾病,通过早期诊断、早期干预、改善生活方式、接受手术治疗及应用层出不穷的新药物、新疗法,已经可以得到有效的控制,长期生存甚至痊愈将不是梦想。因此早期发现肿瘤成了医生和患者共同关心的话题。目前,临床中最常用的指标就是血液检查中的肿瘤标志物,因其有较高的敏感性特异性,操作方

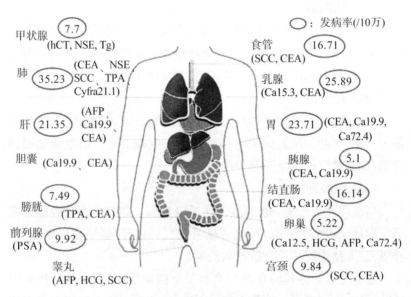

图 8-3　人体各器官患恶性肿瘤的概率

便,可重复性强,费用相对经济低廉,而被广泛应用于健康人群的体检、高危人群的筛查、良恶性肿瘤的鉴别和肿瘤患者的随访评估。下面介绍一下常用的肿瘤标志物及其参考意义。

一、甲胎蛋白(AFP)

临床意义:①原发性肝癌诊断的最佳标志物,敏感性和特异性都很高,约70%的原发性肝细胞癌患者血中 AFP 升高。②病毒性肝炎,肝硬化患者有 AFP 升高,但常<500 ug/L。③生殖细胞肿瘤(比如睾丸癌、畸胎瘤等)。④其他消化道肿瘤,比如胃癌、胆囊癌、胰腺癌、十二指肠肿瘤等,也会出现 AFP 升高。⑤怀孕和分娩后 1 年内的妇女,和出生 2 周内的婴儿会出现生理性的 AFP 升高。

二、癌胚抗原(CEA)

临床意义:①腺癌:结直肠癌、肺癌较常见,其他还有胰腺癌、胃癌、甲状腺癌、乳腺癌、子宫癌、卵巢癌等肿瘤。②部分良性疾病,如结直肠息肉、肠炎、肝硬化、肝炎和肺部炎症也会出现 CEA 水平的升高。③部分吸烟者有 CEA 的轻度升高。

三、糖类抗原 19‐9(CA19‐9)

临床意义:①常见于胰腺癌、胆囊癌、胆管壶腹癌,尤其胰腺癌晚期的阳性率可达75%,但早期阳性率并不高。②其他消化道肿瘤(如胃癌、结直肠癌、肝癌等)。③妇科肿瘤(如乳腺癌、卵巢癌等)也有一定的阳性率。④某些消化道炎症 CA199 也有不同程度的升高,如急性胰腺炎、胆囊炎、胆汁淤积性胆管炎、肝硬化、肝炎等疾病。

四、前列腺特异抗原(PSA)

临床意义:①前列腺癌的特异性指标,阳性率在 75% 左右。②前列腺增生、前列腺炎、肾脏和泌尿生殖系统疾病 PSA 也会有轻度升高。

五、肿瘤抗原 125(CA125)

临床意义:①升高常见于妇科肿瘤包括卵巢癌、乳腺癌、子宫癌等。②其他部位肿瘤,如胰腺癌、胃癌、肺癌、结直肠癌等有一定的阳性率。③某些良性疾病,如子宫内膜异位症、盆腔炎、卵巢囊肿、胰腺炎、肝炎、肝硬化等也可升高。④在胸腹水、羊水中也能检出较高的 CA125。⑤早期妊娠。

六、鳞状细胞癌抗原（SCC）

临床意义:①肺癌、子宫颈癌、头颈部癌最常见。②肝炎、肝硬化、肺炎、肾功能衰竭、结核等疾病也有一定程度的升高。

七、神经元特异性烯醇化酶（NSE）

临床意义:①用于鉴别诊断和监测小细胞肺癌。②用于监测神经母细胞瘤的病情变化、评价疗效和提示复发。③神经内分泌细胞肿瘤,如嗜铬细胞瘤、胰岛细胞瘤、甲状腺髓样癌、黑色素瘤、视网膜母细胞瘤等血清 NSE 也可升高。

哪些人属于肿瘤的高危人群呢?首先是有癌症家族遗传史的,其次是从事某些特殊职业,如长期接触有毒有害物质、吸入性气体和放射性物质。对于有不良生活习惯如吸烟、酗酒,以及某些慢性病如乙肝肝硬化、肠息肉病患者,这些人群建议至少每年做一次肿瘤筛查。

当老年人收到肿瘤标志物异常的体检报告时,并不需要过分惊慌,肿瘤标志物升高不等于患癌。将报告中的检测值和正常参考值作比较,如果某项肿瘤标志物升高的非常明显,应该尽快到医院就诊,有针对性地做进一步检查。如果是轻微的升高,也不能置之不理,建议每 1～2 月进行复查,如果指标持续升高,提示有恶性肿瘤的可能。如果指标波动或恢复正常。多为良性病变或炎症,建议继续随访。

（林佳瑶）

老年人"脚气"怎么治疗

"脚气"俗称"香港脚",医学上称为"足癣"。足癣是皮肤科的常见病和多发病，在老年人群中也非常多见，对患者健康和生活质量均有较大的影响。超过半数的患者因为足癣的瘙痒而影响睡眠，同时足癣部位并发细菌感染的患者高达 40％。然而不合理、不规范的诊断与治疗常导致足癣的治愈率低、复发率高。

一、定义

足癣是指由皮肤癣菌引起的足部真菌感染，主要累及趾间、足跖及侧缘。仅感染足背的皮肤癣菌病称为体癣。

二、病原菌

足癣的致病菌是皮肤癣菌，包括小孢子菌属、毛癣菌属和表皮癣菌属。其中 80％以上为红色毛癣菌，其次是须癣毛癣菌、絮状表皮癣菌等。

三、流行病学特征

足癣是皮肤真菌病中发病率最高的病种，在人群中的发生率约为 15％。足癣的发病与环境和季节等因素有关，湿热地区和高温季节尤为多见。足癣具有家族聚集性和传染性，在游泳池、浴池等公共场合或在家中接触患者用过的物品可造成传播。患者也可以自身传播，如足癣可引起甲癣、手癣、体癣、股癣等。足癣复发率高，约 84％的患者平均每年发作 2 次以上。

四、临床表现

足癣最常见的临床症状是瘙痒（96.9％）、脱屑（72.8％）和水疱（55.7％）。根据皮损形态分为水疱型、趾间糜烂型和鳞屑角化型。根据感染部位分为趾间型、足跖型和混合型，其中以趾间型最为常见。

五、诊断与治疗

首先应完善真菌学检查。包括真菌镜检和真菌培养，尽可能两者均做。取材应刮取皮损边缘的鳞屑或水疱壁，标本量应足够。在镜下见到菌丝或关节孢子即为阳性。真菌培养及菌种鉴定可明确致病菌。根据典型的临床表现和真菌学检查阳性可诊断足癣。

足癣的治疗目标是清除致病菌，快速解除症状，防止复发。治疗的方法主要有三种，即局部治疗、系统治疗和二者联合治疗。应根据致病菌种类、临床分型和患者的基本情况等因素选择不同的治疗方法。

（一）局部治疗

局部治疗具有起效快、安全性高、费用低等优点，通常被广泛采用。药物剂型包括乳膏、溶液、凝胶、喷雾剂和粉剂等，应根据皮损特点选择合适的剂型。常用唑类药物有咪康唑、益康唑、克霉唑、酮康唑和联苯苄唑等，用法为每日 1～2 次，疗程至少 4 周，真菌学治愈率为 60％～91％；丙烯胺类药物包括特比萘芬、布替萘芬和萘替芬，用法为每日 1～2 次，疗程至少 2 周，真菌学治愈率为 62％～100％。

其他治疗足癣的外用药物包括吗啉类（如阿莫罗芬）、吡咯酮类（如环吡酮胺）、硫脲类（如利拉萘酯）等。此外，一些角质剥脱剂也有一定的抗真菌作用，如水杨酸、雷锁辛（间苯二酚）等。

单纯外用药治疗费用较低、极少发生系统不良反应、起效较快，但有疗程较长、药物易被鞋袜抹去而造成病灶遗漏、患者依从性差、复发率较高等缺点，适用于初发、病灶局限等情况的足癣患者。

（二）系统治疗

口服抗真菌药物能有效治疗足癣，具有疗程短、用药方便、不会遗漏病灶、患者依从性较高、复发率低等优点。适用于局部治疗效果欠佳、反复发作、鳞屑角化型、受累面积较大、伴有某些系统疾病（如糖尿病、艾滋病等）及不愿接受局部治疗者。目前常用的系统抗真菌药为伊曲康唑和特比萘芬。老年人群多合并其他慢性疾病，容易发生肝肾功能异常，口服抗真菌药时需特别注意药物的选择及用药安全。

（三）联合治疗

外用抗真菌药物加口服抗真菌药物的联合治疗，在缩短疗程、减少费用、提高依从性和疗效、降低复发率等方面显示出优势。尤其适用于反复发作、依从性差者。

七、预防

足癣可以治愈，但容易复发或再感染，良好的健康教育对预防足癣、降低复发、减少传播至关重要。注意个人卫生，如自用拖鞋和浴巾。注意清洁，保持足部干燥，穿透气性好的鞋袜。注意公共卫生。积极治疗癣病，对自身其他部位的癣病（特别是甲癣），以及家庭成员、宠物的癣病需要同时治疗。

（周市委）

老年人带状疱疹如何诊治

一、定义

带状疱疹是由水痘-带状疱疹病毒引起的急性感染性皮肤病。对此病毒无免疫力的儿童被感染后，发生水痘。部分患者被感染后成为病毒携带者而不发生症状。由于病毒具有亲神经性，感染后可长期潜伏于脊髓神经背根感觉神经节或颅神经的感觉神经节内，当抵抗力低下或劳累、感染、感冒时，病毒可再次生长繁殖，并沿神经纤维移至皮肤，使受侵犯的神经和皮肤产生强烈的炎症。皮疹一般有单侧性和按神经节段分布的特点，有集簇性的疱疹组成，并伴有疼痛；年龄愈大，神经痛愈严重。

二、流行病学特点

带状疱疹主要的流行病学特点是，其发生率随着老龄化、合并疾病增多及药物对细胞免疫损害的程度增加而增高。由于免疫功能低下，老年人是带状疱疹的高发人群。同时因为老年人常伴有其他疾病，包括糖尿病、肿瘤、慢性心肺和肝肾疾病等，往往病情更重，病程长，并发症及后遗神经痛的发生率高。

三、临床表现

带状疱疹的临床过程及表现多变。典型的带状疱疹有前驱症状,可能出现头痛、畏光、不适,一般很少发热,最常见的症状为皮肤感觉异常和不同程度的疼痛。这些症状可以出现于带状疱疹起疹前数天到数周。疼痛可为烧灼痛、刺痛、搏动痛或电击样疼痛。触觉敏感性下降、微小刺激引发的疼痛、剧烈瘙痒也不少见。带状疱疹皮损呈单侧分布,发生于一至两个相邻的皮区,疱疹群之间的皮肤正常,整个病变呈带状分布倾向,不越过躯体中线。

老年人发生带状疱疹时疼痛常常早于疱疹出现,很容易被误诊为其他病变。另外,老人合并症较多,治疗时一定要注意其基础疾病及伴随疾病的诊治。

带状疱疹常见的并发症包括带状疱疹后神经痛(postherpetic neuralgia,PHN)、皮肤并发症(如继发细菌感染、出血、化脓性坏疽等)等。PHN 是影响老年人生活质量最常见也是最严重的并发症。

四、诊断与治疗

带状疱疹的症状和皮肤体征特点鲜明,足以做出准确的临床诊断。一旦发现皮肤疼痛部位出现不对称皮区的皮疹和簇集的水疱即要考虑带状疱疹。如果在发疹前有全身不适、乏力等前驱症状;皮疹出现处有疼痛、皮肤感觉过敏等;皮疹按线性或片状分布,呈单侧性、不过躯体中线,基本可以肯定为带状疱疹。带状疱疹有自限性,约 2～3 周,愈后皮疹部位可有色素改变或瘢痕。实验室检查可做病毒培养、抗原免疫荧光检测、聚合酶链反应和血清学检查,临床医生在诊断不典型病例及进行鉴别诊断会用到上述方法。

带状疱疹的治疗目标是缓解急性期疼痛,限制皮损的扩散,缩短皮损持续时间,预防或减轻 PHN 及其他急性或慢性并发症。需强调的是,眼部并发症应尽快请眼科医生会诊,其他的颅神经并发症,如耳带状疱疹也需要专科医生会诊。

(一)非药物治疗

注意保持皮疹所在皮肤处的清洁和干燥,以减少二重感染,不需要局部使用抗生素。局部冷敷、炉甘石洗剂外用可能有助于减轻局部症状和加速水疱干燥。适当营养也非常重要。

（二）抗病毒治疗

抗病毒药物越早使用越好，尽可能在皮肤症状出现后的 48～72 小时内开始使用。使用的剂量须迅速达到并维持抗病毒药的有效浓度，才能获得最佳的治疗效果。

常用的药物包括阿昔洛韦、伐昔洛韦、泛昔洛韦，都是鸟嘌呤腺苷类似物，对病毒有特殊的亲和力，但对人的细胞毒性低。肾功能不全的患者需在医师指导下调整药物剂量。

（三）糖皮质激素

在急性发作早期的治疗中，系统应用大剂量糖皮质激素可以抑制炎症过程，缩短急性疼痛的持续时间和皮损愈合时间，但对慢性疼痛（PHN）基本无效。在没有系统性抗病毒治疗时不推荐单独使用糖皮质激素。

（四）镇痛治疗

患者的疼痛程度、并发症等决定了使用何种止痛药物。多采用阶梯治疗方案，一般性疼痛可使用非甾体类镇痛药，应注意胃肠道反应。对于严重的神经痛，使用治疗神经痛的药物如卡马西平、奥卡西平、加巴喷丁。

（周市委）

老年人为什么会出现皮肤瘙痒

皮肤瘙痒在老年人群中是常见的皮肤疾病。引起老年皮肤瘙痒的原因很多，有皮肤疾病本身造成的瘙痒，如特应性皮炎、湿疹、荨麻疹等。有外部因素导致的瘙痒，如接触玻璃纤维、桃毛、漆、胶、化妆品、寄生虫等。也有内脏疾病及药物导致的瘙痒。

一、老年性皮肤瘙痒症

老年性皮肤瘙痒症多是激素水平生理性下降、皮肤老化萎缩、皮脂腺和汗腺分泌功能的减退使皮肤含水量减少、缺乏皮脂滋润、易受周围环境因素刺激诱发等所致。好发于双下肢伸侧，也可发生于胸、背部等处，常对称分布，主要表现为阵发性瘙痒，夜间为重，难以忍受，且越搔越痒，越痒越搔，直至被抓破或掐痛。

老年性皮肤瘙痒症多见于 60 岁以上的老年人，男性的发病率高于女性，晚间瘙痒比白天严重。可以发现患者皮肤干燥变薄，皮肤表面有糠秕状的脱屑。长期的搔抓可导致皮肤表面出现抓痕、血痂、色素沉着、苔藓样变，重者可以发生皮肤感染。瘙痒时轻时重，久而久之会影响老人情绪，造成失眠，甚至烦躁不安、脾气暴躁等，严重影响老年人生活质量，需引起高度重视。

二、产生老年性皮肤瘙痒症的因素

（一）气候及温度因素

寒冷、干燥及室内外温度变化均可导致皮肤瘙痒。夏季天气炎热，皮肤多汗，可诱发瘙痒或使症状加重；秋冬季气候干燥、寒冷，皮肤干涩粗糙，表皮细胞脱落使皮下神经末梢更容易受到刺激而诱发皮肤瘙痒；春季，尤其是中国南方气候潮湿，适合霉菌生长，穿着潮湿的衣物，容易刺激诱发皮肤瘙痒。

（二）生物、化学、物理因素

使用碱性大的洗涤剂或肥皂及某些化学消毒剂来浸洗衣物，接触各种化学物品，贴身穿着长时间储存的化纤类、毛类及羽绒类衣物，均可刺激皮肤诱发皮肤瘙痒。使用一些药物也可作用于皮肤引起瘙痒，如吗啡等。

（三）食物因素

进食虾、蟹、鱼等易致敏的食物，以及酒、浓茶、咖啡、辛辣、煎炸等刺激性食物均可诱发皮肤瘙痒。

（四）生活习惯因素

洗澡过于勤快、水温过高、频繁使用肥皂、用力搓澡等均可引起皮肤瘙痒。因皮肤表面的脂膜被洗掉后，皮肤会失去皮脂滋润而更加干涩、枯萎，加重瘙痒。

（五）疾病因素

一些全身慢性疾病，如糖尿病、肝胆疾病、肾病、代谢障碍等也可导致皮肤瘙痒。

三、老年性皮肤瘙痒症如何治疗

找出引起皮肤瘙痒的因素并去除，及时治疗伴发疾病。避免局部刺激，尽量不抓挠，忌用热水、肥皂水烫洗和不适当的外用药，避免使用刺激性食物。

外用药可根据病情选用炉甘石洗剂、皮质类固醇激素软膏或霜剂，对于瘙痒剧烈或外用药治疗效果欠佳时，可口服抗组胺类药物、镇静安眠药，必要时去医院静脉用药。

此外，如果治疗效果不佳，建议尽早到正规医院皮肤科就诊，明确原因，采取针对性的治疗措施。

四、老年性皮肤瘙痒症患者日常生活中有哪些注意事项

（1）保持良好心情和情绪，早睡早起，适当锻炼，转移对"痒"的注意力，防止精神因素加重全身瘙痒。

（2）皮肤保养：老年人因皮肤老化，缺乏足够皮脂保护，皮肤干燥缺水，故不应过勤洗澡，也不要过多使用皂类产品或浴液，宜温水洗浴，不要用力搓澡。对皮肤干燥者可考虑浴后使用一些保湿霜或润肤剂（甘油、硅霜、凡士林等）。

（3）尽量避免局部搔抓和使用刺激性强的外用制剂。搔抓或用刺激性强的外用制剂可以暂时使瘙痒减轻，但因是恶性刺激，之后会更加瘙痒。

（4）饮食宜清淡，忌烟、酒、浓茶及咖啡，少用辛辣刺激性食物，忌食易过敏的食物。同时，应多食牛奶、蛋类、瘦肉、豆制品及新鲜蔬

菜和水果,也可适量补充维生素 C、维生素 B、维生素 E 等,还要适量喝水,以补充体内水分。

(5)衣着方面:内衣应尽量选择纯棉衣物,穿着也以宽松为宜。另外注意及时增减衣物,避免冷热刺激。

（周市委）

第九章

老年康复、锻炼与护理

颈椎病又称颈椎综合征,是由于颈椎间盘逐渐发生退行性改变、颈椎骨质增生或颈椎正常生理曲度发生改变,出现刺激或压迫颈部神经根、脊髓、椎动脉和交感神经而引起的一系列不适症状。颈椎病在中老年龄段高发,已成为严重影响老年人日常生活的重要原因,必须给予足够的重视。

一、老年人颈椎病常见病因

颈椎病的发生是一个慢性过程,与下列因素有关。

(一)颈椎退行性改变

随着年龄的增加,颈椎的退行性改变是颈椎病发病的主要原因,其中椎间盘的退变最为重要,是颈椎诸结构退变的首要因素。

(二)慢性劳损

主要是一些长期不良的生活习惯,例如长时间低头看报纸、长时间打麻将、久坐伏案工作等。此外爱枕高枕睡觉、不良的睡姿、不良的书写姿势、冬天不注意保暖等也会对颈椎造成慢性的劳损。

(三)年龄因素

随着年龄的增长,人体骨关节、椎间盘以及肌肉韧带的退化,组织结构发生改变,造成颈椎及其周围软组织应力的失衡,因而出现一系列颈项部不适的临床症状。

（四）外伤

外界的暴力因素，如跌倒、撞击以及老年人锻炼时一些超过颈部耐量的活动或运动引发的颈椎损伤。

二、老年人颈椎病的康复治疗

（一）物理因子治疗

物理因子治疗就是为人熟知的康复理疗，是老年人颈椎病较为常用的治疗手段。常用的物理因子治疗有红外线治疗、激光治疗、电疗法、超声波疗法等，理疗可以促进血液循环、放松肩颈部肌肉、松解粘连、减轻颈肩软组织水肿、消炎止痛等作用。

（二）牵引疗法

牵引是颈椎病症状的重要缓解手段。其主要是利用机械力作用，解除颈部肌肉痉挛，缓解疼痛，增大椎间隙和椎间孔，有利于膨出的髓核及纤维环组织复位，缓解和解除神经根受压与刺激，促进神经根水肿吸收，解除对椎动脉的压迫，促进血液循环，有助于局部瘀血肿胀及增生消退，松解粘连的关节囊，改善和恢复钩椎关节，调整小关节错位和椎体滑脱，调整和恢复已被破坏的颈椎内外平衡，恢复颈椎的正常功能。

（三）运动疗法

各型颈椎病症状基本缓解或呈慢性状态时，可在康复治疗师的指导下开始进行颈椎医疗体操以维持颈椎的关节活动度，加强颈部周围肌肉锻炼。有明显脊髓压迫症状时，不宜过度活动颈椎，尤其是颈椎后伸运动；椎动脉型颈椎病时，颈部旋转运动需轻柔缓慢，幅度要适当控制，避免出现猛烈旋转头部动作。

（四）药物治疗

对于被颈椎病长期困扰的老年人，可以到医院查明病因，并在医生的指导下酌情服用肌肉松弛类药物、非甾体类消炎止痛药、活血化瘀药物、神经营养剂等药物来对症治疗，缓解症状。但由于药物的不良反应，不宜长期服用。老年人胃肠功能有所减退，在服用各类药物之前应该先注意有无胃肠道的病变和症状，避免加重胃肠道负担，引发胃肠道疾病。

（五）传统疗法

传统推拿手法是颈椎病较为有效的治疗措施，能缓解颈肩肌群的紧张及痉挛，恢复颈椎活动，松解神经根及软组织粘连来缓解症状。不过脊髓型颈椎病一般禁止用很重的手法按摩和复位，否则极易加重症状，甚至可导致截瘫。针灸和中药敷贴对于颈椎病引起的颈肩背部不适感也有一定的疗效，具有活血化瘀、解痉镇痛的作用。

（六）手术治疗

严重有神经根或脊髓压迫者，必要时可行手术治疗。

三、老年人颈椎病的康复宣教

（一）注意安全，避免外伤

老年人外出要注意安全，避免跌倒，外出时最好穿舒适、有防滑鞋底的鞋，跌倒风险高的老年人可以用拐杖或助行器帮助行走。锻炼时应选取合适的项目，避免剧烈的超过颈部耐量的活动。

（二）保持良好的坐姿

将桌椅高度调到与自己身高比例合适的最佳状态：腰部挺直，双肩自然后展。长时间坐位时，应经常找间隙随呼吸做自然的提肩动作，每隔5～10分钟应抬头后仰休息片刻。

（三）选择合适的枕头

枕头形状以中间低、两端高的元宝枕为佳，有利于保持颈椎前凸的生理体位。选择枕头高度时要注意以下情况，侧卧时，耳到同侧肩外缘的高度，以保持颈部的固有位置。仰卧时，枕头放置在头与肩部之间，从而使颈椎的生理前凸与床面之间的凹陷正好得以填塞。通常建议以自身拳头的高度选择枕头较为合适。

（四）注意保暖，防止风寒湿的侵袭

老人的生活环境最好温暖、干燥，冬季外出时注意颈部保暖，夏

季应避免出现长时间将颈部暴露在空调、电风扇下的情况,以免因受凉导致颈部不适感的出现和加重。

(章云枫,姜从玉)

老年人腰椎病如何预防和康复治疗

腰腿痛是老年人腰椎病的常见症状。随着年龄增长,发生率也逐渐增加,特别是对于 60 岁以上的老年人,由于腰椎退行性改变逐渐加重,腰腿疼痛症状的发生率也明显增加。可见腰椎病变是困扰、影响老年人日常生活的主要原因,必须给予足够的重视。

一、腰椎病是如何形成的

任何影响到腰椎及椎间盘结构的原因都可能会引起腰腿痛的症状。老年人因为腰椎退行性改变更为严重,常见的腰椎病变表现为腰椎间盘膨隆(突出)、腰椎滑脱、腰椎管狭窄等。

(一)腰椎间盘膨隆(突出)

随着年龄的增长,腰椎间盘的纤维环血供、弹性变差,最后导致纤维环受到损伤,腰椎间盘表现为膨隆(突出),伴随某一次腰部的不当用力,最终出现纤维环破裂、髓核突出。突出的髓核压迫不同部位,可能导致下肢放射性麻木和疼痛、大小便障碍、瘫痪等症状。

(二)腰椎管狭窄

腰椎退化或腰椎滑脱、骨折等都会导致腰椎管狭窄。腰椎管狭窄时,椎管中内容物受压,会引起一系列不适症状,如腰腿痛、会阴部不适、大小便障碍和间歇性跛行等。

(三)腰椎滑脱

老年人还可能出现上位椎体与下位椎体部分或全部滑移,表现为腰椎滑脱,这时会出现腰骶部疼痛、下肢放射性疼痛、间歇性跛行等症状。

此外,长期的不良姿势也会引起脊柱侧弯或椎体产生旋转,导致长期应力不平衡的状态;而过度弯曲腰部、弯腰提拉重物等会加速损伤进程。

二、引起老年人腰椎病的常见原因有哪些

腰椎病的情况多种多样,老年腰椎病主要由以下病因引起,如退变、外伤、炎症、脊柱畸形、肿瘤等。值得注意的是,老年人腰椎病大多是多种病因同时存在的,这些病因可能会相互影响。对不同种类的腰腿痛还是应该完善检查,积极对症治疗。

三、腰椎病会引起哪些症状

(一)腰痛

腰椎外伤、腰椎本身退变或关节不稳时可能出现腰部疼痛、僵硬、活动不便,腰椎活动受限,局部肌肉紧张。

(二)下肢放射痛

是坐骨神经受累引起的下肢放射性疼痛,常表现为下腰部向臀部、大腿后方、小腿外侧以及足部的放射痛,也会表现为大腿前侧、小腿内侧面和足内侧的放射性疼痛。

(三)肌力下降、肌肉萎缩、感觉异常

腰椎间盘突出压迫到神经根,可引起该神经相应支配区域的下肢肌力下降、感觉异常,最常出现的是足趾背伸无力。

(四)马尾神经受损症状

主要表现为大小便障碍,会阴和肛周感觉异常。

(五)间歇性跛行

是指行走较短距离时,即感到下肢疼痛、麻木、无力,迈脚困难。略蹲或稍坐后腰腿痛症状及跛行缓解。

四、腰椎病如何康复治疗

(一)药物治疗

老年人腰椎病急性发病期,最好先去医院查明引起疼痛的原因,在医生的指导下酌情使用消炎止痛药物等。

（二）康复理疗

除了药物治疗，康复理疗也可以改善腰椎病变引起的腰腿痛症状。如腰椎牵引，对于常见的神经根型腰椎间盘突出症有明显的效果，但是需要在诊断明确后使用。激光、低频电疗、中频电疗、高频电疗可以放松局部肌肉，缓解疼痛、促进神经根水肿的吸收。超声波、红外线等，也可以缓疼痛。上述康复理疗，建议在康复医生的指导下酌情选用 2～3 项，组合治疗效果更佳。

（三）传统疗法

传统中医的推拿手法和针灸治疗，以及中药贴敷治疗，在活血止痛方面亦有良效，可以有效地缓解腰椎病引起的腰腿痛。但是对于有明显腰椎管狭窄和腰椎滑脱的患者，推拿手法宜慎用。

（四）腰背肌功能锻炼

在急性腰腿痛症状缓解后，腰椎病患者可在康复医师及主治医生的指导下进行腰背肌功能锻炼。增强腰背部核心肌肉力量，可以有效降低腰椎病引发的腰腿痛发生频率和严重程度。

五、腰椎病的健康宣教

老年人外出时最好穿舒适、防滑的鞋，跌倒风险高的老年人可以用拐杖或助行器帮助行走。尽量不要搬取重物，如需搬取重物，先蹲下再搬则不易损伤腰部。在生活中还应防止长时间的单一姿势。长期使用较软的床垫可能导致脊柱变形，而硬板床又不舒适，在木板床上加一个软硬程度适中的床垫最为合适。居住的环境最好温暖、干燥，冬季、夜间注意腰部保暖。体重超标的人腰椎及周围组织的负担更重，适当减轻体重，可以减轻体重对腰椎带来的负担。饮食应该均衡，使用富含蛋白质、维生素、纤维素的食物，减少脂肪和糖的摄入，防止肥胖，戒烟控酒。

（邱　晓，姜从玉）

老年性骨关节炎怎样康复防护

骨关节炎(osteoarthritis，OA)是指多种因素引起关节软骨纤维化、皲裂、溃疡、脱失而导致的关节疾病(图 9-1)。病因尚不明确,其发生与年龄、肥胖、炎症、创伤及遗传因素等有关。随着我国人口老龄化进程的加快,常见于中老年人的骨关节炎发病率也逐年上升。据统计,我国的骨关节炎患者超过人口总数的10%,且发病率随年龄增加而增高,骨关节炎在 40 岁人群的患病率为 10%～17%,60 岁以上人群为 50%,而在 75 岁以上人群则高达 80%,该病的致残率为53%,给患者及其家庭带来无尽的痛苦和沉重的负担。

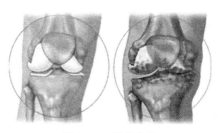

图 9-1　骨关节炎

一、骨关节炎不等于风湿性关节炎

骨关节炎与类风湿关节炎都是慢性全身性关节疾病,大小关节均可受累,但二者仍有本质上的不同,许多患者经常将两者混为一谈。两者的康复治疗方法也有明显差别,建议去相关专业机构进行诊断和治疗。

二、骨关节炎的康复治疗方法

骨关节炎治疗的目的是减轻或消除疼痛、矫正畸形、改善或恢复关节功能,提高生活质量。骨关节炎康复治疗主要是指非手术治疗,即物理治疗、药物治疗和辅助器具等多种方法联合应用,达到减轻或消除疼痛、矫正畸形、改善或恢复关节功能、提高生活质量的目的。

（一）物理治疗

1. 物理因子疗法

对于骨关节炎患者来说，有多种物理因子疗法，可以起到减轻或消除疼痛的作用，进而改善或恢复关节功能。

2. 运动疗法

通过治疗师有效的运动手法治疗，可以在减少负荷下维持患病的关节活动度，加强关节周围肌肉锻炼，提高关节的稳定性。

物理因子疗法配合运动疗法对老年人骨关节炎的症状缓解更明显。

（二）药物疗法

老年性骨关节炎患者，可以使用非甾体类药物消炎止痛，减轻症状，但老年患者多有胃部疾患和肝肾功能减退，药物不良反应常见胃肠反应，恶心、呕吐、上腹烧灼感，还可引起溃疡病出血和糜烂性溃疡等，不宜使用或是不宜长期服用。

（三）康复辅具使用

康复辅具对于炎症性关节或不稳定关节的骨关节炎患者，可以起到消肿止痛，保护关节处于功能位的作用。具体康复辅具的使用建议到相关专业机构做康复评估，定制适合自己的康复辅具。

（四）传统疗法

传统中医的推拿手法和针灸治疗，以及中药贴敷治疗，在活血止痛方面亦有良效，可以有效缓解关节疼痛，关节僵硬和活动受限等问题。

（五）手术治疗

老年性骨关节炎反复发病，导致患病关节出现严重畸形，可以考虑采取手术治疗。但是手术治疗创伤较大、并发症多，并不是患者的最佳选择。

三、骨关节炎的康复防护

（一）合理膳食

1. 少食海鲜、油腻、甜食

少食海鲜,海鲜类食物进食过多容易导致血尿酸增高,在关节中形成尿酸结晶,使关节炎症状加重。少食油腻,肥腻食物在体内氧化会产生一种酮体,过多会引起酸碱平衡失调,刺激关节,加重炎症疼痛。少食甜食,中医认为关节炎日久不愈,常以湿热多见,糖能助湿生热加重病情。

2. 补充维生素

维生素 C 有利于病损组织的修复,维生素 D 有利于关节的修复。应多食含硫和钙的食物,因为骨骼、软骨和结缔组织的修补与重建都要以硫为原料,同时硫也有助于钙的吸收。多补纤维素,纤维素有助于减少有害物质的吸收,防止过敏源侵入,加速毒素排泄。

（二）保护关节

使用辅具,如老年患者拄手杖可增加支撑力(图 9 - 2),有助于减少受累关节的负重,还能提高患者的平衡能力。穿戴护膝等护具或矫形鞋有利于平衡各关节面的负荷,缓解患肢疼痛,改善步行能力。应当减少爬楼梯、行走或过久站立,身体超重者,应适当减轻其体重有利于减轻关节的负担,有利于减少和防止创伤的发生。

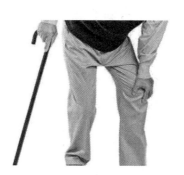

图 9 - 2　辅具使用

（三）加强锻炼

老年性骨关节炎患者,坚持适当的有氧运动,可以预防或推迟骨关节退行性病变的发生,维持关节活动度,增强骨关节周边肌肉力量,提高关节稳定性,促进关节周围的血液循环,减少和避免继发性关节炎的发生。

四、骨关节炎的康复宣教

老年性骨关节炎患者,在骨关节炎的康复治疗方面,还存在很多误区,需要多和经治医生交流沟通,及时纠正认识误区。如在非甾体类消炎止痛药的使用方面,认为吃止痛药会形成依赖性,对身体不好,拒绝使用,这是错误的观点;有些老年患者为了减少子女的担忧,一味逞强,坚持不肯使用手杖等辅助器具,甚至忍着疼痛、咬牙爬陡峭的斜坡等,这些都是没有正确认识骨关节炎康复防护的表现。另外还需要对老年患者进行心理疏导,纠正他们对骨关节炎的认识误区,缓解其对疾病损伤的担忧,让他们适当锻炼和关节保护。使其了解到必要的康复治疗和药物治疗的合理使用,可以起到减轻或消除疼痛的作用,进而改善或恢复关节功能,提高生活质量。

（蔡伟强，姜从玉）

老年人脑卒中后如何康复治疗

脑卒中是一种临床常见和多发的脑血管疾病,其病死率与致残率均较高,也是多数国家的三大致死疾病之一。我国目前每年新发各类脑血管疾病病例 130 万～150 万人,每年死于脑卒中者近 100 万人,截至 2013 年,我国 40 岁以上脑卒中患病人数为 1 036 万,其中约 3/4 有不同程度劳动能力的丧失,40% 以上成为重度残障者,生活无法自理。

一、脑卒中的诱发因素是什么

流行病学调查表明,本病的诱发因素分为两类:一类是无法干预的如年龄、基因、遗传等;另一类是可以干预的,如果能对这类因素予以有效的干预,则脑卒中的发病率和病死率就能显著降低。引起脑卒中的危险因素有年龄、遗传、高血压、低血压、心脏病、心律失常、糖尿病、高脂血症、吸烟、饮酒、肥胖、口服避孕药,饮食因素如高盐、多肉、高动物油饮食，饮浓咖啡或浓茶、体力活动过量、紧张、兴奋及受寒等。

二、脑卒中如何康复治疗

脑卒中的康复应从早期开始。一般在患者生命体征稳定、神经功能缺损症状不再发展后 48 小时即开始康复治疗。脑卒中的康复进程可分为软瘫期、痉挛期、恢复期和后遗症期。一般认为发病后 6 个月内是疾病恢复的黄金期，之后患者的神经功能停留在某一阶段很难再有进步，并不同程度地留下各种后遗症，如瘫痪、痉挛、挛缩畸形、姿势异常、长期卧床等，还有极少部分患者呈持续软瘫状态。尽早康复介入可以最大限度地恢复受损神经功能，减少后遗症的发生。在疾病整个康复进程中，康复治疗的内容如下。

1. 正确肢位的保持

所谓正确肢位，是指为防止或对抗痉挛姿势的出现，保护肩关节及早期诱发分离运动而设计的一种治疗体位。早期注意并保持正确体位，有助于预防或减轻上述痉挛姿势的出现和加重。通常可选用患侧卧位、健侧卧位和仰卧位，但要防止患侧肢体受压，原则上要保持上肢的伸展和下肢的屈曲模式。

2. 肢体主、被动运动

主要是为了预防关节活动受限，另外可能有促进肢体血液循环和增强感觉输入的作用。可参照健侧关节活动范围活动患侧，一般按从肢体近端到远端的顺序进行，动作要轻柔缓慢。重点进行肩关节外旋、外展和屈曲，肘关节伸展，腕和手指伸展，髋关节外展和伸展，膝关节伸展，足背屈和外翻。软瘫期进行被动运动，一旦肌力出现，应尽早进行主动及助动训练。

3. 平衡功能训练

包括坐位和站位平衡的功能训练，可根据患者功能水平选择进行静态、自动态、他动态的平衡训练。对躯干肌和臀肌恢复比较差的患者增加跪位和爬行位的训练。

4. 步行功能训练

患者下肢达到步行能力后可进行步行功能训练,纠正偏瘫步态,恢复正常步行模式,可酌情使用拐杖、踝足矫形器等辅助器具。

5. 日常生活活动能力的训练

以提高日常生活活动能力为主,主要进行个人卫生、穿脱衣服、二便处理、坐位与站位转换、转移等训练。

6. 言语治疗

有言语障碍者应进行评估和治疗。

7. 认知功能训练

有认知障碍者应进行评估和治疗。

8. 功能性电刺激与生物反馈疗法

对防止肌肉萎缩、维持关节活动度、促进正常运动模式形成都有一定的康复治疗效果,可酌情应用。

9. 心理治疗

由于患者发病后时间较短,很多患者一时不能接受现实,所以常有否认、拒绝、恐惧、焦虑、抑郁等多种心理障碍。为了能使患者认清现实,保证治疗,故必须对患者进行心理治疗,必要时可加用适当药物配合治疗。

10. 环境改造

使后遗症期的患者容易完成日常活动,对家庭中的某些部分做必要的和可能的改造是很重要的。如去除门槛,改为坐式便器,将床降至 40 cm 左右,增加必要的室内扶手等。

三、康复教育的具体内容是什么

康复治疗不同于临床治疗,其具有教育的特性,强调患者主动参与,主张综合性治疗,纵贯治疗始终。出院后,应要求患者做到以下几点。

(1) 保持血压稳定,积极治疗心脏病,控制血糖、血脂在正常范围。

（2）生活规律化。

（3）调整心理状态,适应新的生活。

（4）合理膳食营养,戒烟、戒酒。

（5）合理安排工作,避免过度疲劳。

（6）密切观察病情变化,若有变化及时诊治,避免复发或加重。

四、脑卒中如何预防

1. 脑卒中的一级预防

指在脑卒中疾病发生前的预防,即通过早期改变不健康的生活方式,积极主动地控制前文所述的各种致病危险因素,从而达到使脑卒中不发生(或推迟发病年龄)的目的。

2. 脑卒中的二级预防

针对已经有脑卒中症状或已发生脑卒中的患者开展的临床治疗以及早期和恢复期康复,防止病情加重,预防残疾和功能障碍。干预内容包括对患者高危因素的控制,康复治疗和康复训练指导,健康宣教和心理疏导等。

3. 脑卒中的三级预防

指对疾病造成的残疾积极开展功能康复训练,同时避免原发病的复发。内容主要包括康复治疗、训练指导、心理疏导、康复知识普及等方面,以尽可能恢复或补偿患者缺损的功能,增强其参与社会生活的能力。

（刘　强,姜从玉）

老年人腰痛时到底要不要使用腰托

人们日常生活中常会出现急性腰部疼痛或是慢性腰部酸痛不适等,尤其是老年人,因为脊柱退行性改变、骨质疏松等因素,出现腰疼概率更高。那么腰痛者到底要不要使用腰托,如何佩带腰托才正确?

这不仅仅是腰痛者的困惑，很多医生对腰围的了解也很有限，接下来一起详细了解一下。

一、老年人腰痛常见的原因是什么

腰痛原因繁多，多数是腰椎退行性改变引起。根据腰痛产生机制简单分为三类：第一类疼痛来源于腰段脊柱结构改变，如腰椎间盘突出和腰椎滑脱等腰椎退行改变、腰椎不稳定、腰椎骨折和腰椎肿瘤等；第二类疼痛来源于腰段软组织损伤，如腰部肌肉扭伤、劳损、肌筋膜炎和腰椎小关节滑膜嵌顿等；第三类疼痛来源于腰段神经组织损伤，如腰椎间盘突出压迫神经根造成的疼痛。

二、腰托有何作用

许多腰痛者都曾使用过腰托，有些是在医生建议下使用，有些是病友建议自行购买佩带的，然而他们对腰托作用和佩带方法并不十分清楚。腰托是腰痛治疗的一种常用辅助支具，其主要作用是制动和保护腰部。但不是治疗腰痛的唯一方法，选择或佩带腰托，应在医师指导下进行，这样才能合理佩带，物尽其用。

1. 腰托有制动作用，限制脊柱活动

常见的腰托一般用皮革或帆布衬以数根钢片、竹片或是木板制成，佩带时上方需至下肋弓，下方要能覆盖到髂嵴部，腹部前方需要束紧。腰托对腰椎前屈、后伸和侧屈等活动可以起到一定的限制作用，让腰椎局部组织得到相对充分的放松和休息，缓解腰部肌肉痉挛，促进局部血运恢复。

2. 腰托有保护作用，保护和放松腰部肌肉

有些患者因为腰椎退行性改变，局部腰椎稳定性较差，容易在不稳的基础上形成恶性循环，进而加重腰椎间盘髓核突出压迫神经根的症状。腰托能够加强腰椎稳定性，当腰痛者经卧床或牵引治疗后开始准备下地活动时，常常需要腰托来保护腰椎，保护和放松腰部肌肉，在一定范围内限制腰椎的活动范围和程度，从而巩固前期的康复治疗效果。

三、腰托有哪些种类

目前腰托种类繁多，大致分为三类。第一类是软性腰托，较宽、较厚，主要可以保暖，较舒适，但支撑性不好；第二类是硬性腰托，腰托后腰有钢板或竹片、木板支撑，支撑性和保护性较好，但不舒服，保暖性较差；第三类是治疗性腰托，在上述两类的基础上，近年来出现了各类药物腰托，红外线腰托，磁疗腰托等，除了提供常规的制动与保护功能以外，还能辅以中药离子导入、磁疗等作用。腰痛者根据病情在医生指导下灵活选用。

四、老年人如何正确使用腰托

腰托的佩带和使用，需要注意以下几点。

1. 根据腰痛程度灵活选用腰托

老年人腰痛经过牵引或长期卧床治疗后，应严格遵照医嘱佩带腰托下地，以巩固治疗效果。疼痛减轻、症状消失后，及时取下腰托，避免产生依赖，同时加强腰背肌锻炼，加强自身肌肉力量对腰椎的支撑和保护作用。一般来说急性腰痛者使用腰托效果较好。对于慢性腰痛患者，腰托效果不佳，不支持慢性腰痛患长期使用腰托，尤其是老年人。

2. 根据患者体型选择腰托规格

老年腰痛者选择腰托时，一般要求腰托需要满足上方至下肋弓，下方至髂嵴下，后方不宜过分前凸，前方也不宜束扎过紧，同时能够保持腰椎良好的生理曲度外形，腰托松紧合适。

3. 腰托需要佩带多久

一般来说，急性腰部疼痛佩带腰托时间为 1～3 周为宜，时间不宜过长，最长不应超过 3 个月。否则，长期无原则地使用腰托会使腰背肌肉发生失用性萎缩及关节强直，导致核心肌群的肌力减弱、脊柱活动受限等，进而会出现离不开腰托，甚至症状加重的现象。起床活动时佩带腰托，平卧睡在床上时无须佩带。

4. 腰托使用其他注意事项

腰托对腰部活动的制动是有限的,佩带时仍应注意对腰部的保护,避免弯腰等不良活动,腰痛者起床时需在床上带好腰托,然后侧卧位由一侧上肢支撑坐起,起床后再带腰围是不恰当的。

对老年人来说,腰椎间盘突出、腰椎骨折、腰椎滑脱、骨质疏松症、腰椎肿瘤者宜选择带有硬性支撑(如钢片)的加强型腰托,也可以选择附带加热、理疗功能的腰托,可以明显缓解腰痛程度。恶性肿瘤者避免选择带有加热、理疗功能的腰托。夏天需考虑腰托的透气性,腰托尺寸的选择力求精确,其他如颜色和款式根据个人喜好选择。

(姜从玉)

老年人慢性疼痛为什么被称为"长期驻扎者"

慢性疼痛是指疼痛时间持续 3 个月或超过一般急性病的进展时间,或疼痛超过受伤愈合的合理时间,或疼痛与引起持续疼痛的慢性病理过程有关,或疼痛经过数月或数年的间隔时间后复发者。随着人口老龄化程度进一步加重,慢性疼痛已作为老年常见的疾病,且慢性疼痛患病率高,目前尚未得到很好的控制,严重影响了患者的生活质量。

一、什么原因会引起老年人慢性疼痛

营养状况、慢性病、癌症、抑郁、焦虑等因素都会引发老年人慢性疼痛。常见病因如下。

(一)高血压脑动脉硬化引起的头痛

由于脑动脉血流量相对减少,导致脑细胞慢性缺血、缺氧,以及血流动力学异常,致使终日头昏脑涨,晨起最为明显。一般病程为慢性过程,当遇到情绪波动或劳累时,也会导致头部剧痛发作。

(二)枕神经痛

疼痛从后颈部和枕部向头顶放射,夜不能眠,严重时诱发心脑器

官疾病。

（三）紧张性头痛

多与颈椎病、病毒性感冒、睡眠姿势不当等因素有关。头痛常从后枕部发生，有时在颞部一侧或两侧，患者感到头部有紧箍感，头部活动常引起剧痛，其病程常持续数日或数月。

（四）带状疱疹后遗神经痛

由水痘-带状疱疹病毒引起，50岁以上好发。在机体抵抗力低下或劳累、感染时发作。年龄愈大，神经痛愈重。

（五）药物引起的头痛

茶碱、雌激素、肼类药物等可以引起头痛。表现为全头痛或双额部痛，偶尔伴有恶心、呕吐、畏光等。

（六）舌咽神经痛

通常在40岁以后发病。常于吞咽、说话、咳嗽或打哈欠时诱发疼痛。疼痛通常骤然发作、突然停止，每次发作持续时间多为数秒或数十秒，一般不超过两分钟。亦可呈刀割、针刺、撕裂、烧灼、电击样剧烈疼痛。

（七）肋软骨炎痛

是前胸部疼痛最常见的原因。由于疼痛部位在前胸部，并可能放射至肩及上肢，故很容易和心绞痛相混淆。表现为前胸部疼痛，多为酸胀痛，位置表浅，呈持续性，病程较长，有反复发作的趋势。疼痛可因翻身、咳嗽、喷嚏、深呼吸及上肢活动加重。体格检查可见第2～5根肋软骨处压痛，可能有梭形肿胀，但局部皮肤无红肿。

（八）肩周炎痛

因多发于50岁左右的中年人，又称"五十肩"。肩周炎是以肩关节周围肌肉、肌腱、滑囊和关节囊等软组织的慢性炎症、粘连引起的以肩关节周围疼痛、活动障碍为主要症状的症候群。多数呈慢性发作，疼痛逐渐加重，或钝痛或刀割样，昼轻夜重，常常半夜被痛醒。

二、针对老年人的慢性疼痛，我们能做什么

（一）缓解疼痛为首要

无论何时，当感到疼痛时，寻找疼痛缓解的治疗方法和确定其原因是一样重要。

（二）按标准描述疼痛

请用医生提供标准的疼痛衡量方法（疼痛的评分值）向医生描述疼痛，评估疼痛的严重程度及疼痛对治疗的反应。

（三）消炎止痛药物不能作为常规使用

非甾体的消炎止痛药物如布洛芬和阿司匹林对老年患者会产生明显的不良反应，如消化道不良反应等。

（四）首选对乙酰氨基酚

对乙酰氨基酚（泰诺林）是缓解轻至中度肌肉骨骼疼痛的首选。

（五）重度疼痛可使用镇痛剂

由于个人体质及个体对药物反应的差异，选用此类药物，必须由医生处方并判定药物的疗效。

（六）神经病变性疼痛

医生往往应用某些非镇痛剂类的止疼药物，由此会暂时性导致病痛的消失，这类患者需医生密切观察。

（七）不能单独依靠药物止痛

非药物治疗是指对患者的健康教育、康复训练及其他相关的项目，可以配合药物治疗单独或联合运用。同时也是对许多慢性疼痛患者的健康保健计划不可缺少的一部分。

（八）持续疼痛，综合治疗

当疼痛持续存在时，可考虑运用多种缓解疼痛的综合方法。

（九）严格控制镇痛剂

严格控制获得纯粹镇痛剂的途径，减少形成药物依赖性及其他的一些负面作用。

（十）疼痛个体的健康教育

患者可以通过向专业医务人员咨询及阅读保健、健康教育的书籍提高疼痛的自我护理水平。

（蒋　超）

老年人如何调节并保持心理健康

我国自进入老龄化社会以来，老年人口数占总人口数的比例逐年攀升。联合国预测，我国的老龄化水平将会达到 17％ 并在整体上呈现出高龄化、失能化、空巢化和少子化 4 个方面的特征。老龄化及其引发的精神支持问题，是目前突出的社会问题之一。调查显示，有超过 50％ 的老年人希望获得精神赡养。中国心理卫生协会在"您希望社区给予老年人哪种关怀"的调查中发现，老年人的选择依次为：物质支持（29.7％）、精神关怀（27.9％）、社区环境（21.8％）、日常照顾（16.6％）。

一、老年心理健康问题产生的原因

（一）生理和疾病因素

随着年龄的增长，老年人生理功能逐渐减退，慢性病逐渐增多，对生活的适应能力减弱，容易产生疑病、畏惧、焦虑的悲观心理，甚至诱发心理障碍和心理疾病。例如大脑皮质兴奋和抑制能力下降导致睡眠普遍减少，长年累月还会引起认知功能下降、记忆力减退等状况，逐渐引发抑郁、老年痴呆或其他精神问题。

（二）社会和家庭因素

退休是人生重要的转折点。老年人的地位从社会的主宰者变成社会的依赖者，离开了几十年忙碌而有规律的工作岗位，会感到茫然、无所适从。伴随着城市不断地发展，邻里的关系日渐疏远。老同事、老朋友住的距离也逐渐拉远，减少了走动和沟通。在社区内，老年人的活动场所缺乏，导致老年人的正常社会交往明显受到影响。

随着社会发展及家庭结构变化，老年人离异、丧偶等现象已成社会问题。加之子女各立门户，工作繁重，空巢家庭越来越多，老年人与孩子缺乏共同语言，使得老人的失落感、孤独感严重。

（三）经济因素

可靠的经济来源是老年人日常生活的重要保障。老年人的经济收入低于在职人员，加之物价升高和医疗费用上涨，使得老年人缺乏可靠的经济保障。经济收入不足、社会地位降低、直接导致老年人生活质量降低、产生自卑心理，容易抑郁伤感，影响心理健康。

（四）教育因素

长期以来我国的老年心理健康教育机构和社区老年心理咨询服务场所较少，使老年人无处咨询和缓解心理问题，即使少量发达地区开设有类似机构，基于传统文化的观念，也鲜有人问津。

二、加强老人心理健康的自我维护

（一）积极治疗原发病，正确对待衰老

进入老年后，生理机能的老化不可避免。老年人应认真积极治疗原发病，按时规律服药，改变不良生活习惯，合理锻炼身体。面对自己生理机能的衰退，通过适当的手段如戴眼镜、助听器，挂拐棍等及时进行弥补。

（二）学会平衡心态

老年人要学习调适自己的负面情绪，保持淡定、平和的情绪，在言行习惯上自省自律，不轻狂、有主见。能利用自己的人生经验和丰富阅历帮助年轻人正确处理工作和人际关系中的矛盾，宽容、善良、乐于助人。表现出老当益壮、老有所为的积极精神面貌。

（三）参与社会活动

加强与亲友、社区邻居之间的联系，寻找志同道合的朋友，培养新的的兴趣爱好，建立老年阶段的社交网络。

老年学校在维护老年心理健康方面有特殊的作用。不仅可以促进老友之间沟通思想、交流感情、调整心态、愉悦身心，而且可以通过学习了解社会发展，跟上形势、更新观念、提高境界、与时俱进，还可以参加各种有益活动，获取生活乐趣，充实精神文化生活，也可以以学促为，继续为社会（家庭）效力，为老年人参与社会活动创造条件。

有老年朋友总结老年心理健康的要点为"一个中心，两个要点，三个忘记，四个有，五个要。"一个中心，即指以健康为中心。两个要点，是指潇洒一点，糊涂一点。三个忘记，是指忘记年龄，忘记疾病，忘记恩怨。四个有，是指有个老伴、有个老窝、有点老底、有几个老友。五个要，是指要掉（放下架子）、要俏、要笑、要跳、要聊。老年心理毕竟是老人自我情绪的体验，外因还要通过内因起作用。老年人的生命质量更应该由老年人自己来把握，成为自己心灵的主人，学会自我调节，当好自己的"心理医生"，积极支配自己的命运。

（倪　英）

老年人如何预防跌倒

跌倒是老年人生活中较为常见的一种现象。据统计，每年有20％的老年住院患者发生跌倒，其中5％～15％的跌倒会造成脑部损伤、软组织损伤、骨折及脱臼，严重者会危及生命。老年人本身身体机能退化，很多还伴随多种慢性疾病，都会影响跌倒后的康复，降低晚年生活质量，也给家庭造成了一定的负担。了解老年人跌倒的危险因素，采取正确有效的预防跌倒措施，是我们需要关注的话题。

一、引起老年人跌倒的常见危险因素有哪些

（一）生理因素

随着年龄增长，老年人的视听觉下降，运动功能减退、行动迟缓、平衡力变差等因素易导致摔跤。此外腹泻、尿频尿急也使跌倒的风险上升。研究表明，女性绝经后由于雌激素水平下降，骨质疏松和代偿性骨质增生,导致女性跌倒的概率为男性的 2 倍。

(二)疾病、用药因素

帕金森病使得步态不稳、癫痫发作时的意识丧失、高血压或脑供血不足所致的头晕、白内障所致视力下降、降糖药使用后血糖偏低导致虚弱乏力、镇静安眠药对中枢神经的抑制、泻药利尿剂导致频繁如厕、心血管扩管药物使用致使血压偏低等,均大大增加了老年人跌倒的风险。

(三)心理、性格因素

部分老人有"不服老"的心态,觉得跌倒不会发生在自己的身上。或者因为不愿意麻烦他人,也是导致老年患者跌倒概率较高的原因之一。

(四)环境因素

夜间如厕未开灯,或房中光线过暗,地面有积水、油渍或果皮,也是导致跌倒的潜在危险。

(五)不良嗜好

酗酒后受酒精影响极其容易发生跌倒。

二、正确预防跌倒的措施有哪些

(一)合理锻炼

根据自身情况选择合适的健身方法,一般适合老年人的运动包括散步、慢走、太极拳等。要注意运动前先热身,运动中穿插休息,运动强度要循序渐进,量力而行,以不感到疲劳为宜。特别是有高血压、冠心病这类慢性疾病的老年患者,日常锻炼要掌握分寸,在健身过程中感到不适,要及时停止,必要时紧急就医。

(二)合理用药

遵医嘱用药,规律服药,不随意停药或增减药量。可能引起跌倒的药物如下。

(1)精神类药物:抗抑郁、抗焦虑、催眠药等会导致头晕、视力模糊。

（2）心血管药物：抗高血压药、利尿剂可产生疲倦、低血压等不良反应。

（3）其他：降糖药过量易引起低血压、非甾体抗炎药如阿司匹林可引起嗜睡等。

服药后不要急于起身，应先休息一下，动作宜缓慢，做到"起床三步曲"（图9‐3），以预防跌倒的发生。

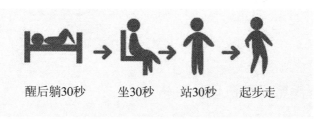

醌后躺30秒　　坐30秒　　站30秒　　起步走

图9‐3　起床三步曲

（三）辅助工具的使用

随身携带拐杖或助行器。选择长度适宜、顶部面积较大的拐杖能够很好地降低跌倒的发生率。有听力障碍的老人应佩戴好助听器，视力不佳的老人应戴眼镜或陪伴下行走。

（四）安全的环境

①家里保持光线明亮，通道宽敞，有棱角的家具应做好安全防护。及时清理不必要和不安全的杂物。加强地面防滑措施，地面有水迹应立即擦干。②浴室是跌倒"高风险地带"，洗澡区域两边应安装扶手，沐浴用品摆放在老人容易拿到的地方，有条件的可以在浴室安装家庭呼叫铃，以防摔跤后及时呼救。建议老人洗澡时有家属或陪护看护，以确保安全。③衣着应舒适、合身，不宜穿过长过宽的衣裤，老人不建议穿鞋底太过柔软、尺码不合、宾馆一次性拖鞋及需系鞋带的鞋子。④外出时，尽量避免去人多拥挤的地方，注意上下台阶，乘车时需等车停稳后再上下车，过马路应遵守交通规则，勿赶绿

灯闯红灯,走路要慢而稳,行动不便者需有人搀扶。

（五）增强膳食营养,保持饮食均衡

蛋白质的摄入有助于减少老年人肌肉的衰减,在三餐的选择中,应适量均匀地摄入鱼、肉、蛋、奶及大豆制品,以保持肌肉的力量,能有效降低跌倒的发生率。注意维生素 D 的补充,经常晒晒太阳,防治骨质疏松。绝经期老年女性必要时应在医生指导下进行激素替代治疗以增加骨骼强度。

（陆　阳）

老年人如何预防运动损伤

体育运动能降低老年慢性疾病的发病率、改善身体机能、提高生活质量。近年来,中老年人的健身意识在有所增强的同时,运动损伤的发生率也呈现上升趋势。老年人身体、各器官与系统功能出现不可逆转的退行性变化,使得中老年人发生运动损伤的可能性更大。如何预防运动损伤风险、最大限度地减少损伤的发生,保障老年人运动安全,对老年体育的发展有重要的意义。

一、认识运动损伤

（一）什么是运动损伤

运动损伤是运动主体在对健身风险认知的基础上,参与健身运动时由于各种风险因素导致风险事件发生并引起一系列身体功能破坏的过程。

（二）运动损伤的分类

根据运动风险的主要诱因和结果可分为健康风险和损伤风险。健康风险是由原有疾病或危险因素在运动中引起的风险,如心血管事件、低血糖等。损伤风险较为常见,如肌肉拉伤、韧带损伤、关节扭伤等(图 9-4)。

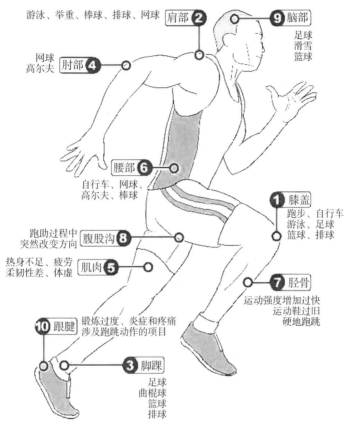

游泳、举重、棒球、排球、网球　肩部 **2**

9 脑部
足球
滑雪
篮球

网球
高尔夫　肘部 **4**

腰部 **6**
自行车、网球、
高尔夫、棒球

1 膝盖
跑步、自行车
游泳、足球
篮球、排球

跑助过程中
突然改变方向　腹股沟 **8**

热身不足、疲劳
柔韧性差、体虚　肌肉 **5**

7 胫骨
运动强度增加过快
运动鞋过旧
硬地跑跳

10 跟腱　锻炼过度、炎症和疼痛
涉及跑跳动作的项目

3 脚踝
足球
曲棍球
篮球
排球

图 9 - 4　身体最易受伤的 10 个部位

二、安全正确运动的方法

（一）合理的运动方式

老年人应避免激烈活动。有医学研究认为,过度的激烈运动,特别会是老年人,往往破坏人体内外运动平衡、抑制免疫系统功能、加速体内某些器官的严重"磨损",出现疲劳性损伤和一些生理功能的失调。只有适度的不致伤的锻炼才是恰当的,也才会对健康有益。

中等强度有氧训练如步行、休闲自行车、慢舞等最为安全有效。老年人经常参加的体育锻炼项目中，排在前五位的分别是散步、快走、广场舞、慢跑和其他。散步是一种简单的运动，可以减少血凝块的形成、减少心肌梗死的可能性，促进老年人的血液循环和新陈代谢，有利于呼吸系统功能的改善，也可以帮助睡眠、缓解身体疼痛、帮助消化等。慢跑能加快老年人体内的新陈代谢，减缓身体机能的老化，排除体内的毒素，减轻心理负担。广场舞作为一种新型运动，容易学习，便于推广，运动量适中，有增强体质、放松身心的作用，在我国广大城镇地区有着非常广泛的群众基础和较高的认可度。

（二）适当的运动强度

判断一次运动的强度是否合适，最普遍的方式是身体轻微出汗，呼吸轻度加快但是又不影响交谈的运动。国际推荐大多数成年人有氧运动频率是每周 3～5 天中等强度的有氧运动，认为高于 5 次不增加训练效应，少于 3 次训练效应不足。每天运动则可以养成良好的训练习惯。

（三）正确的时间、天气、场地、服装

冬日锻炼宜在白天进行并戴帽，夏日则宜选择清晨和傍晚，可减少心血管疾病发作和中暑等意外发生。严重雾霾、雨雪天气应选择室内锻炼。确保锻炼场地平整，锻炼人群密度不宜过高，防止发生冲撞等意外。避免在道路旁的空地锻炼，老年人在坚硬的场地长期运动会造成关节损伤，而且边运动边吸入有害空气对健康不利。服装过于紧身不利于全身的血液循环，硬底鞋容易扭伤脚，最好穿宽松棉质衣服和运动鞋。平时注意保护关节、保暖，损伤关节戴保护用品，如护膝、护肘、护踝、护腕。

（四）重视运动前后热身和整理运动

运动前后应进行 5～10 分钟的热身和整理运动。充分的准备活动能使各关节活动放松，避免受伤，训练后做好整理活动，促使机体恢复，减少伤病，是防止训练意外的重要环节。

（五）发生运动伤害的紧急处置

掌握一定损伤自救的技术，对老年运动安全实施至关重要。尽量避免单独锻炼，确保运动中发生意外有人可以施加援手。心脑血管患者应随身携带急救药物，运动过程中出现胸闷、冷汗、头晕等不适应及时停止锻炼、服药休息，必要时寻求他人帮助，及时就医。出现跌倒、扭伤等意外时，必须立即停止一切运动，可就地平躺或者坐地休息。结合损伤的具体情况，立即予以冷敷、制动及加压包扎等临时处理。

（沈敏鎏）

吞咽困难的老年人如何正确喂养

随着年龄的增长，老年人喉腔黏膜萎缩、变薄，喉的感觉减退，咽缩肌活动作用减弱，各种原因所致的吞咽肌肉及神经病变，均易发生吞咽障碍。虽然解决这一问题最好的方式是鼻饲喂养，但是很多老年人觉得鼻饲后影响个人形象且自我感觉生活质量降低，不愿意鼻饲饮食，那么如何帮助这些吞咽困难而又不愿意鼻饲饮食的老年人呢？

一、吞咽的生理过程

首先我们了解一下吞咽的生理过程，其包括口腔期、咽期、食管期，食物进入口腔后，经过咀嚼进入咽部。在咽部，食物通过肌肉的收缩和重力的作用逐渐进入食管。在食管肌肉的舒张收缩运动下，食物被推动进入胃内进行进一步的消化。在食物吞咽的整个过程中，舌肌、咽喉部肌肉的收缩舒张运动起到关键的作用。吞咽困难常见的病理性原因是脑卒中引起的神经功能缺损症状，其发病机制主要是延髓吞咽中枢或者双侧皮质脑干束损伤，引起舌肌、咽喉肌等肌力下降。

二、老年吞咽困难者的喂养应注意哪些

（一）体位的选择

体位的选择因人而异，一般采取躯干与地面成≥45°的角度最安全。能坐起者，取坐位，头稍向前倾 20°。卧床者取躯干 30°仰卧位，头前屈，偏瘫者侧肩部垫起，喂食者位于进食者健侧。这种体位食物不易从口中漏出，有利于食物向舌根运送。如进食者不能坐起，则要判断清楚进食者咽喉部哪一侧为健侧，可采用吞咽气管的健侧卧位，保证食物随重力进入咽部，又可减少误吸的风险。

（二）食物的选择

（1）稀液体：包括通常饮用的液体，如清水、牛奶、咖啡、茶和肉汤；稠液体指比较黏稠，但能从勺中流下的液体，如奶昔、过滤过的乳酪汤、果茶。从稀液体到增稠的液体，吞咽难度逐渐增加。

（2）固体食物吞咽难度从易到难，分为以下几个递进形态。泥状食物，如酸乳酪、果泥、土豆泥、菜泥、稠牛奶布丁等，无须咀嚼；绞碎的食物，如粥、碎肉、炒蛋、鱼片、软布丁等，需要咀嚼；软食，如软饼干、水果罐头、三明治、软的炖过的食物、煮鸡蛋等，需要更多的咀嚼能力；正常饮食，包括所有允许的食物。

（3）避免进食纤维多的食物如芹菜、莴苣等；富含水分的水果如葡萄、西瓜等；容易掉渣、酥脆的食物如薯片、干饼干等。对于口咽控制能力较低者易引起误吸。

（三）喂养方法的选择

能够自己动手进餐者，尽量自己进食。如需要他人进行喂养时，首先应摆好体位，然后尽量保证进食者注意力集中，能够积极配合。进餐前可以进行适当的吞咽训练，如冰刺激治疗，可以使进餐更容易、更安全吞咽。在喂养时，注意每一口的量不要过多，正常人一口量约 20 ml，进食者一般先从少量开始（1～5 ml）。食物从中线进入患者视野，以便进食者能看到、嗅到，勺入口后，在舌前 1/3 向后下压，并倾出食物，然后迅速撤出，立即闭合其唇和下颌，使头轻屈，以

利吞咽。

（四）进食器具

进食常选用小而表浅的勺子，也可以使用一些特别的器具。如进食者张口困难，则可以选择奶瓶或者注射器将糊状或液体食物送入口腔，以便吞咽。

（五）吞咽方法

舌控制法适合于所有吞咽障碍进食者。操作时使进食者将舌头略向外伸出，用牙齿将舌轻轻咬住，然后吞咽，维持舌的位置不变。

三、如何有效预防吞咽困难

平时多做以下几项练习。

（一）吸吸管

做喉部上抬运动可以锻炼喉部肌肉，有助及时关闭呼吸道。具体方法为将吸管的一端含在口中，用手指堵住吸管的另一端，用力吸，直到喉结上抬至最高处，维持 5 秒，重复进行 8 次。

（二）假声练习运动

可以帮助喉部上提，关闭呼吸道。具体方法为发"一"的声音，慢慢提高声调，越高越好，在最高处维持 5 秒，重复进行 8 次。

（三）吞口水

练习吞咽动作可以增加舌根和咽部肌肉的力量，减少食物残留。具体方法为舌头前伸，用牙齿轻咬舌尖，吞口水，注意舌尖仍要维持在外，重复吞 8 次。

（王映丽）

卧床老人如何做好皮肤护理

老年人随着年龄增大，皮肤易松弛干燥，弹性下降，皮下脂肪萎缩、变薄，血流缓慢，皮肤易损性增加。长期卧床伴慢性疾病的老年人身体状况较差,运动及神经活力降低、机体控制力差、感觉功能衰退、保护性反射迟钝、皮肤软组织新陈代谢率低,且局部易受到汗、尿、粪的刺激,以上因素如护理不周均易造成皮肤问题,给老年卧床患者带来烦恼。

常见皮肤问题的观察及护理

长期卧床的老年人生活能力下降,部分有语言、认知、运动障碍的,无法主动表达皮肤问题,这些老年人皮肤上的变化需要陪护人员细心观察及精心护理。

长期卧床老年人的护理中日常基础护理至关重要,老人的床单、被套、枕套等床上用品要经常更换、清洗。尿湿的床单要随时更换。老人衣服要宽大柔软,领口、腰带要宽松易解、不影响呼吸。

一、皮肤瘙痒

老年性皮肤瘙痒症是老年人常见的皮肤疾病,其病因有药物食物过敏、皮肤干燥、精神因素、直接刺激等。少数由内在疾病引起,如糖尿病、动脉硬化、肝病及肾脏的疾病均有可能引起皮肤瘙痒。主要表现为皮肤干燥变薄,表面有糠秕状的脱屑,长期搔抓皮肤上会出现许多抓痕、血痂、色素沉着、苔藓样变,重者可发生皮肤感染。一部分失能失智老年人语言表达能力差,护理人员不易判断,病情时轻时重,久而久之会影响老人情绪,造成失眠,甚至脾气暴躁,烦躁不安。

护理措施

(1)老年人保持心情愉快,转移"痒"的注意力,防止精神因素加重全身瘙痒。要尽力避免搔抓,以防并发感染,对于有老年痴呆的患者可给予纯棉质地、透气性好的保护性手套,防止搔抓。

(2)根据老年人皮肤特点应避免过频洗澡,避免碱性清洁用品,水温控制在 40℃左右,时间控制在 15 分钟以内。注意腋下、肛门、外阴和乳房下等皱褶处应洗净后用柔软毛巾将皮肤沾干,浴后在全身或常瘙痒的部位涂抹含油脂较多的润肤液以保持皮肤的滋润度。

(3)衣物、床单、被罩应尽量选择柔软纯棉,穿着也应宽松。

（4）饮食宜清淡，忌烟、酒、浓茶及咖啡，少用辛辣刺激性食物，忌食容易致敏的食物。同时，多食牛奶、蛋类、瘦肉、豆制品及新鲜蔬菜和水果，也可适量补充维生素 C、维生素 B 及维生素 E 等，也要适量饮水，补充体内水分。

（5）用药慎重，不可随意用药，应协助老年人及时就医。

（6）应为老年人勤修剪指甲并用指甲锉将指甲边缘磨圆润。

二、压疮

压疮是卧床老年人常见的问题。随着年龄的增加，老年人表皮逐渐变薄，轻微刺激即能引起皮肤损伤，并且血管分布减少易引起静脉瘀血，这是导致长期卧床的老年人发生压疮的主要原因。若护理不当发生压疮，不仅会给患者带来痛苦，降低生活质量，增加医疗费用，严重者甚至发生并发症而危及生命。基于发生压疮给老年人带来的痛苦及严重后果，陪护人员应做好压疮的预防工作(图 9－5)。

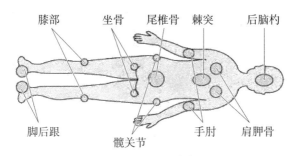

图 9－5　压疮易发部位

护理措施

（1）卧床老年人应 2 小时翻身一次，必要时 1 小时一次。翻身时避免拖、拉、推等动作。

（2）及时为老年人清扫床铺上的渣屑，保持床单的清洁、干燥、平整无皱褶。

（3）为大小便失禁、出汗较多的老年人及时擦洗皮肤，更换清洁的被服,保持皮肤干爽。

(4) 指导老年人注意营养,平衡饮食,增加蛋白质、维生素和微量元素的摄入。

(5) 根据老年人不同的卧位观察骨突处和受压部位,采取正确预防措施,如翻身时使用三角枕放于背部,枕头夹在两小腿之间,从而使脚跟悬空,避免脚跟及脚踝受压,也可在骨突处使用保护性贴膜(图 9-6)。观察要点:①皮肤营养状况,皮肤弹性、颜色、温度、感觉等;②受压皮肤状况,潮湿、压红、压红的消退时间;③活动能力,有无肢体活动障碍、意识状态;④全身状态,高热、消瘦或肥胖、昏迷或躁动、疼痛、大小便失禁、水肿等高危因素。

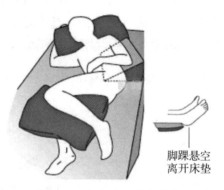

脚踝悬空
离开床垫

图 9-6 老年人防压疮卧位

(6) 在为发生压疮老年人护理过程中还有些新观点可供参考:压疮时不能使用消毒剂,可以用生理盐水清洗伤口;不能使用气圈,因为气圈会影响压疮周围皮肤的血运;不能局部按摩,因为按摩后反而会水肿;不能使用烤灯等,因为加热后局部耗氧,加重缺血;不要使用干式治疗,最好用潮湿疗法。

(7) 在做好以上护理的同时,还应该合理营养,除生理活动需要的营养素外,应根据老人的皮肤特征,适当调理饮食,多食蔬菜和水果。应多选食黄色、橘色和红色蔬菜、水果，从中摄取维生素 A 来代替胡萝卜素；皮肤黏膜破溃、糜烂的老人，应补充 B 族维生素食物，如豆类食品。

（杨慧颖）

如何预防老年人误吸

很多老人在吃饭或者喝水的时候，会发生剧烈咳嗽的现象，或突然喷出异物，这其实都是因为误吸引起的。人的喉部有丰富的神经分布，正常吞咽是一系列复杂协调的神经肌肉运动过程，受大脑支配，需口、咽、食管共同参与，其中任何一个部位的机能障碍均可导致误吸。误吸是指进食（或非进食）时，有数量不一的食物、口腔内分泌物或胃食管反流物等进入到声门以下的气道，可引起呛咳、肺部感染、窒息，甚至死亡。随着年龄的增长，老年人喉腔黏膜萎缩、变薄，喉的感觉减退，咽缩肌活动作用减弱，各种原因所致的吞咽肌肉及神经病变，均易发生吞咽障碍，使食物、口水呛入呼吸道，极易造成误吸。据统计，食物误吸发生率为 26.4％～41.7％，因误吸所致的吸入性肺炎病死率为 40％～60％，另外，误吸可直接引起窒息、死亡。因此，老年人食物误吸的预防应引起高度的重视。

一、常见易引起误吸的疾病有哪些

颅内肿瘤、颅脑外伤、脑血管意外、脑干损伤、喉神经损伤、环咽肌失弛缓、急性感染性神经炎、缺氧等。此外，糖尿病可引起脑梗死及自主神经病变，导致吞咽困难发生误吸。呼吸道慢性感染、肺部感染亦是发生误吸的原因之一。喉腔黏膜炎症刺激，加上老年人随着年龄的增长，肺活量减少，肺的顺应性降低及肺表面活性物质的减少，易发生吸入性肺炎。由于老年人免疫功能低下，排除异物能力减弱，吸入少量口水、食物就易引起肺部感染，而肺部感染又可增加误吸的发生率,形成恶性循环。

二、发生误吸时应该如何处理

误吸致窒息,在短时间内可死亡。及时发现,特别是及时取出异物尤其重要(图9-7)。保持呼吸道通畅,鼓励做深呼吸及有效咳嗽,适当运动,促进呼吸功能恢复。必要时胃管鼻饲,避免再次误吸。

❶站在病人背后 ❷用两手臂环绕病人的腰部,一手握拳抵住肋骨下缘与肚脐之间,另一手抓住拳头 ❸快速向里向上挤压,形成一股冲击性气流,将堵住气管、喉部的食物硬块等冲出;重复以上手法直到异物排出

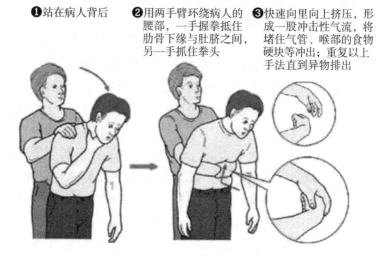

图9-7　海姆立克急救法示意图

三、如何预防误吸

(一)积极治疗原发病

脑血管意外和头部外伤者吞咽困难发生率为25%～50%。对脑卒中、呼吸道感染、颅内肿瘤、脑外伤及糖尿病并发脑血管及神经病变,出现呛咳和吞咽困难者,应及早治疗原发病及伴随症状,如对肺部感染者,加强抗感染对维持正常吞咽功能、避免误吸起重要作用。

(二)选择合适的食物

老年人应根据吞咽能力选择食物种类,根据密度均匀、黏度适当、不易松散等易于吞咽的食物特点,并依据不同的吞咽能力推荐相

应的食物,从易到难分别为黏性的半流质＜半固体＜浓流质,指导家属使用食物加稠剂制出不同黏性食物。65 岁以上老年人吞咽运动的时间明显较年轻者延长,因此应给予充分的咀嚼和吞咽时间,但整体饮食时间又不可过长,以 30 分钟内为宜,时间过长可导致吞咽疲劳,而疲劳有可能增加误吸的危险。进食前后均要漱口,以防止口腔分泌物或食物残留物随呼吸进入呼吸道导致进食后潜在肺部感染,这是防止误吸的重要措施。

（三）采取舒适的进食体位

老年人进食时应取舒适的体位,最好取坐位或半卧位,卧床患者应抬高床头 30～45°,以利于吞咽运动,减少误吸的机会。

（尉　晨）

老年人长期卧床如何预防下肢深静脉血栓形成

长期卧床突然发现下肢肿胀、皮肤出现青紫色,而且局部有疼痛感,有的老人觉得不要紧过两天就好了。其实这是非常严重的疾病——下肢深静脉血栓形成。在急性期时随时可能由于血栓脱落形成栓子发生肺栓塞,严重时可导致猝死。

一、什么是下肢深静脉血栓形成

下肢深静脉血栓(deep vein thrombosis DVT)形成是指血液在深静脉内不正常地凝结、阻塞管腔,导致的静脉回流障碍现象。近年来,发病率有逐年增加的趋势。老年长期卧床者由于自身的特殊性很容易发生下肢深静脉血栓。相比卧床 3 天的老年人,卧床 2 周者下肢深静脉血栓的发病率明显更高,若连续卧床 7 天,血流速度将会减慢到最低点。

二、如何预防长期卧床老年人的下肢深静脉血栓形成

（1）戒烟,控制原发疾病,控制血压。

（2）偏瘫患者应避免患肢输液，且尽量避免下肢输液，避免静脉注射对血管有刺激性的药物。

（3）避免在同一静脉反复多次进行穿刺注射，穿刺部位如出现炎症反应立即重新建立静脉通道，穿刺时尽量减少扎止血带的时间，最好使用留置套管针。

（4）高危人群术后常规抗凝治疗，尽量避免术后无指征应用止血药物。

（5）抬高下肢 20°～30°，下肢远端高于近端，尽量避免膝下垫枕，过度屈曲，影响静脉回流，鼓励其深呼吸及咳嗽。长期卧床的老人应鼓励并督促其在床上主动做足屈运动或由护士和家属被动按摩下肢腿部比目鱼肌和腓肠肌。

（6）机械预防，可采用气动压迫或使用分级压力袜等。许多学者认为，联合应用分级弹力袜和低分子量肝素的效果更佳。

禁用机械预防措施的情况有：①患有充血性心力衰竭、肺水肿和下肢严重水肿的患者；②下肢深静脉血栓症，血栓性静脉炎或肺栓塞；③下肢局部情况异常（皮炎、坏疽、近期接受皮肤移植术），下肢血管严重硬化或其他缺血性血管病及下肢严重畸形等。

三、下肢深静脉血栓后如何正确护理

（一）卧床休息

发病 2 周内应绝对卧床休息，避免一切使静脉压增高的因素，以防血栓脱落造成肺梗死；溶栓期间减少直立性活动；卧床期间注意变换体位，保持皮肤清洁，防止褥疮发生。

（二）患肢护理

绝对卧床休息，并抬高患肢 20°～30°，以促进血液回流，加速消肿，不得按摩或剧烈活动，以免造成栓子脱落。注意患肢保暖，室温保持在 25℃左右，避免冷热刺激，禁止冷敷和热敷。严密观察患肢肿胀情况、脉搏、皮温、皮色变化，每日测量患肢不同平面的周径，并与以前记录以及健侧周径相比较。保持皮肤清洁干燥。

（三）饮食护理

血液高凝状态是发生下肢深静脉血栓（DVT）的主要因素，应给予清淡、低脂、易消化食物，多食含维生素较多的新鲜蔬菜和水果，如番茄、洋葱、蘑菇、冬瓜、海带、黑木耳、鲤鱼等，这些食物均含有丰富的吡嗪，有利于稀释血液，改变血液黏稠度。

（四）加强静脉血管的保护

减少和避免下肢静脉的穿刺，避免在同一静脉进行反复输注对血管有刺激的药物，静脉持续输液时间不超过 48 小时，如局部出现炎症反应立即重建静脉通道。给予 50％硫酸镁药液局部湿敷，改善微循环，促进水肿吸收。

（五）给药后护理

由于急性期使用了大量的溶栓、抗凝药物，所以应注意观察有无出血倾向，观察是否有牙龈出血、血尿、黑便及皮下出血点等，有无头痛、呕吐、意识障碍，警惕颅内出血，是否有突发胸痛、气短、咳嗽、咯血等症状，警惕肺栓塞的可能。

（六）心理护理

部分老年人因为发病突然，肢体广泛性粗肿胀痛，活动受限，被迫停止一切活动，多表现为紧张、恐惧、忧虑。这种情绪又会加重病情，因此，做好心理护理特别重要。应观察患者的心理及精神状态，积极交流，进行心理疏导，缓解其紧张焦虑的心理，消除压力、树立战胜疾病的信心，使患者以最佳的心理状态接受治疗。

（尉　晨）

老年人具体的营养需求有哪些

饮食与营养是人类赖以生存的物质基础，直接影响到老年人的身体健康、抗病能力和寿命的长短。研究显示，营养不足与老年抑郁、脑卒中、白内障、慢性阻塞性肺疾病（COPD）及骨质疏松等密切相关。而膳食摄入不平衡、营养过剩已成为高血压、糖尿病、高脂血症、肥胖、肿瘤等慢性病的首要发病因素。

一、老年人的生理特点

60 岁以后，分解代谢大于合成代谢，日常活动逐步减少，基础代谢不断下降，机体的多种器官及功能出现衰退现象。尤其是消化和代谢功能，会直接影响人体的营养状况，如牙齿脱落、咀嚼困难、消化液分泌减少、消化吸收的能力减弱、胃肠道蠕动缓慢等，而这些因素都可能造成老年人无法获得良好的营养，给身体健康带来威胁。

二、老年人的饮食原则

根据"中国居民平衡膳食宝塔"模式（图 9 - 8），结合中国居民膳食指南，老年人的膳食要做到营养平衡、适度、清淡、卫生、多样。饮食有节制，定时定量，不可暴饮暴食。食物要粗细搭配、松软、加工不宜过精。清淡、杂食、避免进食过多肉类、油腻或辛辣食物及大量饮

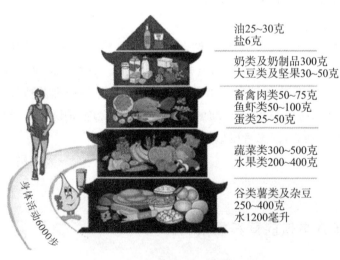

图 9 - 8　中国居民平衡膳食宝塔

酒，以免诱发疾病。

三、老年人的营养需要

（一）热量

老年人基础代谢率低，活动量减少，对能量的需要量随着年龄的增加而减少。我国营养学会建议 50～60 岁的中老年人能量摄入应比成人男女摄入量减少 10％，60～69 岁的老年人减少 20％，70 岁以上的老年人减少 30％，控制在 1 700～2 400 千卡为宜。

（二）蛋白质

老年人蛋白质合成能力差，摄入的蛋白质利用率低。因此，蛋白质的摄入应量少质优，优质蛋白质的摄入量比例应占总蛋白质摄入量的 50％左右。同时，应注意补充各种必需氨基酸，应选食奶、蛋、豆类以及瘦肉、鱼、虾等。老年人摄入的蛋白质应按每日每千克体重 1 g 计，如 60 kg 体重的人，约摄入 60 g 蛋白质。

（三）碳水化合物

碳水化合物在总热量中占的比例约为 60％，每日膳食中应供给 300～350 g，是老年人热量的主要来源。老年人糖耐量低，胰岛素分泌减少，对血糖的调节作用减弱，易发生血糖升高。应多食用多糖类食物，如蜂蜜、水果、蔬菜等；少食用双糖类食物，如蔗糖、麦芽糖等。同时应增加膳食纤维如纤维素、果胶的摄入。膳食纤维能刺激肠道蠕动，预防老年性便秘；改善肠道菌群，帮助食物消化吸收；对血糖、血脂代谢都起着改善作用，利于心脑血管疾病、糖尿病、癌症等的预防。

（四）脂肪

老年人消化脂肪能力下降，血脂偏高，因此要严格控制脂肪的摄入。适量的脂肪可促进维生素 A 的吸收；过多的脂肪，不利于心血管系统、消化系统及肝脏。要尽量多食不饱和脂肪酸，减少饱和脂肪酸和胆固醇的摄入，宜选用花生油、豆油、菜油、玉米油等植物油，少食猪油、酥油等动物性脂肪。另外，应控制胆固醇的摄入量，以不超过 30 mg 为宜，少食高胆固醇的食物，如各种禽畜的内脏、脑、鱼卵、肥肉等。

（五）维生素及微量元素

维生素在老年人的膳食中占有极为重要的地位，不少老年性疾病的发生与维生素摄入不足有关，而锌、铬等微量元素对维持正常糖代谢有重要作用。应多选食新鲜绿叶蔬菜和各种水果，以及粗粮、鱼、豆类及牛奶，确保维生素及钙的摄入。注意摄入含锌、硒丰富的食品如海产品和动物性食品等。老年人每日食盐摄入量以 5~6 g 为宜，不得超过 8 g。贫血的老年人应注意适量增加瘦肉、禽、鱼、动物血和肝的摄入，可选用含铁的强化食物或适当使用营养素补充剂。

（六）水分

由于肾脏功能的衰退，老年人血液中尿素氮往往比年轻人高，而且老年人的结肠、直肠的肌肉萎缩、排便能力较差，加之肠道中黏液分泌减少，细胞内液减少、萎缩，致大便容易秘结。故膳食中要有充足的水分，一般认为饮水量可控制在每日 2 000 ml 左右，因此多样化的汤羹是不可缺少的。应尽量安排在白天多喝水，以利肾脏的清除作用，又不致影响到夜间正常的睡眠。

科学合理的膳食能改善老年人营养缺乏和营养过剩的状态，控制慢性非传染性疾病的危险因素，促进身体健康，预防疾病，延缓衰老。

（倪　英）